ɛV reinhardt

WEGE DER PSYCHOTHERAPIE

Karin Schreiber-Willnow

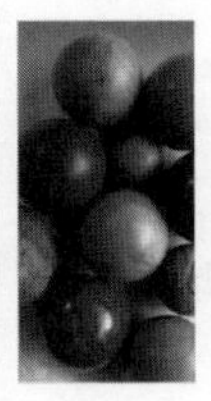

# Konzentrative Bewegungstherapie

Mit 6 Abbildungen und 2 Tabellen

Ernst Reinhardt Verlag München Basel

Dr. rer. medic. *Karin Schreiber-Willnow*, Dipl.-Math., Therapeutin für Konzentrative Bewegungstherapie und wissenschaftliche Mitarbeiterin an der Rhein-Klinik Bad Honnef; Mitglied der Forschungsgruppe des Deutschen Arbeitskreises für Konzentrative Bewegungstherapie (DAKBT).



Bibliografische Information der Deutschen Nationalbibliothek

Die Deutsche Nationalbibliothek verzeichnet diese Publikation in der Deutschen Nationalbibliografie; detaillierte bibliografische Daten sind im Internet über <http://dnb.d-nb.de> abrufbar.

ISBN 978-3-497-02531-2 (Print)
ISBN 978-3-497-60250-6 (E-Book)



Printed in Germany
Reihenkonzeption Umschlag: Oliver Linke, Hohenschäftlarn
Coverfoto und Fotos im Innenteil: © Karin Schreiber-Willnow
Satz: FELSBERG Satz & Layout, Göttingen

Ernst Reinhardt Verlag, Kemnatenstr. 46, D-80639 München
Net: www.reinhardt-verlag.de E-Mail: info@reinhardt-verlag.de

# Inhalt

# 1 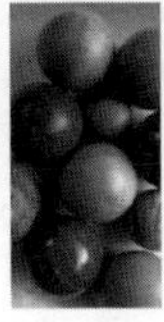 Einführung

Die Konzentrative Bewegungstherapie (KBT) ist eine leiborientierte psychotherapeutische Methode. Sie ist in mehr als 140 psychosomatischen und psychiatrischen Kliniken in Deutschland und Österreich als Standard im klinischen Setting etabliert und wird auch in ambulanten therapeutischen Praxen und Beratungsstellen in der Krankenbehandlung, der Erwachsenenbildung und der Prävention angewandt. Die KBT nutzt Wahrnehmung und Bewegung als Grundlage von Erfahrung und Handeln. Unmittelbare Sinneserfahrungen werden mit tiefenpsychologisch orientierter verbaler Bearbeitung verbunden.

Die KBT hat ihre Wurzeln in der Reformbewegung der 1920er Jahre, als einerseits Psychoanalytiker sich körperorientierten Ansätzen zuwandten und andererseits in der Gymnastikarbeit die Suche nach dem Erleben von Bewegung und Wahrnehmung das funktional richtige oder falsche Bewegen ablöste. Die KBT entwickelte sich fast unbemerkt in den 1960er Jahren, lange gab es keinen Namen für die Arbeit, nur eine Mund-zu-Mund-Empfehlung, auf den Psychotherapietagen in Lindau diese Kurse zu besuchen. Zeitzeugen erzählen davon, dass Menschen in diesen Kursen wie in Zeitlupe mit geschlossenen Augen durch den Raum gingen, „wie Fische im Aquarium“, und hinterher ganz beglückt aus der Stunde kamen. Aus diesen experimentellen Anfängen hat sich ein therapeutisches Konzept entwickelt, dass ich im Folgenden darlegen werde.

Der Name „Konzentrative Bewegungstherapie“ stammt von Helmuth Stolze, einem der Begründer der KBT. Er war zunächst vorläufig gemeint: Bewegungstherapie weist darauf hin, dass die Bewegung im dreifachen Sinne als äußere Bewegung, als innere Bewegung und als auf dem Weg sein, gemeint ist. Konzentrativ meint eine Haltung des Spürens, ein achtsames Richten der Wahrnehmung auf eine spezielle Aufgabe, nicht im Sinne des Konzentrierten (= angespannt fokussieren) sondern des Konzentrativen (= entspannt fokussieren).

In der Klinik finden die Patientinnen viele Bedeutungen für diese Abkürzung bzw. diese Therapieform: Zwischen „Kratzen-Beißen-Treten“ und „Krabbelgruppe“ sind diverse mehr oder weniger liebvolle Umschreibungen des Namens bekannt. Die KBT nutzt die menschlichen Fähigkeiten des Wahrnehmens und Spürens. Die Aufmerksamkeit wird nach innen gerichtet, um die Qualität des Erlebens zu erkunden. Damit stellt sie einen Gegenpol zu der modernen Entwicklung von Messgeräten dar, die allerlei Körperfunktionen erfassen und per App speichern, welche dann als quantitative Daten für einen selbst und für andere zur Verfügung stehen. Hier wird die Selbstwahrnehmung durch Messungen ersetzt, die niemals die Qualität einer Erfahrung beschreiben können. In diesem Sinne ist die KBT „altmodisch", sie ist dem Menschen in seiner leibhaftigen Individualität verpflichtet.

Meine Darstellung der KBT ist in zwei Aspekten „besonders": Ich stelle zur Erläuterung des Vorgehens einen ganzen, jedoch fiktiven Gruppenprozess einer geschlossenen Gruppe in einer psychotherapeutischen Klinik dar, der auf meiner fast 30-jährigen KBT-Erfahrung beruht. Die Erzählung ist Kondensat, Verdichtung und didaktische Zusammenschau eines prototypischen Gruppenverlaufs. So hätte eine stationäre Gruppe ablaufen können, so gab sie es in der Realität nicht. Ähnlichkeiten mit lebenden Personen sind nicht beabsichtigt; bestimmte Personen sind nicht gemeint.

Die zweite Besonderheit betrifft die sprachliche Form: Die KBT wird zu 80–90 % von Frauen durchgeführt, auch sind mindestens zwei Drittel der Menschen in Behandlung weiblich. Deshalb habe ich mich entschieden, von Therapeutinnen und Patientinnen zu sprechen, die weibliche Form schließt die Männer mit ein.

Mein Dank richtet sich an alle Patientinnen, ohne die ich dieses Buch nicht hätte schreiben können, und an meinen Mann Christian Willnow, der den Entstehungsprozess mit wohlwollender Kritik begleitet und gefördert hat.

# 2 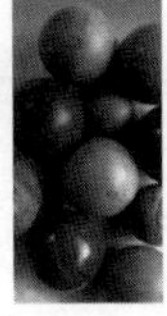 Geschichte

Die Ursprünge der Konzentrativen Bewegungstherapie gehen auf die Reformbewegung der 1920er Jahre zurück. Die Menschen befreiten sich von den autoritären politischen und gesellschaftlichen Strukturen nach dem Desaster des ersten Weltkrieges und dem Ende des Kaiserreiches. Die Frauen trennten sich vom Korsett, das sie in den letzten Generationen eingeengt und ihnen u. a. keine Freiheit zum Atmen gegeben hatte. In diesem Befreiungsprozess wurde natürliche Bewegung in verschiedensten Gruppierungen wie den Wandervögeln, der Reformgymnastik und des Ausdruckstanzes gesucht. Elsa Gindler (1885–1961) entwickelte in Berlin im Rahmen dieser Bestrebungen eine Methode der Gymnastik, in der es nicht um „schöne", „richtige" und „gekonnte" Bewegung ging, sondern um das Erreichen von „Konzentration" (Gindler 1926, S. 227). Sie unterstützte ihre Schülerinnen darin, sich wahrzunehmen und ihren eigenen Ausdruck in Bewegungen zu finden. Sie regte die Aufmerksamkeit für körperliche Prozesse wie Bewegung, Atmung, Spannung und Entspannung an, wobei sie zwar auch die Bedeutung für das Psychische im Sinn hatte, sich aber ausdrücklich als Pädagogin verstand.

Die gymnastische Reformbewegung hatte sich im Deutschen Gymnastikbund organisiert, der 1933 von den Nazis zwangsweise aufgelöst wurde. Eine öffentliche Weiterentwicklung der Methode war damit bis zum Kriegsende blockiert, Gindler lehrte jedoch in ihrem Studio in Berlin weiter, bis zu ihrem Tod 1961. Sie unterstützte während des Krieges politisch oder rassisch Verfolgte (Hilker 1961/1991, S. 137), während viele ihrer Schülerinnen emigrieren mussten (Achatz-Petz 2008).

Gertrud Heller (1892–1984), während des Zweiten Weltkrieges nach England emigriert, arbeitete mit der „Gindler-Methode" in einer schottischen Klinik mit psychiatrischen und neurotischen Patientinnen. Sie entwickelte aus der zunächst pädagogisch hergeleiteten Methode einen therapeutischen Ansatz, in dem sie die Wahrnehmungs- und Bewegungsarbeit mit psychodynamischen Denkansätzen verband. Auf Initiative von Helmuth Stolze stellte sie ihr Konzept zwischen 1959 und 1962 bei den Lindauer Psychotherapiewochen vor.

Helmuth Stolze (1917–2004), Arzt und Psychoanalytiker, lernte 1953 die Arbeitsweise Gertrud Hellers kennen, die für ihn „eine Lücke im psychotherapeutischen Repertoire zu schließen“ (Stolze 2006a, S. 443) schien, welche andere Verfahren (Gesprächsführung, Autogenes Training, Hypnose und Psychoanalyse) seiner Ansicht nach offen gelassen hatten. Er prägte 1958 den Namen „Konzentrative Bewegungstherapie“ (KBT), der zunächst vorläufig gedacht war, aber schließlich so blieb.

Miriam Goldberg (1926–2000) lernte 1945 in einem Kibbuz die Gindler-Methode von Vera Jaffé, einer Schülerin Gindlers, und entwickelte daraus ihre ganz eigene bewegungstherapeutische Arbeit. Sie war 20 Jahre lang Kursleiterin für Konzentrative Bewegungstherapie bei den Lindauer Psychotherapietagen. Sie hat sich immer gegen diesen Namen gewehrt, da sie in ihm eine Festlegung sah, die ihrer Herangehensweise fremd war. Ihr war das immer wieder im Moment Entstehende wichtig, das nicht durch einen Namen festgeschrieben werden, sondern in Bewegung bleiben sollte.

Aus der Begegnung und Auseinandersetzung mit Stolze entwickelte Christiane Gräff die KBT ab 1958 als ambulante und stationäre leibtherapeutische Behandlung weiter, wobei sie Erkenntnisse aus ihrer krankengymnastischen Praxis einbezog. Sie verfasste 1983 das erste Lehrbuch und Praxis-Handbuch, mit dem sie einen grundlegenden Rahmen für das Selbstverständnis der KBT legte (Gräff 2008).

1977 gründete die Ärztin Ursula Kost (1919–2013) den Deutschen Arbeitskreis für KBT (DAKBT), um die Methode lehr- und lernbar zu machen; er ist heute ein Fachverband mit 450 Mitgliedern unterschiedlicher Grundberufe aus der Medizin, Physiotherapie, Psychologie, Ergotherapie, Sozialarbeit oder Pädagogik. Der DAKBT organisiert eine umfangreiche Weiterbildung mit Abschlusszertifikat (Hamacher-Erbguth et al. 2013).

In den achtziger und neunziger Jahren des vorigen Jahrhunderts entwickelte sich die KBT rasant. Vor dem Hintergrund des neu erwachten Interesses an anderen Therapieformen als der Psychoanalyse und der Verhaltenstherapie schwappte aus Kalifornien die Welle der humanistischen Therapieverfahren nach Deutschland. Auch verschiedenste Körperpsychotherapien fanden ihre Anhänger, wie die Bioenergetik mit Bezug auf Wilhelm Reich oder die Gestalttherapie nach Fritz Pearls. Die Teilnehmer suchten vor allem Gruppenarbeit zur Selbsterfahrung und Therapie auf. Parallel dazu entwickelte sich in der damaligen DDR die Kommunikative Bewegungstherapie (Wilda-Kiesel et al. 2011, Schreiber-Willnow 2013). Die KBT fand in dieser Aufbruchzeit ihren Platz in psychosomatischen und psychiatrischen Kliniken im integrativen psychotherapeutischen Setting. So entwickelten Evelyn Schmidt und Mario Juszak das Konzept der kombinierten stationären Gruppentherapie in den 1980er Jahren (Schreiber-Willnow 2010, S. 86). Im multiprofessionellen Team eröffnen KBT-Therapeutin und die verbale Gruppentherapeutin einen gemeinsamen Übertragungsraum, in dem die Behandlung wirksam wird.

Auch in der ambulanten Praxis wird KBT angeboten, dort wurden vor allem einzeltherapeutische Konzepte entwickelt.

Mit der Verabschiedung des Psychotherapeutengesetzes 1999 wurde in Deutschland politisch festgelegt, dass als wissenschaftlich anerkannte psychotherapeutische Verfahren nur Tiefenpsychologie/Psychoanalyse und Verhaltenstherapie gelten, die von Ärzten oder Psychologen mit entsprechender Fachweiterbildung mit Approbation durchgeführt werden. Kinder- und Jugendlichentherapie kann auch von entsprechend weitergebildeten approbierten Pädagogen durchgeführt werden. Anderen Grundberufen ist jedoch der Zugang zu psychotherapeutischen Berufen verschlossen. Die Krankenkassen bezahlen nur diese Behandlungen. Da die KBT ausdrücklich auf vielen anderen Grundberufen fußt, auch zum Teil ohne akademischen Abschluss, mussten die KBT-Therapeutinnen die Hoffnung auf Anerkennung als eigenständige Therapieform gemäß dem Psychotherapeutengesetz aufgeben. Sie können ambulant aber mit einer Zulassung nach dem Heilpraktiker-Gesetz arbeiten. Außerdem wirken KBT-Therapeutinnen an Kliniken weiterhin als „Spezial"-Therapeutinnen im Team und finden viel Anerkennung durch die Patientinnen.

In Österreich sieht der Stand anders aus: Dort ist KBT seit 2001 als wissenschaftliches Psychotherapie-Verfahren vom Gesundheitsministerium anerkannt (Pokorny et al. 2001), und es besteht die Möglichkeit, die KBT-Weiterbildung mit einem Masterabschluss zu verbinden. In der Schweiz, der Slowakei, Italien und Belgien haben sich ebenfalls KBT-Weiterbildungen etabliert.

# 3 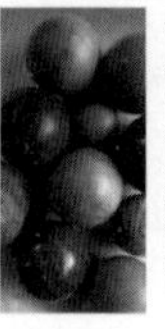 Theorie

Die Konzentrative Bewegungstherapie hat sich aus der Praxis leib- und bewegungstherapeutisch arbeitender Frauen entwickelt und wurde lange auch praktisch eher wie ein Handwerk weitergegeben. Eine theoretische Fundierung konzipierte Stolze (2002), später wurden Ideen aus verschiedenen Theoriegebäuden aufgegriffen und an- oder eingebaut. Grundidee der KBT ist, über den Zusammenhang von Wahrnehmen und Bewegen, Sprechen und Denken zum Begreifen zu kommen. Der therapeutische Vorgang lässt sich in vier Schritten beschreiben (Schreiber-Willnow 2010, S. 64):

„1. Körperwahrnehmung: KBT richtet die Aufmerksamkeit auf Körperempfindungen in Ruhe und Bewegung im Liegen, Sitzen, Stehen und Gehen.
2. Körpererleben: Im Erleben des eigenen Körpers sowie im handelnden Umgang mit der Welt und den anderen Gruppenmitgliedern können alte Handlungsdialoge nachvollzogen werden und verdrängte, im Körper gespeicherte Gefühle und Erinnerungen bewußt werden.
3. Nonverbale Symbolisierung: Über den Weg der sinnlichen Wahrnehmung von Gegenständen kann der Patient/die Patientin haptische Symbole, über die Wahrnehmung von Bewegungsabläufen und Gebärden Bewegungssymbole lebensgeschichtlich bedeutsamer Situationen finden.
4. Sprachliche Symbolisierung: Durch das aufmerksame konzentrative Hinspüren werden Körpersensationen dem Bewußtsein zugänglich und können im therapeutischen Gespräch ihre sprachliche Form finden und so der verbalen Bearbeitung zugänglich gemacht werden. Es können aber auch neue körperliche Erfahrungen gemacht werden. Konzentrative Bewegungstherapie ermöglicht ein Gleiten durch verschiedene Symbolisierungsebenen: Körper, Bilder, Handlung und Worte."

Der theoretische Hintergrund der KBT lässt sich in unterschiedliche Stränge aufteilen, die zusammen ein „Erklärungsknäuel" bilden. In der Darstellung hier wird das Knäuel abgewickelt und dabei mit dem phänomenologischen Zugang zum Bewegen in seiner Vieldeutigkeit begonnen. Der leibphilosophische Ansatz hilft, das Verhältnis von Körper und Seele zu verstehen. Aus der Neurobiologie stammen Modelle für das Körper- oder Leibgedächtnis, das in der Theorie zentral ist. Affekte, Emotionen und Gefühle werden in der Therapie evoziert, theoretisch liegt dem Vorgehen die Affekttheorie, verbunden mit der Entwicklungspsychologie und Säuglingsbeobachtung zugrunde.

Um den Übergang vom Handeln zum Sprechen zu konzeptualisieren, wird die Theorie der Symbolisierung angewandt. Zusammengefasst wird der Ansatz in der Beschreibung des Körperbildes als einer seelischen Struktur. Nicht zuletzt basiert das Verständnis des Seelischen in der KBT auf tiefenpsychologischen Modellen, von der Bindungstheorie bis zur Theorie des Spiels und der Phantasiebildung. All diese verschiedenen Konzepte haben die Entwicklung der KBT beeinflusst und sollen im Folgenden in ihrer Bedeutung für die KBT dargestellt werden.

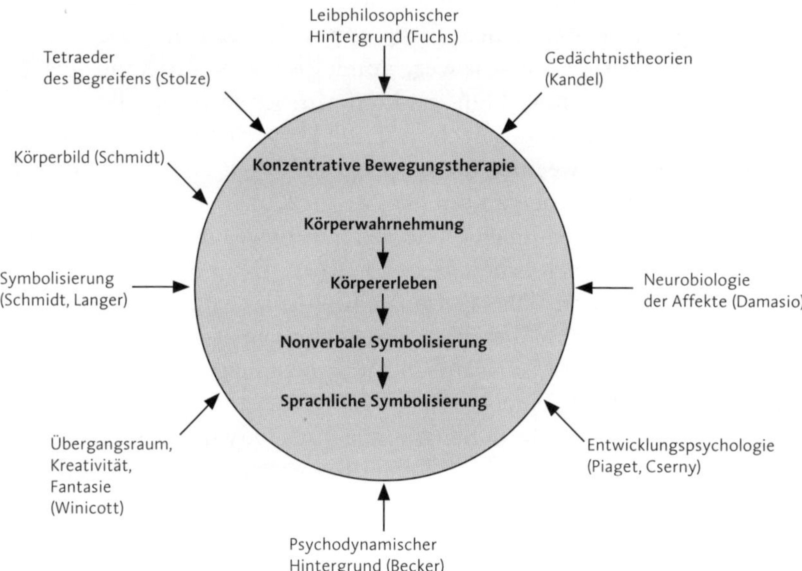


**Abbildung 1:** Theoretische Bezüge der Konzentrativen Bewegungstherapie

## 3.1 Bewegen – Besinnen – Begreifen – Bedeuten

Bewegung wird in der KBT in einem dreifachen Sinne als reale Bewegung im Raum, als ein In-Entwicklung-Kommen und als innere Bewegung verstanden.

Zuerst gibt es die reale Bewegung im Raum in der Therapiestunde. Die Therapeutin macht ein „Angebot", sie übersetzt das Problem des Patienten in ein Bewegungsangebot, und der Patient lässt sich auf seine Weise darauf ein, er bewegt sich im Raum und nimmt dabei wahr, wie er geht oder steht, sitzt oder liegt. Zum Beispiel kann die Sprache „wörtlich" genommen werden: Ein Patient berichtet, dass seine Frau ihm immer Vorwürfe macht. Die Gruppentherapeutin schlägt vor, mit einem Ball zu werfen und mit dem Ball „Vor-Würfe" zu machen, den Ball also nicht dem anderen Gruppenmitglied zuzuspielen, sondern vor ihm aufprallen zu lassen. Der andere kann den Ball trotzdem fangen oder ihn wegrollen lassen, er kann mit ähnlichen „Vor-würfen" antworten oder sein Gegenüber mit dem Ball treffen.

Der Patient erfährt so seine Art und Weise, mit dem Thema, mit sich und seinem Gegenüber umzugehen. Er kommt in Bewegung, er kommt – im übertragenen Sinn – auf seinen Weg, womit die zweite Bedeutung gemeint ist, nämlich in eine Entwicklung zu kommen. Schließlich ist Bewegt-Sein in seiner dritten Bedeutung nicht nur die körperliche, sondern die seelische, die innere Bewegung, die mit Empfindungen und Emotionen, Erinnerungen und Fantasien zu tun hat (Stolze 2005). Kerngedanke ist also, diese unterschiedlichen inneren und äußeren Bewegungen wahrnehmbar, erlebbar und dann auch benennbar zu machen. Dazu braucht es auf Seite des Patienten (und der Therapeutin) eine Eigenschaft, die Gindler „Erfahrbereitschaft" nannte: bereit zu sein, sich nicht nur auf ein Gespräch, sondern auf Bewegung, auf sinnliche Wahrnehmung und Handlung und ihre seelische Wirkung einzulassen.

Grundsätzlich geht die KBT wie alle psychodynamischen Verfahren von der Bedeutung der therapeutischen Beziehung für einen gelingenden Therapieprozess aus. Begriffe wie Übertragung, Widerstand oder Abwehr helfen, diese Beziehung zu beschreiben. Nach Stolze (2005, S. 443) werden in der KBT die psychodynamischen Begriffe „beim Wort" und konkret körperlich umgesetzt und erkundet. Ebenso werden die vielen Verben, die sich aus basalen Tätigkeiten ableiten (auf-stehen, ver-stehen, be-sitzen, umsetzen, um-gehen, vor-werfen usw.) wörtlich genommen und in der Bewegung erprobt. Auf diese Weise kann ihr allgemeiner und ihr persönlicher Bedeutungsgehalt erkundet werden.

## Vom Gestaltkreis zum Tetraeder des Begreifens

Bewegung in seiner körperlichen Bedeutung ist physiologisch nicht ohne Wahrnehmung möglich. Victor von Weizsäcker hat diesen Zusammenhang in seinem Buch „Der Gestaltkreis“ (1940) beschrieben, den Stolze zum „Tetraeder des Begreifens“ weiterentwickelte (Stolze 2005). Nach von Weizsäcker bilden Wahrnehmen und Bewegen eine Einheit, sie stehen in einer gestaltkreishaften Verbindung, in der sie sich gegenseitig beeinflussen und einander brauchen. Dieser Teil des Erkennens wird kinaesthetischer oder sensumotorischer Gestaltkreis genannt. Will ich etwa das Gewicht einer Holzkugel in der Hand abschätzen, so bewege ich die Hand ein wenig auf und ab, um ein Gefühl für das Gewicht zu bekommen. Wahrnehmen benötigt die Bewegung. Andersherum benötigt auch Bewegen die Wahrnehmung, etwa wenn der Fuß ertastet, wie der Boden beschaffen ist, auf dem ich laufe. Bewegen ist nur durch Mitwirkung der Sinne möglich und die Sinne sind abhängig von der Bewegung.

Wahrnehmen ist ein aktiver Prozess. Es ist zunächst die biologische Leistung, aus der Fülle möglicher äußerer (oder innerer) Ereignisse alles auszuschließen, was nicht interessiert, und nur das aktuell Wichtige einzuschließen. Patientinnen gelingt es gelegentlich nicht, sich etwa auf die Wahrnehmung der Atembewegung zu konzentrieren, sie hören alle Umgebungsgeräusche und werden immer unruhiger, statt zur Ruhe zu kommen. Ihnen fehlt die Möglichkeit, die Wahrnehmung aktiv zu fokussieren. In der Therapie geht es darum, den biografischen Hintergrund dafür zu entdecken. Das kann etwa eine Erfahrung aus der Kindheit sein, in der das Kind immer wachsam sein musste, ob der Vater betrunken nach Hause kam und dann gewalttätig wurde. Dann war es wichtig, alle Aufmerksamkeit nach außen zu lenken, um die Angst vor der Gefahr zu bewältigen. Mit zunehmender Sicherheit in der Therapie kann diese Patientin die korrigierende emotionale und körperliche Erfahrung machen, sich anzuvertrauen und die Wahrnehmung auf andere Vorgänge zu richten, anstatt nach möglicher drohender Gefahr zu lauschen. Jede Auswahl des Wahrnehmens und Bewegens ist somit eine subjektive Entscheidung der handelnden Person. Darüber hinaus kann ich in jeder Bewegung bewusst auf die Qualität des Bewegungserlebnisses fokussieren. Diese bewusste Wahrnehmung und die bewusste Bewegung führen dann zum Prozess von Verstehen und Begreifen.

**1. Kinaesthetischer Gestaltkreis**

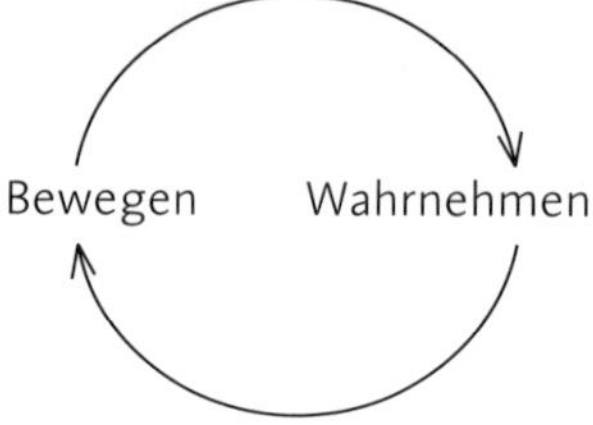


Wahrnehmen und Bewegen sind in einem „Gestaltkreis" miteinander verbunden und wirken zusammen in übergreifenden biologischen Leistungen (v. Weizsäcker 1940).

**2. Verbaler Gestaltkreis**

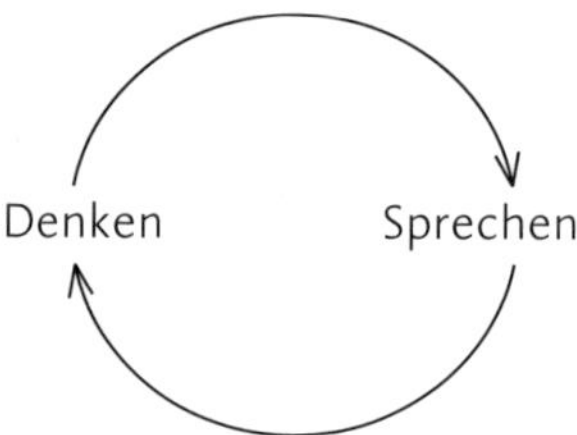


Aus der Vorstufe der sensumotorischen Intelligenz entwickeln sich begriffliches Denken und Sprechen, die ebenfalls gestaltkreisartig miteinander verbunden sind (Piaget 1947).

**3. Gestaltkreis des Begreifens**

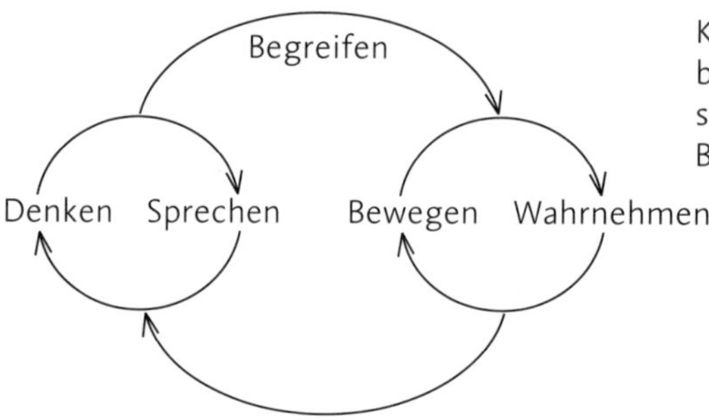


Kinaesthetischer und verbaler Gestaltkreis ergänzen sich zum Gestaltkreis des Begreifens (Stolze 1972).

**Abbildung 2:** Der Gestaltkreis: kinaesthetischer Gestaltkreis, verbaler Gestaltkreis, Gestaltkreis des Begreifens (nach Stolze 2005, S. 83)

Aus dem sensumotorischen Gestaltkreis entwickeln sich Sprechen und Denken. Stolze (2005) bezieht sich hier auf Piaget (1947), der die kindliche Entwicklung der Intelligenz untersucht hat. Auf der Vorstufe der sensumotorischen Intelligenz aufbauend entwickeln sich beim Kind begriffliches Denken und Sprechen in gegenseitiger Abhängigkeit voneinander. Denken und Sprechen sind in dem „verbalen Gestaltkreis" verbunden. Stolzes Verdienst war es, die beiden Gestaltkreise zum Tetraeder des Begreifens zu verbinden.

„In der räumlichen Anordnung eines Tetraeders wird das Ineinandergreifen der vier Funktionen anschaulich. Jede steht mit jeder in Verbindung und die Verbindungen bilden als Gestalt das Erleben als Ganzes ab. So kann anschaulich gemacht werden, wie ich an jeder „Ecke" mit der Therapie ansetzen und sie über jede andere Ecke weiterführen kann, also z. B. vom Wahrnehmen über das Bewegen zum Sprechen (Beschreiben) und (Nach-)Denken, oder vom (Be-)Sprechen über das Bewegen zum Wahrnehmen und Denken, usw." (Stolze 2005, S. 84)

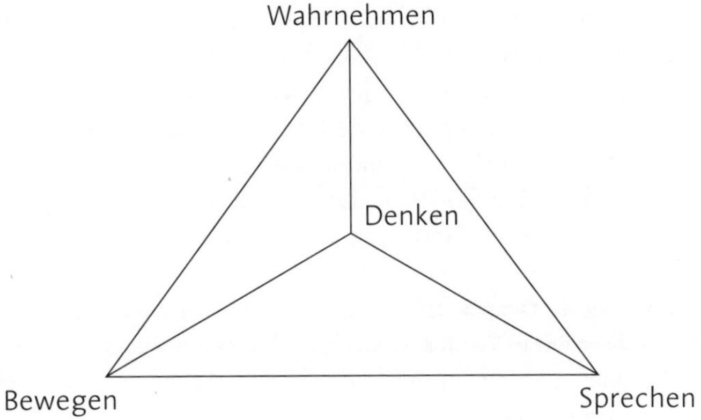


**Abbildung 3:** Tetraeder des Begreifens (nach Stolze 2005, S. 85)

Begreifen in diesem Sinne meint also ein ganzheitliches Geschehen, das die vier Funktionen Wahrnehmen, Handeln, Denken und Sprechen einbezieht. Die Idealfigur des Tetraeders mit gleichen Seitenlängen liefert ein Modell für einen Menschen mit gleichmäßig ausgeprägten Funktionen. Verzerrungen des Tetraeders können somit eingeschränkte Funktionen wiedergeben. Stolze bezeichnet das Begreifen auch als ein Ordnen,

„ein (Ein-)Ordnen, Bedeutung- und Sinn-Geben, und schließlich auch ein ‚Verankern' dieses so Geordneten, Bedeuteten in uns. Ein solches Begreifen ist das Ziel einer jeden Psychotherapie – jedenfalls wie ich sie verstehe" (Stolze 2005, S. 86).

Diese ganzheitliche Art des Begreifens in der KBT wird von Patienten oft als „Aha-Erlebnis" oder leibhaftige Erkenntnis geschildert, die intensiver und eindrücklicher als reines Nachdenken ist. Vor diesem Hintergrund versteht sich die KBT als Psychotherapie, die Wahrnehmen und Bewegen als Mittel zum Begreifen und damit zu verändertem Erleben und Verhalten nutzt. Da Wahrnehmen und Bewegen körperlich oder leiblich fundiert sind, versteht sich die KBT auch als Leib- oder Körperpsychotherapie.

## 3.2 Leib und Körper

Die Leibphilosophie befasst sich mit der Polarität von „einen Körper haben" und „ein Leib sein" (Merleau-Ponty 1966). Joachim Küchenhoff (2012) entwickelt ein leibbasiertes psychoanalytisches Verständnis. Thomas Fuchs (2008) verbindet die Leibphilosophie mit der neurobiologischen Theorie des Gedächtnisses nach Eric Kandel (2006).

In der deutschen Sprache gibt es die Unterscheidung zwischen Leib und Körper. Das Wort „Leib" hat etymologisch dieselbe sprachliche Wurzel wie das Wort Leben (Kluge, 1989). Die alte Bedeutung von „Leib" meint die ganze Person: Körper, Geist und Seele sind eingeschlossen. Das Wort Leib findet sich im Sprachgebrauch noch in Leibspeise, Leibschmerzen, Leibarzt oder sich etwas vom Leibe halten. Damit ist jeweils mehr gemeint als der Körper, es ist der Mensch in Anerkennung seiner lebendigen Existenz. Leibhaftige Begegnung findet in der prallen Fülle der leiblichen Existenz – nicht nur in einer geistigen Welt – statt.

Das Wort „Körper" ist nach Kluge (1989) entlehnt aus dem Lateinischen „corpus" und ersetzte das ältere Wort „Leiche", was nordisch Körper, Fleisch oder Leiche bedeutete und dessen Bedeutung sich zur heutigen des toten Körpers verengt hat. Körper meint das Physische, das Materielle des Menschen.

Das Wort „leibhaftig" betont in besonders starker Weise das lebendige Menschliche. „Der Leibhaftige" ist im alten Sprachgebrauch eine Umschreibung für den Teufel. Die Assoziation „Leib = Teufel" passt zu einer christlichen Strömung von Leib- (und Frauen)feindlichkeit, die über lange Jahrhunderte wirksam war.

Der Begriff „Körper" meint den Teil von mir, den ich von außen betrachten, objektivieren, messen und wiegen kann, meinen Körper *habe ich*. Dagegen betont der Begriff „Leib" das Subjektive, meine Empfindungen, meine Lebendigkeit, mein Leib *bin ich* (Dürckheim 1982). Philosophisch verbirgt sich hinter dieser Begriffsklärung das uralte Leib-Seele-Problem, die Frage nach der Seinsweise von Leib und Seele, von Materie und Geist, schon von Schopenhauer als „Weltknoten" bezeichnet. Für den therapeutischen Ansatz der KBT weist Cserny (1989) auf die Beschreibung des Leib-Seele-Problems bei dem Philosophen Gabriel Marcel hin:

> „Es ist mein Leib, der meine besondere und von keinem einzunehmende Form begründet, mich der Welt einzufügen ... Wenn ich das Wort existieren gebrauche, beziehe ich mich überhaupt nicht auf ein Objekt, sofern es nur als Objekt betrachtet wird, sondern auf meinen Leib, insofern dieser mehr und etwas anderes ist als ein Instrument, das heißt, insofern ich mich vom Leib gar nicht trennen und unterscheiden kann. Wird dieser Leib, als der ich inkarniert lebe, objektiviert, so erscheint mein Körper, das Missverständnis des Leibes. Dieser Körper kann, wie die imaginäre Seele, die ihn informieren soll, in beliebiger Weise objektiv betrachtet, klinisch untersucht und chirurgisch amputiert werden. Diesen Körper habe ich; ich bin aber mein Leib." (Marcel, zit. in Cserny 1989, S. 15)

Spätestens im Falle der Krankheit wird durch Schmerzen oder Beschwerden bewusst, dass der Leib, der ich bin, mir nicht restlos zur Verfügung steht Der Leib ist seinen biologischen Gegebenheiten unterworfen. Das gebrochene Bein oder die depressive Antriebslosigkeit trennen mich von meinem Leib, er erscheint mir fremd und nicht verfügbar.

Die große Besonderheit des Leibes ist, dass er zugleich Empfindender und Empfundenes sein kann (Küchenhoff 2012). Ich nehme mich selber und darüber hinaus die Umwelt leiblich wahr; mit allen Sinnen sehe, höre, schmecke, rieche oder taste ich die Welt um mich herum, gleichzeitig helfen mir die Sinne, mich selbst wahrzunehmen. Über die genannten Sinne hinaus dienen der Gleichgewichtssinn, der Lagesinn und die Innenwahrnehmung dazu, die eigene Lage im Raum wahrzunehmen. Mit Hilfe der Sinne vermittelt der Leib zwischen Selbst und Welt, ist Gelenkstelle und Artikulationspunkt beider. Diese dritte Dimension zwischen Subjekt und Objekt, Seele und Körper wird auch Zwischenleiblichkeit („intercorporéité" bei Merleau-Ponty) genannt. Diese entsteht und entwickelt sich in der Interaktion des Säuglings mit der Mutter.

Die Unterscheidung der Begriffe Leib und Körper gibt es im Deutschen, aber nicht im Englischen oder Französischen, denn Body (engl.) oder corps (frz.) werden für beide Bedeutungen verwendet. Vor diesem sprachlichen Hintergrund hat sich in der therapeutischen Sprache, die amerikanisch geprägt ist, der Begriff Körperpsychotherapie eher durchgesetzt als Leibtherapie (Geuter 2015). Gemeint sind beide Male die Beachtung des ganzen Menschen und die therapeutische Behandlung der Seele in ihrer Verbindung mit dem Körper. Geuter (2015, S. 23) schlägt vor, den Leibbegriff in dem Begriff vom „erlebten Körper" aufzuheben und damit das Körpererleben als die spezifische Perspektive der Körperpsychotherapie für den subjektiven Bezug zum Körper zu definieren. In einem Konsensuspapier zur Begriffsklärung haben sich Kollegen und Kolleginnen verschiedener körperpsychotherapeutischer Schulen geeinigt, das „Körpererleben" als zentralen gemeinsamen Begriff zu verstehen (Röhricht et al. 2005).

In der Definition der KBT findet sich dennoch die Beschreibung des speziellen therapeutischen Zugangs als „leiborientiert". Gemeint ist ein Zugang, in dem der Mensch in seinem leibhaftigen So-geworden-sein ernst genommen wird und die Komplexität des leib-seelischen Geschehens von der Wahrnehmung und Bewegung aus begriffen wird.

## Der sprechende Körper

In den Anfängen der KBT gab es die Idee, über die genaue Körperwahrnehmung herauszubekommen, was „für den Menschen gerade dran ist". „Der Körper lügt nicht" war ein populäres Schlagwort für die Hoffnung, eine eindeutige innere Auskunft zu bekommen. Dieses Modell beschreibt den Leib als „sprechenden Körper". Demgegenüber steht das Modell vom Leib als „beschrifteter Körper", der biografisch ge- und verformt wurde.

Mit dem sprechenden Körper, der ausdrückt, wie mir wirklich zumute ist, wird die Ursprünglichkeit und Natürlichkeit leiblichen Ausdrucks betont. Wenn ich die Signale des Körpers nur achtsam wahrnehme, so sagt mir mein Körper, was mit mir los ist. Die Idee der Ursprünglichkeit des Leiblichen findet sich in Sätzen wie „der Körper lügt nicht" und in Ideen von einfach entzifferbarer Körpersprache, die sich in Alltagsvorstellungen und in vielerlei Ratgeberliteratur finden. Es wird eine Eins-zu-eins-Übersetzung von Gebärde (= leiblicher Ausdruck) und Bedeutung vermutet, die es in der Therapie zu entziffern gilt. Die Sprache des Körpers ist aber nicht eindeutig, die Lebensumstände haben ihn ge- oder verformt. Der Leib schildert mit seinen Gesten, Haltungen, Gebärden und Symptomen die Lebensgeschichte. Gebärden sind spontan, sie begleiten ein Gespräch ohne bewusstes Zutun. Eine Gebärde kann vielerlei Bedeutungen haben. Sie ist schneller als das gesprochene Wort und drückt unbewusste Empfindungen und Gefühle aus. In der KBT wird dazu ermutigt, sich zunächst in der Stunde den Bewegungsimpulsen und Gebärden zu überlassen, um dann gemeinsam im Nachhinein zu rekonstruieren, welche unbewussten (impliziten) Prozesse abgelaufen sind und Worte für sie zu finden.

## Der beschriftete Körper

Mit dem Begriff des beschrifteten Körpers wird auf die gesellschaftliche Formung und damit Entfremdung des Leibes vom Ursprünglichen durch gesellschaftliche Einflüsse hingewiesen (Küchenhoff 2012, S. 54).

Die gesellschaftliche Formung des Leiblichen lässt sich als ein Gegenpol zur Ursprünglichkeit des Leibes formulieren. Von der physikalischen Formung des Körpers (z.B. durch Korsett oder Zahnspangen) angefangen bis zur Erziehung der Affektausgestaltung und –kontrolle (Wutanfälle werden bei Zwei- bis Dreijährigen als zur Entwicklung gehörig toleriert, ältere Kinder müssen lernen, diese zu kontrollieren) wird die Leiblichkeit sozialisiert und muss sie sozialisiert werden. Eine traditionelle männliche Erziehung unterdrückt Tränen oder andere körperliche Äußerungen von Angst, Schmerz oder Trauer. Eine traditionelle weibliche Erziehung unterdrückt Autonomie-Impulse und fördert zurückhaltende Bewegungsmuster. Das Leibliche ist immer auch historisch-sozial bedingt und geformt. Norbert Elias (1976) beschreibt eindrücklich die Struktur menschlicher Affekte und ihrer Kontrolle als „Prozess der Zivilisation“ des Abendlandes vom Mittelalter bis zur Neuzeit und belegt sie mit vielen Beispielen. Durch diesen Prozess ist erst der „psychische Apparat“ sensu Freud entstanden.

Die aktuelle Entwicklung geht weiter in vielfältigen Versuchen, den Körper zu kontrollieren, zu formen und zu verändern, so dass er zum Objekt wird (Hirsch 1998, Borkenhagen et al. 2014): Beschriftung durch Tätowierung oder Piercing, Verformung durch Body-Building, Diäten oder chirurgische Maßnahmen sowie Kontrolle von Körperfunktionen durch elektronische Messgeräte seien beispielhaft genannt. Damit wird das eigenleibliche Spüren ersetzt durch eine äußerliche Messung. Diesem Trend steht die KBT kritisch gegenüber.

Das heutige Individuum steht in dem Spannungsfeld von Ursprünglichkeit und Fremdbestimmtheit des Leiblichen. Es sucht nach den wirklich eigenen, den achtsam erspürten inneren Wünschen und Gefühlen und hat gleichzeitig gesellschaftliche Normierungen internalisiert. Wenn es gelingt, sich das Fremde kreativ anzueignen, so kann Eigenes entstehen, das als authentisch erlebt werden kann. Aber es gibt viele Möglichkeiten des Misslingens, die sich dann in psychischen Störungen oder Auffälligkeiten zeigen, die leiblich verankert sind.

Die KBT versteht den leiblichen Ausdruck als symbolische Darstellung unbewusster aktueller Prozesse oder alter Erfahrungen oder innerer Konflikte, die immer individuell und vieldeutig ist und nicht in eine einheitliche formelhafte Sprache übersetzt werden kann. Der Leib drückt sich in Gesten, Gebärden oder Symptomen aus. Die Geste, wie etwa eine abwehrende

Handbewegung, lässt sich als Ausdruck verstehen, der auf die aktuelle Beziehung zum Gegenüber in der Gegenwart verweist. Das psychosomatische Symptom, wie Schmerz, depressive Erschöpfung oder Dissoziation, dagegen erzählt auch die Geschichte vergangener (konflikthafter oder traumatischer) Situationen, die in der aktuellen therapeutischen Situation reaktiviert werden.

Das achtsame Spüren erlaubt es in der Therapie, die leiblichen Impulse, Haltungen und Wünsche wahrzunehmen und ihre individuelle Bedeutung zu finden.

## Dimensionen des Leiblichen

Küchenhoff (1992) benennt vier Dimensionen des Leiblichen, die hier kurz dargestellt werden sollen: die Intersubjektivität, die Symbolhaftigkeit, die Vieldeutigkeit und die Unverfügbarkeit.

**Tabelle 1:** Einige Dimensionen des vergessenen Körpers in Psychoanalyse und Psychosomatik (nach Küchenhoff 1992)

| | |
|---|---|
| **Intersubjektivität** | Der Leib entsteht aus intersubjektiven Erfahrungen und bleibt auf andere bezogen. |
| **Symbolhaftigkeit** | Der Leib ist nicht nur biologisch, sondern auch symbolisch bestimmt. |
| **Vieldeutigkeit** | Durch die symbolische Bedeutung ist der Leib vieldeutig. |
| **Unverfügbarkeit** | Durch die biologische Bestimmtheit ist der Leib subjektiv nicht verfügbar. |

### Intersubjektivität

Aus der Säuglingsforschung wissen wir, dass von Geburt an das Kind im Kontakt mit der Mutter (und dem Vater und anderen Bezugspersonen) seine inneren Regungen zu benennen und zu verstehen lernt. Die pointierte Spiegelung seiner Äußerungen im baby-talk helfen dem Baby, seine eigenen Bedürfnisse zu erkennen und sie von den Bedürfnissen und Gefühlen der Mutter zu unterscheiden. Die frühen Erfahrungen mit der Mutter gehen in den Leib, das Körperbild ein und werden so im Laufe der Jahre Teil der eigenen Leiblichkeit. Der Leib entsteht also aus intersubjektiven Erfahrungen und bleibt auf andere bezogen. Über Spiegelneurone und Empathie fühlen wir, was der andere fühlt und reagieren darauf.

### Symbolhaftigkeit

Der Leib ist nicht nur biologisch, sondern auch symbolisch bestimmt. Schon bei der Geburt wird das Geschlecht des Kindes betont und Verwandte suchen Ähnlichkeiten mit den vorangehenden Generationen. Schon da wird eine symbolische Bedeutung in das Kind hineingelegt: „ganz die Oma“ oder „endlich ein Stammhalter“. Mit diesen Zuschreibungen geht sein Leib über die Biologie hinaus und gewinnt individuelle Bedeutung.

### Vieldeutigkeit

Die biologische und die symbolische Bedeutung machen den Leib vieldeutig. Die Zuschreibungen der anderen können unterschiedlich sein. Die eigene Bedeutung des Leibes unterscheidet sich in verschiedenen Kontexten; Haltungen und Gebärden, Empfindungen und Gefühle müssen immer wieder neu wahrgenommen und verstanden werden.

### Unverfügbarkeit

Durch die biologische Bestimmtheit ist der Leib subjektiv nicht vollständig verfügbar. Es geht also nicht darum, alles zu psychologisieren oder jede leibliche Äußerung ausschließlich symbolisch zu verstehen: Der biologische Körper hat Vorgaben, innerhalb derer wir uns bewegen. Der Körper altert, wir werden körperlich krank und müssen die biologische Basis unseres Menschseins annehmen und uns damit auseinandersetzen. Auch wenn wir immer mehr Möglichkeiten haben, das Alter und Krankheiten hinauszuschieben oder ihnen zu begegnen, so bleibt die Urkränkung doch, dass wir nicht die letzte Verfügungsgewalt über den Körper haben.

## Erkrankungen des Leibes

Wie lassen sich nun Erkrankungen unter dem Blickwinkel verstehen, dass das leibliche Gefüge aus dem Lot geraten ist? Mit Küchenhoff (2012) lässt sich der Leib als komplexes Miteinander von Körper, Seele und Außenwelt beschreiben. Wenn diese Beziehung aufgespalten oder ein Bereich eliminiert wird, kommt es zu Erkrankungen. Beispielhaft nennt er die Hypochondrie, die Anorexie und extremes Bodybuilding als Versuche, die Individualität auf unterschiedliche Weise über den Körper zu retten.

In der Hypochondrie, in der die Außenwelt eliminiert wird zugunsten einer objektbeziehungshaften Sorge um den Körper, wird dieser zum Partner, um dessen Äußerungen sich die ganze Aufmerksamkeit dreht. In der Anorexie dagegen wird versucht, den Körper zu eliminieren, den Körper als bedürfnislos zu definieren und damit die a priori gegebene Leiblichkeit zu leugnen. In extremen Formen des Body Building zählt nur noch der körperliche Ausdruck gegenüber der Außenwelt – die Seele verschwindet. Der Körper wird zur Statue.

In allen drei Fällen ist ein Gleiten zwischen den drei Bereichen Körper, Seele und Außenwelt nicht mehr möglich, die Freiheit der Oszillation ist verloren gegangen, um „die persönlichen Konflikte zu bannen“ (Küchenhoff 2012, S. 73).

## 3.3. Das Gedächtnis des Leibes

Der Philosoph und Psychiater Thomas Fuchs (2008) befasst sich mit der Phänomenologie der leiblichen Existenz und betont, wie wichtig es ist, die Entwicklung und die Geschichte des Leibes mit zu bedenken. Er betrachtet die Ergebnisse der Neurowissenschaft zur Plastizität des Gehirns und der Säuglingsforschung zur Entwicklung der primären leiblichen Kommunikation, um die Formen des Gedächtnisses, und damit die zeitliche Struktur der Leiblichkeit, in einem phänomenologischen Verständnis darzustellen.

Im Symptom einer Erkrankung kann sich etwas von der Geschichte eines Menschen ausdrücken. In einer gebeugten Körperhaltung mit dem Blick zum Boden kann sich etwa eine Kindheitserfahrung von Unterwerfung und Verunsicherung spiegeln. Im körperlichen diffusen Schmerz kann sich der Schmerz über seelische Verletzungen ausdrücken, ohne dass dieser Zusammenhang bewusst erinnert wird. Beides lässt sich als Körpererinnerung (Kandel 2006) oder Leibgedächtnis (Fuchs 2008) bezeichnen.

Das *explizite (autobiografische) Gedächtnis* erlaubt es dem Menschen, Fakten oder Episoden zu erinnern, die er erzählen kann. Auch die semantische Erinnerung an alle Texte, die ich gelesen habe und reproduzieren kann, ist explizit vorhanden. Daneben gibt es (implizite) Erinnerungen, die in den Leib eingeschrieben sind, die nicht bewusst sind (Welzer/Markowitsch 2001). Der Neurobiologe Eric Kandel (2006) hat viel Licht auf die unterschiedlichen Komponenten des Gedächtnisses geworfen und so auch zu einem Verständnis der unbewussten, inmpliziten oder leiblichen Erinnerungen beigetragen. Fuchs (2008) hat dafür den Namen „Leibgedächtnis" gewählt.

Das *Leibgedächtnis* enthält unsere vergangenen sensorischen, motorischen und emotionalen Erfahrungen, die im Hier und Jetzt wirken: „ein Know-how, das zwar auch weitgehend in unserem zentralen Nervensystem verankert ist, uns aber doch gefühlt in *Fleisch und Blut* steckt" (Possemeyer 2013, S 82). Zu diesem *impliziten Gedächtnis* gehören das prozedurale, das situative, das zwischenleibliche, das inkorporative und das Schmerz-Gedächtnis (Fuchs 2008).

Das *prozedurale oder sensomotorische Gedächtnis* speichert automatische Bewegungsabläufe und die Vertrautheit mit Wahrnehmungsmustern. Hierzu gehören das Spielen eines Instrumentes oder Fahrradfahren, aber auch das Begreifen des Inhalts eines Textes, nachdem ich das Lesen der Buchstaben gelernt habe. Das prozedurale Gedächtnis entlastet uns von Alltagsdetails und ermöglicht, die Gestalt und den Sinn dessen, was uns entgegenkommt, zu erfassen.

Das *situative Gedächtnis* oder *Raumgedächtnis* hilft uns, im Dunkeln den Weg zum Kühlschrank zu finden. Der Körper weiß, wo die Gegenstände stehen oder der Lichtschalter zu finden ist. Es hilft auch dem Fußballer, den richtigen Moment zum Torschuss zu finden. Es ist hilfreich in diagnostischen Situationen, in denen nicht die Details der Befunde, sondern ein oft sich schnell einstellender Gesamteindruck zur Diagnose führt. Das situative Gedächtnis dient also ein der Beurteilung von Ganzheiten.

Das *zwischenleibliche Gedächtnis* wird im leiblichen Dialog mit dem Anderen aktiv. In jeder Begegnung interagieren unsere Körper miteinander, tasten sich ab, lösen subtile Empfindungen aus. In diese Sphäre des Kontaktes gehört auch der erste Eindruck, den wir von einem anderen Menschen gewinnen. Seine leiblichen Haltungen und Verhaltensweisen stellen seine leibliche Persönlichkeitsstruktur dar. Diese kann z.B. bei einem abhängigen Menschen scheu oder unterwürfig sein. Die Zwischenleiblichkeit beginnt schon mit den frühen Körperdialogen zwischen Mutter (oder Vater) und Säugling. Hier schon lernt das Kind erste Verhaltenserwartungen und Bereitschaften, die sich in späteren Beziehungen wieder gestalten.

Mit dem *inkorporativen Gedächtnis* meint Fuchs (2008) die Überformung der primären Leiblichkeit durch die Übernahme von fremden Rollen oder Haltungen. Solche Inkorporationen sind für ein soziales Miteinander notwendig, sie können aber neurotisierend wirken, wenn sie einen Bruch in der spontanen Leiblichkeit erzeugen. Als Affekte tauchen dann Scham, Befangenheit oder Stolz auf. Wie ich von anderen gesehen werde, wird bedeutsam. Diese kulturelle Überformung des Leibes geht in das Leibgedächtnis ein (Kap. 3.2: „Der beschriftete Körper“).

Ernsthafte Verletzungen oder auch Schmerz als Erziehungsmittel schreiben sich dem *Schmerzgedächtnis* ein und können nach langer Latenz akute Schmerzsyndrome auslösen. Die gravierendste Form der Einschreibung in das Leibgedächtnis stellt das Trauma dar, das sich der bewussten Erinnerung entzieht, aber implizit ständig bereitliegt. Die Unverfügbarkeit macht die Hilflosigkeit vieler traumatisierter Menschen aus. Ihr Körper erinnert sich an das Trauma, als geschähe es ihm noch einmal. Das traumatische Gedächtnis lässt sich als eine Sonderform des Schmerzgedächtnisses verstehen.

In einer Gruppenstunde lehnten sich je zwei Patientinnen im Sitzen mit dem Rücken aneinander. Das wird häufig als wohltuend und gegenseitig stützend erlebt. Fr. M und ihre Partnerin hakten auch noch die Arme ein. Auf einmal begann Fr. M zu zittern und eine Erinnerung schoss ein: Sie war vor 15 Jahren als Bankangestellte bei einem Banküberfall als Geisel genommen worden. Der Gangster hatte sie umfasst, so dass sie ihn nicht sehen konnte, und sie am Rücken berührt, während er ihr die Pistole an die Schläfe hielt. Sie hatte sich durch fleißiges Arbeiten wieder stabilisiert, als aber mit Ende 50 die Kräfte nachließen, konnte sie sich immer schlechter konzentrieren. Ich habe dann gefragt und durfte sie so halten, dass sie mich sah, bis das Zittern aufhörte.

Durch diese korrigierende leibliche Erfahrung in der KBT-Gruppe konnte sie aufhören, sich Vorwürfe wegen ihrer abnehmenden Leistungsfähigkeit zu machen, und konnte verstehen, dass diese traumatische Erfahrung sie noch belastete.

Die neurobiologischen Entsprechungen und Verankerungen des Gedächtnisses im Körper sind in den letzten Jahrzehnten naturwissenschaftlich entdeckt und erforscht worden (z.B. Kandel 2006). Die frühen Praktikerinnen der Konzentrativen Bewegungstherapie haben also ohne dieses explizite Wissen gearbeitet. Sie haben in den Therapien erlebt, wie eine Bewegung bei der Patientin eine leibliche Erinnerung weckte und wie im Nachspüren ein Erlebnis auftauchte, das dann in Worte gefasst werden konnte.

Das Bewusstsein arbeitet mit dem Leibgedächtnis zusammen. Es merkt auf, wenn etwas nicht stimmt: Wenn der Körper schmerzt, oder wenn ich mich verspreche, oder wenn das Bauchgefühl vor einer unangenehmen

Begegnung warnt. Im Falle traumatischer Erinnerungen reicht schon ein heftig bremsendes Auto, um den ganzen Körper wieder in die Unfallsituation zurückzuversetzen.

In der KBT lassen sich durch Wahrnehmen und Bewegen Inhalte des prozeduralen Gedächtnisses ins Bewusstsein holen und im Hier und Jetzt mit einer Geschichte verknüpfen. Damit können sich die Symptome, Schmerzen oder andere Beschwerden, in denen heftige oder negative Erfahrungen gespeichert waren, und die zugehörigen Affekte lösen. Sie haben ihre Aufgabe erfüllt. Die Erzählung und die Würdigung der Affekte tragen zur Verarbeitung alter Konflikte oder Traumata bei.

## 3.4 Somatische Marker

Der Neurologe Antonio Damasio (1998) beschreibt mit seinem Modell der Somatischen Marker die Bedeutung von Gefühlen und Empfindungen für den Menschen. „Ich fühle, also bin ich" nannte er ein Buch plakativ (Damasio 2002). Hier wird in einer kurzen Übersicht die Bedeutung seiner Überlegungen für die KBT dargestellt.

Während philosophische Theorien sich schon seit langem mit dem Leib-Seele-Problem beschäftigen, hat die Naturwissenschaft ihren Siegeszug damit angetreten, dass sie zunächst den Körper allein als ihren Forschungsgegenstand betrachtet hat. Erst Ende des 20. Jahrhunderts rückten dank neuer Untersuchungsmethoden das (zielgerichtete) Denken (engl. reasoning and decision making) und das Fühlen (engl. emotion) und ihre somatischen Korrelate ins Licht der Aufmerksamkeit. Damasio hat in umfangreichen neuropsychologischen Studien die Bedeutung des Körpers für das Fühlen und Denken untersucht, die Darstellung hier folgt seinem Buch „Descartes' Irrtum" (1998).

Nach Damasio bilden Körper und Gehirn „einen unauflöslichen Organismus" (S. 129), der über mehrere Wege miteinander verbunden ist. Die einzelnen Körperteile schicken über die peripheren Nerven Signale zum Gehirn, chemische Stoffe, die durch Körperaktivität erzeugt werden, erreichen das Gehirn über den Blutkreislauf; andersherum wirkt das Gehirn über die Nerven und über chemische Stoffe auf die Organe. Das Gehirn erzeugt visuelle, olfaktorische, akustische oder andere *Vorstellungsbilder* und ordnet sie. Diesen Prozess des Ordnens bezeichnet Damasio als Denken. Die Vorstellungsbilder erlauben, das Verhalten zu beeinflussen und zu planen. Als zentrale Information benötigt das Gehirn Wissen über Vorgänge im übrigen Körper, im Gehirn selbst und in der Umwelt, so dass geeignete

Anpassungsprozesse zwischen Organismus und Umwelt vorgenommen werden können. Das Gehirn ist so aufgebaut, dass die Verbindungen von Signalen der Sinnesorgane und der motorischen Zentren nicht direkt sind, sondern verschiedene Zwischenschritte, z. T. mit Rückkopplungsschleifen, benötigen.

> „Zwischen den fünf wichtigsten sensorischen Eingabefeldern und den drei wichtigsten Ausgabefeldern liegen die Assoziationsfelder, die Basalganglien, der Thalamus, die Rindenabschnitte und Kerne des limbischen Systems sowie der Hirnstamm und das Kleinhirn. Dieses ‚Organ für Information und Steuerung', dieser gewaltige Systemkomplex, hält sowohl das angeborene wie das erworbene Wissen über den Körper im engeren Sinne, die Außenwelt und das Gehirn selbst bereit." (Damasio 1998, S. 136)

So hat ein Patient in der KBT-Stunde ausprobiert, auf einem zwei Meter langen Stab zu liegen, der sich längs unter dem Rücken und dem Gesäß befindet. Der Stab drückt zunächst ziemlich heftig, besonders am Gesäß. Auf einmal kommt ihm eine Erinnerung, wie er als Vierjähriger beim Vater auf der Fahrradstange mitfahren darf, wohlig geborgen zwischen Vaters Armen. Der Eindruck des Stabes jetzt erinnert ihn an den Eindruck der Fahrradstange damals. Bewusst hatte er kaum gute Erinnerungen an den Vater, aber der Eindruck der Fahrradstange führte ihn zu einer verschütteten positiven Erfahrung, die ihm half, sein ausschließlich negatives Bild vom Vater zu revidieren.

Das Gehirn konstruiert Vorstellungsbilder auf verschiedene Arten. Es erzeugt aktuelle Wahrnehmungsbilder, Erinnerungsbilder einer realen Vergangenheit und Erinnerungsbilder von Plänen für die Zukunft. Erinnerte Vorstellungsbilder (das Kind auf Vaters Fahrradstange) sind nicht wie ein Faksimile gespeichert, sondern entstehen durch eine vorübergehende synchrone Aktivierung der weitgehend gleichen neuronalen Entladungsmuster in den frühen sensiblen Rindenfeldern wie einst bei der Wahrnehmungsrepräsentation (damals als Kind auf Vaters Fahrradstange). Das Gehirn rekonstruiert die Erinnerungsbilder, wozu die Situation damals wirklich erlebt worden sein muss (die Fahrradtour muss körperlich stattgefunden haben). Die Erinnerungsbilder liegen in einem potenziellen Zustand vor und sind auf Aktivierung angewiesen, die z. B. durch einen körperlichen Aspekt (der Druck der Stange) ausgelöst werden kann. Neues Wissen ist somit im Grunde eine ständige Überarbeitung von alten dispositionellen Repräsentanzen (die gute Erinnerung an den Vater wurde in der

Folgezeit durch viele anschließende schlechte Erinnerungen überlagert). In der Therapiestunde konnte das alte positive Vorstellungsbild über das Abrufen der Körpererinnerung „Druck der Fahrradstange“ wiederbelebt werden. Die Schaltkreise im Gehirn sind nicht nur empfänglich für die Ergebnisse frühester Erfahrungen, sondern sind durch nachfolgende Erfahrungen wiederholt form- und änderbar. In dem Beispiel konnte der Patient eine verschüttete positive Erfahrung wiederbeleben.

Häufig kommen in der Therapie keine positiven, sondern alte negative Erfahrungen ins Bewusstsein, etwa wenn bei einer Patientin, die gegenüber allen Menschen sehr misstrauisch und abweisend ist, über den Eindruck des Stabes eine Körpererinnerung auftaucht, wie sie als Kind von der Mutter mit dem Kochlöffel geschlagen worden ist. Hier geht die therapeutische Überarbeitung in eine andere Richtung, die Vorstellungsbilder von damals lösen jetzt Gefühle aus. Wut und Trauer über das Erlebte, die das Kind damals nicht äußern konnte, können gespürt und benannt werden . Dann aber kann der neue Eindruck des Stabes hier und jetzt ein neues Vorstellungsbild erzeugen, zum Beispiel: „Ich spüre den Stab wie einen Rückhalt im Rücken, er stärkt und stützt mich.“

So lässt sich mit der Begrifflichkeit Damasios eine neurobiologische Grundlage für den therapeutischen Ansatz der KBT formulieren: Belastende Vorstellungsbilder vom Körper und von der Umwelt können über neue leibliche (körperliche und emotionale) Erfahrungen in der Therapie verändert oder frühe positive Vorstellungsbilder können wiedergefunden werden.

Die Vorstellungsbilder allein sind noch keine Hilfe für alltägliche Entscheidungen. Der Organismus braucht darüber hinaus eine Beurteilungsmöglichkeit, ob etwas gut oder schlecht ist. Rationale Entscheidungsprozesse, biologisch dem Neocortex zugeordnet, benötigen subkortikale biologische Regulationen. Sie erwachsen aus dem Zusammenspiel von niederen und höheren Gehirnstrukturen. Gefühle (emotions) und Empfindungen (feelings) bilden die Brücke zwischen rationalen und nichtrationalen Prozessen, sie sind zentrale Aspekte der biologischen Regulation.

## Gefühle

Damasio unterscheidet primäre und sekundäre Gefühle. Als primäre oder grundlegende Universal-Gefühle werden Glück, Traurigkeit, Furcht, Ekel und Wut bezeichnet (von anderen Autoren Primäraffekte genannt), die auf Schaltkreisen des limbischen Systems beruhen. Sie scheinen angeborene körperliche Signale zu sein, um ein (für das Überleben) nützliches Ziel zu erreichen (z. B. der Fluchtimpuls beim Nähern eines fremden großen Wesens). Das Gefühl beginnt mit einer körperlichen Reaktion (z. B. der Aktivierung der Skelettmuskulatur zum Weglaufen). Dem folgt die Empfindung des körperlichen Zustands in Verbindung mit dem Gegenüber, das die Reaktion ausgelöst hat. Diese Reihenfolge erlaubt dem Bewusstsein, außer der primären (z. B. Fluchtreaktion) auch andere Schutzstrategien zu verwenden und damit spezifisch zu handeln. Durch die Bewusstheit der Gefühle gewinnen wir die Freiheit, innezuhalten und nachzudenken und erst dann zu handeln.

Sekundäre oder differenzierte Universal-Gefühle sind alle Spielarten der grundlegenden Gefühle, z. B. Panik oder Schüchternheit als Spielarten der Furcht oder Melancholie und Wehmut als Spielarten der Traurigkeit.

In der KBT nahm der Patient auf Grund des haptischen Erinnerungsbildes „Fahrradstange" ein positives Gefühl für den Vater wahr und brauchte sich so für seinen zukünftigen Umgang mit dem Vater oder anderen Vaterfiguren nicht mehr nur von Ablehnung leiten lassen. Die Patientin mit dem haptischen Erinnerungsbild „Schläge mit dem Stock" nahm das Gefühl der Wut auf die Mutter von damals wahr. Sie verstand, dass ihre Ablehnung den Menschen gegenüber von diesen Erfahrungen herrührt, aber heute nicht auf alle Menschen zutrifft und kann neues Vertrauen zu anderen Menschen aufbauen.

Differenzierte Gefühle sind umfangreiche Reaktionen auf konkrete Situationen, z. B. einen alten Freund wieder zu treffen. Der Prozess beginnt mit Vorstellungsbildern der aktuellen Szene (die Begegnung mit dem Freund jetzt und frühere Begegnungen). Der Körper reagiert mit allerlei Modifikationen (z. B. Lächeln, Herzklopfen etc.) der Muskulatur, des Immunsystems oder der inneren Organe. Die Netzwerke des präfrontalen Cortex reagieren auf Grund von früheren Erfahrungen mit dem Freund, es sind erworbene Repräsentationen, die an die Amygdala übermittelt werden. Von dort aus werden dem motorischen System Signale weitergegeben, z. B. das Lächeln zu aktivieren, und viele andere körperliche Prozesse werden angestoßen. Alle zusammen erzeugen einen „emotionalen Körperzustand". Manche Anteile lassen sich von außen sehen, andere sind nur innerlich spürbar. Damasio fasst zusammen, dass das Gefühl sich zusammensetzt aus

> „einem geistigen Bewertungsprozeß, der einfach oder komplex sein kann, und dispositionellen Reaktionen auf diesen Prozeß, meist gegenüber dem Körper im engeren Sinne, was zu einem emotionalen Körperzustand führt, aber auch gegenüber dem Gehirn selbst […], was weitere geistige Veränderungen bewirkt." (Damasio 1998, S. 193)

Die Erfahrung all dieser Veränderungen, den Prozess ständiger Zeugenschaft, was der Körper macht, während Gedanken über bestimmte Inhalte durch den Kopf gehen, also die Wahrnehmung von Gefühlen, nennt Damasio „Empfindung“ (engl. feeling).

## Empfindungen

Für Damasio erwachsen Empfindungen aus Gefühlen und/oder aus somatischen Hintergrundinformationen. Ein Gefühl besteht aus einer Reihe von Veränderungen des Körperzustandes, verknüpft mit Vorstellungsbildern, die ein bestimmtes Gehirnsystem aktiviert haben. Die Empfindung eines Gefühls ist die Erfahrung solcher Veränderungen zusammen mit den Vorstellungsbildern, die den Zyklus in Gang gesetzt haben. Eine Empfindung beruht also auf der engen Nachbarschaft von einer Vorstellung vom Körper im engeren Sinne und der Vorstellung von etwas anderem, z.B. eines Gesichts oder einer Melodie. Eine Empfindung in diesem Sinne hat also zwei Anteile: die Wahrnehmung der Veränderung des Körperzustands und aktive Vorstellungsbilder. Diese beiden Ebenen sind kombiniert, aber nicht vermischt, also nicht kausal oder zwingend verbunden.

Empfindungen sind für Damasio genauso kognitiv wie jedes andere Wahrnehmungsbild und ebenso abhängig von zerebral-kortikaler Verarbeitung wie jede andere Vorstellung. Sie beziehen sich auf den Körper und erlauben Erkenntnis über den viszeralen und muskuloskelettalen Zustand.

Der Beschreibung der aktuellen Selbstrepräsentation dienen die sogenannten Hintergrundempfindungen. Es kann eine gute, eine neutrale oder eine schlechte „Stimmung“ vorliegen, die nicht von aktuellen Gefühlen ausgelöst ist. Sie ist somatischer Natur und wird über Propriozeption (Körperempfindungen in Muskeln und Gelenken) und Interozeption (Empfindung der inneren Organe) gebildet. Die Hintergrundempfindung ist als Disposition vorhanden und kann vom Bewusstsein aktiviert werden, was in der KBT über das aufmerksame Hinspüren zum Körper geschieht. „Mit Hilfe von Empfindung vergeistigen wir den Körper, aufmerksam, wenn es sich um einen Gefühlszustand handelt, unmerklich, wenn es sich um einen Hintergrundzustand handelt“ (Damasio 1998, S. 218).

Die Empfindungen liefern sowohl aktuelle als auch erinnerte Wahrnehmungsbilder von Körperzuständen. Vorstellungsbilder werden mit Empfindung verknüpft und bekommen so eine Qualität von Lust oder Unlust. Die daraus erwachsende Handlungskompetenz in der Welt hat also immer eine Körperbasierung.

Der KBT-Patient hat den Stab unter dem Rücken, den er als unangenehm drückend erwartete, in der KBT-Übung mit einer angenehmen Qualität aus seinem Erinnerungsbild „auf der Fahrradstange" ausgestattet.

## Somatische Marker

Nach Damasio sind also Denken und Entscheiden im Körper über die Empfindungen verankert; er nennt diese Empfindungen, die ein Vorstellungsbild kennzeichnen, „somatische Marker". Diese wirken in einem Denk- oder Entscheidungsprozess als Warn- oder Startsignal und belegen die Denkschritte mit inneren Wohl- oder Unwohl-Zuständen. So ist etwa die Vorstellung eines langfristigen Erfolgs von einem positiven Gefühl begleitet und ermöglicht, eine kurzfristig negativ getönte Anstrengung durchzuhalten. Dennoch bleibt auch in diesem Modell dem Menschen ein Spielraum der Entscheidungsfreiheit zwischen Biologie und Kultur, zwischen inneren Ratgebern und kulturellen Werten und Normen.

Somatische Marker entwickeln sich in der Lebensgeschichte in einem ständigen adaptiven Prozess. Sie bilden sich durch Erfahrung und werden ständig modifiziert; diese Akkumulation hört erst mit dem Lebensende auf. In diesem lebenslangen Lernprozess können immer sowohl direkte als auch erinnerte („Als-Ob-Zustand") Körperwahrnehmungen die Basis für die Aktivierung der Marker sein.

Der KBT-Patient ist durch den Stab (= direkte Körperwahrnehmung) an die Erinnerung gekommen (= erinnerte Körperwahrnehmung) und hat einen in der Zwischenzeit durch schlechte Erfahrungen überformten somatischen Marker wiederbelebt: Seine schlechten Erfahrungen hatten seine Einstellung zum Vater geprägt, die sich in somatischen Markern finden. Die gute Erfahrung auf der Fahrradstange war weitgehend überschrieben. Durch die KBT konnte er diese reaktivieren und in seine Hintergrundempfindungen für sein Leben einpflegen.

Die Als-ob-Zustände sind gewissermaßen automatisierte Entscheidungshilfen, die zu symbolischer Verarbeitung statt zum Erspüren der realen Zustände führen. In der Regel helfen sie uns, gute Entscheidungen zu treffen. Wenn aber schwierige biografische Ereignisse und schlechte Erfahrungen die somatischen Marker geprägt haben, so können sie schlechte Ratgeber für aktuelle, veränderte Situationen, z. B. in der Therapie, sein.

Diese Situation taucht in der KBT häufiger auf. Die Patientin, die sich beim Liegen auf dem Stab an heftige schmerzhafte und entwürdigende Prügel erinnerte, die sie als Kind von der Mutter mit einem Kochlöffel erhielt, verhärtete die Muskulatur gegen den Stab, um sich vor der durch den negativ getönten somatischen Marker erwarteten schmerzhaften Situation zu schützen. In der therapeutischen Situation konnte sie über die Gewalterfahrungen sprechen, aber auch im Liegen durch vorsichtiges Nachlassen der Spannung eine neue Erfahrung mit dem Stab machen. Er konnte ihr im positiven Sinn Rück-halt geben.

Die somatischen Marker werden in Entscheidungssituationen aktiviert, aber sie müssen nicht in den Mittelpunkt der Aufmerksamkeit gerückt werden. Sie bilden den Ursprung dessen, was man Intuition nennt: zu Lösungen kommen, ohne bewusst darüber nachzudenken und alle Schritte logisch abzuleiten. Allerdings sind die somatischen Marker nicht nur „gut“, sie sind „tendenziös“, da sie die bisherige Lebensgeschichte repräsentieren. Also nur „auf den Körper hören“ ist, auch neurobiologisch betrachtet, keine therapeutisch hilfreiche Lösung. Wir können über Entscheidungen, die wir mit Hilfe der somatischen Marker getroffen haben, mit der Sprache hinausgehen, sie überprüfen und ändern.

## 3.5 Säuglingsforschung

Wollen wir wissen, welche Bedeutung der Körper für die Entwicklung des Selbst und des seelischen Raumes hat, so ist ein Blick auf die Säuglingsforschung hilfreich, die auf vielfältige Weise gesunde Mutter-Kind-Dyaden untersucht und ihre Entwicklung beschrieben hat (Dornes 1993).

Der Säugling macht von Geburt an (und auch schon im Mutterleib) Erfahrungen mit seinem Körper. Er erlebt Sensationen aus dem Inneren wie Hunger und Sattheit oder Wohlbehagen und Unbehagen, er erlebt Berührung durch die Mutter oder die Bezugsperson, die ihn sich mit dem Körper von außen spüren lässt. Im Laufe der psychischen Entwicklung entsteht so ein inneres Bild vom Körper, eine psychische Repräsentanz, das „Körperbild“. Unter dem Körperbild werden körperbezogene Vorstellungen und Gefühle verstanden, die in unterschiedlichem Maße bewusstseinsfähig sind (Kap. 3.9 „Körperbild“).

Das frühe Selbstempfinden ist also zunächst vor allem ein körperliches. Die Säuglingsforschung hat hier viel empirische Evidenz gebracht und die Fähigkeiten des Säuglings beschrieben, aktiv in Kontakt zu treten. Mit dem Schlagwort „der kompetente Säugling“ hat Dornes (1993) diese Sichtweise zusammengefasst. „Säuglinge wollen etwas bewirken und werden in ihrer körpersprachlich vermittelten Wirklust entweder bestätigt oder frustriert, was zu allgemeinen Erfahrungsclustern oder Schemata zusammengefasst und im Körpergedächtnis aufbewahrt wird“ (Trautmann-Voigt/Voigt 2009, S. 115).

Die Anderen regulieren das Selbsterleben des Säuglings und seine „vitalen Konturen“ wie zappeln, schreien, strampeln. So ist der Andere zu Beginn der das Selbst regulierende Andere und wird später zum inneren „evozierten Gefährten“ (Trautmann-Voigt/Voigt 2009) oder auch zum inneren Modell eines wichtigen Objekts. In Zuständen der Beeinträchtigung des inneren Gleichgewichts wird dieser innere Gefährte hervorgerufen. Das geht ohne Sprache, geschieht vielmehr über die affekt-motorischen Muster des Erlebens und Handelns direkt als körpersprachlicher Ausdruck. Die affekt-motorischen Muster lassen sich dann später in therapeutischen Begegnungen als körperliche Übertragungs- und Gegenübertragungsgefühle wiederfinden.

Sind nun frühe Beziehungserfahrungen von Mangel, Unverständnis oder Gewalt gekennzeichnet, so schreiben diese sich auch in das Körpergedächtnis ein. Später führen sie dazu, dass in Belastungssituationen oder Konflikten eine leibliche Reaktion ausgelöst wird, wie sie in früheren Erfahrungen erlebt wurde. Diese kann sich dann als Symptom darstellen. In der (psychosomatischen) Erkrankung erscheint das Körper-Symptom, das die Geschichte vergangener konflikthafter oder traumatischer Situationen miterzählt. In der aktuellen therapeutischen Situation können diese reaktiviert und mit Hilfe der Übertragung und Gegenübertragung erkannt und modifiziert werden.

## 3.6 Entwicklungs- und Lernpsychologie

Lange vor der Säuglingsforschung im engeren Sinne hat sich Jean Piaget mit der Entwicklung von Kindern beschäftigt und eine Theorie über den Zusammenhang von motorischer, emotionaler und kognitiver Entwicklung beim Kind vorgestellt (Piaget/Inhelder 1973). Er beschreibt in seiner Entwicklungs- und Lerntheorie die sensomotorische Intelligenz als eine Grundlage begrifflicher Intelligenz und schlägt so eine Brücke vom vorsprachlichen zum sprachlich-symbolischen Raum (Cserny 1989). In der kindlichen Entwicklung gibt es eine kontinuierliche Progression von den ersten spontanen Bewegungen des Säuglings über gezielte Bewegung wie das Greifen zum Be-Greifen, zur „eigentlichen“ Intelligenz. In diesem Prozess wirken Assimilation und Akkomodation zusammen. Assimilation meint dabei den Einbau von neuen Informationen in den bereits verfügbaren Rahmen, während Akkomodation einen Entwicklungssprung bezeichnet, in dem sich das Kind auf veränderte Umweltbedingungen hin umstrukturiert. Beides zusammen ermöglicht Entwicklung und Reifung. Piaget beschrieb *fünf Phasen der Entwicklung der Intelligenz*, die er bezeichnete mit

1. Phase der sensomotorischen Intelligenz (die ersten 20–24 Monate),
2. Phase des vorbegrifflich-symbolischen Denkens (ca. 2.–4. Lebensjahr),
3. Phase des anschaulichen Denkens (4.–7. Lebensjahr),
4. Phase des konkret-operativen Denkens (7.–10. Lebensjahr),
5. Entwicklung des formalen Denkens.

Die sensomotorische Phase ist für die KBT-Theorie besonders interessant. Mit dem Erwerb und der Wiederholung von Bewegungsabläufen wird die Grundlage für eine Bewusstwerdung des Säuglings seiner selbst gelegt. Die Entwicklungsstufen gehen von der ersten Koordination zwischen Reiz und Reaktion über das Ausprägen von einfachen Gewohnheiten und aktiven Wiederholungen und Verknüpfungen von Mittel und Zweck hin zum aktiven Experimentieren und zum Erfinden mit anderthalb Jahren (Cserny 2006). Diese frühen Stufen der Intelligenzentwicklung dienen als Modell für das sensomotorische Geschehen in der KBT.

### Bedeutung für die Therapie

Piaget hat als erster auf die Gleichrangigkeit von motorischer, psychisch-emotionaler und kognitiver Entwicklung hingewiesen. Dies gilt nicht nur für eine gelungene, sondern auch für eine gehemmte oder behinderte Entwicklung. Eine fehlgesteuerte emotionale Entwicklung kann mit motorischer und kognitiver Entwicklungsstörung einhergehen.

Cserny (2006) formulierte aus diesem Gedanken heraus ihren methodischen Ansatz der KBT, der mit den entwicklungspsychologischen Phasen arbeitet, diese also nicht nur als Grundlage und Erklärungsmuster für aufgetretene Störungen nutzt, sondern sie auch aktiv in den Entwicklungs- und Entfaltungsprozess des Patienten im Therapieverlauf einbezieht. So werden z.B. in der Therapie alte Bewegungsmuster erkundet und neue erprobt.

Wenn eine Patientin etwa beim Gehen durch den Raum den Blick nach unten richtet, die Schultern hängen lässt und der Rücken eingefallen ist, so kann die Therapeutin anregen, diese Haltung zu erkunden und die Empfindungen und Gefühle zu benennen, die mit dieser Haltung verbunden sind. Meist wird man etwas hören, wie: „Ich spüre wenig, ich fühle mich traurig und mies. Ich erwarte nur Negatives vom Leben. Schon damals hat mich mein Vater immer kleingemacht ..." Die aktuelle Bewegung führt in ein Bewegungsmuster, das an alte Erfahrungen erinnert. Im nächsten Therapieschritt werden nun neue Möglichkeiten der Haltung und Bewegung erprobt, wie z.B. sich nach und nach aufzurichten oder den Blick nach vorn, in die Ferne zu richten oder die Schultern anzuheben. Die Haltungsänderung bewirkt eine Aufmerksamkeitsverschiebung ins Hier und Jetzt. Die Patientin kann jetzt die anderen Gruppenmitglieder anschauen, auf Augenhöhe mit ihnen kommen, sich gesehen und geachtet fühlen. Das alte Muster des Immer-kleingemacht-Werdens und Sich-immer-Kleinmachen wird durch eine neue Erfahrung bereichert und, wenn es gut geht, nach und nach überlagert bzw. überschrieben.

Die Bewegungsangebote sind im Unterschied zu Übungsprogrammen in der Gymnastik immer höchst individuell. Es gilt, den ganz eigenen Bewegungsausdruck zu finden. Aus der von Piaget (ebenso wie von Damasio) beschriebenen wechselseitigen Abhängigkeit und Beeinflussung von Motorik, Emotion und Kognition ist ein therapeutischer Zugang über jeden der drei Bereiche möglich. Damit ist der entwicklungspsychologische Hintergrund angedeutet, vor dem sich auch Krankheiten im Bereich des Psychosomatischen, deren Ursache im emotionalen oder kognitiven Bereich liegen, durch die KBT angehen lassen.

> „Wenn ein Patient seine Erfahrungen zu einem bestimmten Zeitpunkt und in einem bestimmten Kontext so und nicht anders symbolisiert hat und seine neuen Erfahrungen wieder auf dieselbe Weise verarbeitet, dann kann er – in einem aktuellen therapeutischen Kontext – diese Symbolisierungen über Wahrnehmung und Dissoziation auflösen und über neue Erfahrungen neue Repräsentanzen bilden. Was wir dabei immer mit wissen, ist, dass eine Ent- und Neusymbolisierung auf der sensomotorischen Ebene immer auch eine Ent- und Neusymbolisierung auf der emotionalen und auf der kognitiven Ebene bewirkt." (Cserny/Paluselli 2006, S. 24)

## 3.7 Psychoanalytische Fundierung

Hans Becker (2001) kommt das große Verdienst zu, eine psychoanalytische Fundierung der KBT geschaffen zu haben. Aus der klinischen Erfahrung mit Patientinnen, die einer analytischen Therapie nicht zugänglich waren, entwickelte er in den 1970er Jahren Konzepte zum Verständnis von Patientinnen mit strukturellen Schwächen oder mit frühen Störungen, die ihre Themen in der KBT-Gruppe inszenieren und darstellen konnten. Was im klassisch analytischen Setting als „Agieren“ wenig förderlich erschien, fand nun als nicht-sprachlicher Konfliktausdruck oder Ausdruck struktureller Schwächen Anerkennung. Über das achtsame Spüren und bewusste Wahrnehmen in der KBT begannen diese Patientinnen Worte zu finden für ihr bisher nur körperlich ausgedrücktes Leid und konnten es dann in der analytischen Gruppe weiter durcharbeiten. Die Anerkennung und psychodynamische Beschreibung von Behandlungsmöglichkeiten, die auf Störungen in präverbaler Zeit eingehen und diesen Ausdrucks- und Kommunikationsmöglichkeiten zu geben, ist Becker zu verdanken.

Stolze (2005) hat die tiefenpsychologischen Dimensionen der KBT zusammengefasst. In der KBT wird die therapeutische Beziehung beachtet und genutzt, die in tiefenpsychologischen Begriffen beschrieben wird. Mit der Berücksichtigung von Übertragung und Gegenübertragung, Widerstand und Abwehr wird in der KBT die Existenz und Wirksamkeit eines Unbewussten als selbstverständlich vorausgesetzt. Die Begriffe werden aber in der KBT „beim Wort genommen“, d. h. im Sprachlichen konkretisiert und in der Bewegung erprobt (Wider-Stehen oder Ab-Wehren). Genauso werden Empfindungen, Gefühle, Haltungen und Verhalten körperlich erlebbar gemacht.

Die KBT-Therapeutin macht Arbeitsangebote an die Patientin, in die ihre Wahrnehmung und ihre Deutung einfließen, die aber gleichzeitig in größtmöglicher Offenheit formuliert sind, dass sie der Patientin einen Freiraum zur individuellen Gestaltung geben. In Analogie zur freien Assoziation der Psychoanalyse ließe sich der Vorgang als „freie Körper- und Handlungsassoziation“ (Becker 2001, S. 127) bezeichnen. In der erlebten Situation können sich Probleme und Konflikte noch vor dem Verbalisieren gleichsam „selbst deuten“. Die Therapeutin hilft bei der individuellen Bedeutungsfindung.

Nach Stolze (2005) arbeitet die KBT einerseits phänomenologisch, erscheinungs- und symptomorientiert, andererseits hat sie ein tiefenpsychologisches Verständnis. Er sieht dies nicht als Widerspruch, sondern als verschiedene Seiten unseres wahrnehmenden Erkennens, in dem Seele oder Leib, Oberfläche oder Tiefe enthalten sind.

## Körper-Selbst

Neben dem anderen Umgang mit dem Agieren ist das psychoanalytische Konzept der Entwicklung des Körperselbst für die KBT bedeutsam. Unter dem psychoanalytischen Konstrukt des Körper-Selbst als Teil des Selbst-

Konzepts werden „unbewusste Überzeugungen, Vorstellungen, Gefühle und Phantasien über den Körper“ subsumiert (Aßmann et al. 2010, S. 264). Jakobsen (1978) beschreibt das psychoanalytische Selbstkonzept ausdrücklich als körperlich bezogen:

> „Das Bild unseres Selbst stammt aus zwei Quellen: erstens aus einer unmittelbaren Wahrnehmung unseres inneren Erlebens, der Körpergefühle, der Gefühls- und Denkvorgänge und der zweckgerichteten Aktivitäten und zweitens aus indirekter Selbstwahrnehmung und Introspektion, d. h. aus der Wahrnehmung unseres körperlichen und seelischen Selbst als eines Objekts.“ (Jakobsen 1978, S. 31)

Da Wahrnehmung naturgegeben subjektiv ist, können unsere Selbstrepräsentanzen niemals „objektive Vorstellungen“ unseres Selbst sein, sondern sie entwickeln sich unter dem subjektiven Einfluss des emotionalen Erlebens. Das Körper-Selbst konstituiert sich als Entwicklungsprozess in der Auseinandersetzung mit der Umwelt (Joraschky 1995, S. 44).

Der beobachtbare Anteil oder Ausdruck des Körperselbst wird von Cserny und Paluselli (2006) als „Phänomen“ bezeichnet:

> „‚Unter Phänomen‘ (Erscheinungsbild) verstehen wir den gesamten Ausdruck des Patienten: Körperhaltung, Mimik, Gestik, seine Bewegungen, Körperschema, Körperbild, die Art und Weise seines Umgangs mit belebten und unbelebten Objekten, die Art und Weise seiner Beziehungsaufnahme und Symbolisierungsfähigkeit. Das gesamte Erscheinungsbild verstehen wir als Ausdruck von psychischen Repräsentanzen.“ (Cserny/Paluselli 2006, S. 15 f.)

## 3.8 Symbolisierung

Als nächsten Theroriebaustein möchte ich das erkenntnistheoretische Konzept der Symbolisierung vorstellen. Bei Damasio haben wir gelernt, dass die somatischen Marker dem Menschen ermöglichen, die gesammelte Lebenserfahrung zu nutzen, um zu leiblich fundierten Entscheidungen zu kommen, die der Verstand kritisch prüfen kann. Es geht also nicht darum, bedingungslos „dem Bauch zu folgen“, wie es manche populäre Schriften nahelegen, sondern der individuellen Bedeutung von Bewegung und Empfindung auf die Spur zu kommen. Die einzelne Bewegung oder Gebärde lässt sich in diesem Zusammenhang als Symbol für innere Zustände verstehen. Stolze (2006b) und Schmidt (1994) haben für die KBT ein Konzept der Symbolisierung ausgearbeitet, das die erkenntnistheoretische Grundlage der KBT darstellt.

Ein Symbol ist mehr als ein Zeichen für etwas, es ist zugleich konkret leibhaftig *wahrnehmbar* und mit den Sinnen *nicht wahrnehmbar*. „Im Symbol kann Gegenwärtiges, Vergangenes und Zukünftiges gleichzeitig erfahren werden“ (Stolze 2006b, S. 21). Ein Symbol ist nie eindeutig, es hat einen Bedeutungsüberschuss. Deshalb ist es nicht möglich, von außen her zu deuten, was eine Gebärde, eine Bewegung oder ein Gegenstand für die Patientin im Augenblick bedeutet. Vielmehr beginnt ein gemeinsamer sprachlicher Suchprozess von Patientin und Therapeutin um die stimmige Bezeichnung, Benennung und Be-Deutung des gerade Geschehenen.

Mit diesem Ansatz grenzt sich die KBT von der Deutung in der Psychoanalyse bei Hirsch (2002) ab, in der die über Einfühlung des Analytikers gewonnene Erkenntnis für die Entschlüsselung der Körpersprache als das Wahre oder Richtige gilt (Stolze 2006). In der Arbeitsweise, die das Leibliche einbezieht, geht es einerseits darum, das im Körper Symbolisierte wahrzunehmen und in Sprache zu übersetzen, andererseits wird auch mit dem körperlich Symbolisierten weitergearbeitet. Im Symbol werden im griechischen Wortsinn von „Zusammenwerfen“ Anteile des Erlebens, Wahrnehmungen und Verständnis zusammengefügt zu einem Ganzen, das mehr ist, als die Summe der Teile. Patientinnen erleben dieses Vorgehen, wenn es gelingt, als zutiefst befriedigendes Aha-Erlebnis; sie haben etwas Neues im wahren Wortsinn be-griffen.

### Symbolische Transformation

Schmidt (1994) erweitert die erkenntnistheoretische Bedeutung der Symbolisierung vor dem Hintergrund der philosophischen Theorie von Suzanne Langer (1984), die alle Möglichkeiten des Menschen, sich sprechend und bewegend schöpferisch mit der Welt auseinanderzusetzen, als „symbolische Transformation“ bezeichnet.

> „Die Bildung von Symbolen ist eine ebenso ursprüngliche Tätigkeit des Menschen wie Essen, Schauen oder sich bewegen. Sie ist der fundamentale, niemals stillstehende Prozeß des Geistes.“ (Langer 1984, S. 48)

Nach Langer ist der Mensch schöpferisch, indem er sich und seine Umwelt beständig erschafft. Diesen Schaffensprozess nennt sie Symbolisierung, die mathematischer, praktischer oder mystischer Art sein kann. Symbolische

Transformation ist die menschliche Fähigkeit, Wahrnehmungen aus der Außenwelt und aus der Innenwelt in Worte, Bilder und Gebärden umzuwandeln.

Es ist eine Besonderheit des Menschen, Ideen im Bereich der Kunst, des Rituals, im Lachen oder Weinen, in der Sprache, im Aberglauben und in der Wissenschaft zu haben sowie ausdrücken zu können und zu wollen. Die Fülle der Sinneseindrücke wird symbolisch transformiert, d.h. ausgewählt, sortiert und in eine jeweils angemessene Form gebracht. Die Sprache ist *eine* mögliche Form, andere symbolische Formulierungen sind Gesten, der Gefühlsausdruck oder Bewegungen, die helfen, dem stetigen Fluss der Wahrnehmungen eine Gestalt zu geben.

Nach Langer (1984) lassen sich präsentative und diskursive Symbolisierungen unterscheiden. Letztere ist z.B. die Sprache, die in einem zeitlichen Nacheinander abläuft. Verschiedene Gedanken können nicht gleichzeitig ausgesprochen werden. Dagegen ist die Symbolisierung durch ein Bild, durch eine Emotion, eine Phantasie präsentativ. Alle Bestandteile werden gleichzeitig dargeboten und erfasst, wie etwa im Schaffen von Bildern und Skulpturen oder im Sehen und Ertasten eines Raumes. Eine Ähnlichkeit zum expliziten und impliziten Gedächtnis (Kap. 3.3) liegt nahe.

> „In einem Bild geht es um unendlich viele unterschiedliche Bezüge – Abstufungen, Schattierungen, Qualitäten – die nicht diskursiv in festgelegten Bedeutungseinheiten erfaßt werden können. Sie treten zu einer simultanen integralen Präsentation zusammen.
> Der diskursive Symbolismus hat dagegen eine klare Zuordnung von Begriff und Symbol. Das ist in der Sprache das Lautsymbol, kann aber auch anders erscheinen, wie etwa in der Mathematik oder Logik als mathematisches Symbol. Hier läßt sich ein ‚Vokabular' aufstellen. Begriff und Bedeutung sind einander fest zugeordnet und diese Zuordnung hat Allgemeingültigkeit.“ (Schmidt 1994, S. 7)

## Anwendung in der Therapie

Das Verständnis von Symbolisierung als die beständige und schöpferische Tätigkeit des Geistes erlaubt es, auch die die Fülle der Handlungen in der KBT als Symbol zu sehen: „Aus dieser Sicht erscheint die KBT als ein Gleiten durch verschiedene Formen des symbolischen Vorgangs oder auch in einigen Fällen, als ein Verweilen und Ausgestalten einer Form“ (Schmidt 1994, S. 9).

Ein großer Teil der Erfahrungen wird in Eindrücken, Bewegungen und Bildern aufgenommen. In einem fortlaufenden Prozess der Formung und Filterung werden Eindrücke ausgewählt, die im Menschen einen konsistenten Eindruck von sich selbst und der Umwelt erzeugen. Durch die Sprache wird diese Gestaltung kommunizierbar, verliert aber dabei einen Teil ihrer Einzigartigkeit und ihrer Komplexität. Manches allerdings lässt sich nicht aussprechen,

> „nämlich dann, wenn die gesellschaftlichen Regeln eine Erfahrung verbieten und wenn ein Aussprechen ein gesellschaftliches Tabu verletzen würde. Hier kann ein Konflikt entstehen; eine Erfahrung findet keine Worte und bleibt außersprachlich. Sie ist damit in präsentativer Form weiter vorhanden und weiter wirksam, äußert sich vielleicht in Körper- oder Handlungssymptomen. Krankheitssymptome lassen sich so als *präsentative Symbolschöpfungen* verstehen." (Schmidt 1994, S. 12)

Die präsentative Symbolisierung in Körper- und Handlungssymptomen ist die therapeutische Ausgangsbasis, in der Sinnhaftigkeit gesucht wird. Für Patientinnen in der psychosomatischen Klinik ist vielfach der fundamentale Sinnbezug gestört. Sie nehmen die Welt und sich selbst funktional oder ohne Sinn wahr. Sprache und Körper bleiben unverbunden, sie fühlen sich fremd und leer. Hier hilft die achtsame Sinneswahrnehmung, Selbstbeschreibungen zu finden, die als Metaphern für die Lebenssituation dienen:

> Eine Patientin wählte in der ersten Therapiestunde auf die Frage, welcher der Gegenstände so sei, wie sie sich zurzeit fühle, eine Holzkugel. Sie ertastete die Mahagonikugel eine Weile und hob dann plötzlich die Hand mit der Kugel mit dem Impuls, sie zum Fenster hinauszuwerfen, hielt aber mit erhobener Hand erschrocken inne. Bewusst war ihr zur Wahl der Kugel ihre Ängstlichkeit und depressive Gestimmtheit eingefallen. Die Zuwendung zur Kugel brachte auf der Handlungsebene einen ihr (noch) nicht bewussten großen Ärger hervor, den sie sich nicht eingestehen konnte. Die Entdeckung und der Umgang mit ihrem Ärger wurden zum zentralen Thema ihrer relativ kurzen, aber erfolgreichen Therapie.

Die Holzkugel wurde für die Patientin zum Symbol für ihren festgehaltenen Ärger und gab damit den Weg frei, die depressive Symptomatik aufzulösen, in der der Ärger bisher abgewehrt und gegen sich selbst gerichtet war.

Mit Damasios Somatischen Markern (Kap. 3.4) habe ich ein Konzept beschrieben, das davon ausgeht, dass schon auf der neuronalen Ebene

Verknüpfungen von Körpersensationen mit Sinneseindrücken und alten Vorstellungsbildern das Empfinden und Denken darstellen. Cserny (2006) entwickelte ein Konzept der therapeutischen „Dissoziation“ (Kap. 3.6). In der therapeutischen Situation des Spürens werden alte (ungünstige) Verknüpfungen wieder getrennt, indem die Wahrnehmung des aktuellen Körpers und die Erinnerungsbilder aus ihrer Vermischung mit dem aktuellen Leben wieder getrennt („dissoziiert“) werden. Schmidt (1994, in diesem Kap.) beschreibt den nächsten Therapieschritt, in dem schließlich durch die Methode des aufmerksamen Hinspürens in der Verbindung mit dem Bewegen und dem Verstehen neue, gesündere Netze geknüpft werden können.

## 3.9 Spezifische Konzepte

### Der Erfahrungsraum und der Arbeitsraum

Die KBT-Stunde wird um das KBT-Angebot gestaltet (Kap. 4.2: „Aufbau einer Gruppenstunde“). Es wird Raum und Zeit für Erlebnisse und Erfahrungen mit sich, den Materialien und der Therapeutin, in der Gruppe auch mit den anderen Gruppenmitgliedern, zur Verfügung gestellt. Das Erlebte kann anschließend besprochen werden. Der „Erlebnis-/Erfahrungsraum“ und der „Arbeitsraum“ werden in ritualisierter Weise voneinander getrennt. Dieses Vorgehen findet sich auch bei anderen Körperpsychotherapien (Geuter 2015) sowie den erlebnisorientierten Psychotherapieverfahren. Die klassische analytische Gruppe kennt diese Aufteilung nicht, dort wird gleichzeitig miteinander kommuniziert und die Metaebene („Was ist hier gerade geschehen?“) betrachtet. Durch die strukturierte Aufteilung der Stunde wird die therapeutische Ich-Spaltung erleichtert, „das Frontalhirn darf mal den limbischen Abläufen Raum geben“, wie Hüther und Sachsse (2007) formulieren:

> „Diese Methoden greifen auf das kindlich-biologische Muster des Spiels zurück. Im Spiel kann das Kind auch Beziehungserfahrungen, Wünsche, Hoffnungen und Erwartungen durchspielen, verändern, imaginativ herbeiführen oder zerstören und kaputt machen. Die Trennung der Therapie in einen Raum, in dem Regression und Pathologie sich kontrolliert reinszenieren können und der getrennt vom Raum der erwachsenen Arbeitsbeziehung bleibt, macht vielen Patienten die therapeutische Arbeit leichter.“ (Hüther/Sachsse 2007, S. 176)

Auf diese Weise kann sich die Patientin/die Gruppe erst einmal unbefangen auf ein Bewegungsangebot einlassen, ins Tun kommen, sich bewegen, wahrnehmen und empfinden, ohne gleichzeitig reflektieren zu müssen, was das jetzt bedeutet. Im anschließenden Gespräch über die Erfahrungen, in dem Empfindungen benannt werden und Erinnerungen dazu sich einstellen, kommen dann im Aussprechen und Zuhören neue Erkenntnisse ins Bewusstsein.

Astrid Lindgren (1986, S. 9) lässt ihren Michel aus Lönneberga, der alles Mögliche ausprobiert, was die Erwachsenen als Unfug bezeichnen, zu seiner braven Schwester Lina sagen: „Unfug denkt man sich nicht aus … Unfug wird's von ganz allein. Aber dass es Unfug war, weiß man erst hinterher." In diesem Sinne sich auf ein Tun einzulassen, ohne es vorher zu planen, kennzeichnet die Verfassung der Patientinnen in der Gruppe. Elsa Gindler nannte es „Erfahrbereitschaft".

## Spiel und Phantasie

KBT-Therapeutinnen laden mit ihren Angeboten häufig zum Spielen ein. Das Spielen in der Therapie dient dazu, unterdrückte oder verloren gegangene kreative Potenzen wiederzuerlangen. Unter Spielen wird eine Tätigkeit verstanden, für die Raum und Zeit zur Verfügung steht, in der der Einzelne aufgeht, versinkt, sich im Hier und Jetzt einlässt. Die Phantasie darf sich Raum nehmen. Ein dreijähriges Kind, das einen Turm aus Bauklötzen aufbaut, und mit diesem Bauen konzentriert beschäftigt ist, spielt ebenso wie zwei Fünfjährige, die sich in ein Rollenspiel vertiefen „Du wärest Mama und ich Papa …".

Die schöpferische Kraft des Spiels ist zuerst von Winnicott in seiner Bedeutung für den Erwachsenen betont worden:

> „Gerade im Spielen und nur im Spielen kann das Kind und der Erwachsene sich kreativ entfalten und seine ganze Persönlichkeit einsetzen, und nur in der kreativen Entfaltung kann das Individuum sich selbst entdecken." (Winnicott 2010, S. 66)

Es lassen sich in der Therapie verschiedene Formen des Spiels unterscheiden: das zweckfreie, absichtslose Spiel, das Spiel mit Spielregeln sowie das Rollenspiel.

### Das zweckfreie, absichtlose Spiel

Aus der Bewegung mit oder ohne Gegenstände entsteht ein spontaner freier Spieleinfall, der aus dem Unbewussten auftaucht, so wie ein Traum oder eine freie Assoziation in der Psychoanalyse. Lechler (2006a, S. 98) berichtet von einem Patienten, „der beim Gehen durch den Raum mit dem Vorschlag, die Arme zu bewegen, immer schneller mit großen rudernden Bewegungen seiner Arme durch den Raum lief und dessen Gesicht einen fröhlichen und strahlenden Ausdruck annahm."

Er hatte bei dieser Bewegung seine verloren geglaubte Bewegungslust wiederentdeckt, die eine überängstliche Mutter seit der Kindheit gebremst hatte.

Auch therapeutische Angebote wie: „Bauen Sie zusammen mit allen ein Gruppenhaus und nutzen dafür alle vorhandenen Materialien!" führen in ein freies Spiel, bei dem die Gruppe häufig nach weiteren Regeln fragt; aber das Gruppengeschehen entwickelt sich auch ohne weitere Vorgaben, implizit entwickelt die Gruppe ihre Regeln miteinander, die dann Teil der Inszenierung sind. Phantasiereich und voller Gruppendynamik werden die Erfindungen der Menschheit wiederholt. Es werden Tipis oder Höhlen gebaut, Häuser mit Dachkonstruktionen oder mit nur symbolisch angedeuteten Wänden. In der Erinnerung tauchen alle die Buden wieder auf, die als Kinder unterm Tisch oder draußen gebaut worden sind (Gruppenstunde 18).

### Das Spiel mit Spielregeln

Spielregeln geben Halt und grenzen die möglichen Handlungen ein. Das gibt Sicherheit für manche Patientinnen und hilft ihnen, ihre Ängste und Hemmungen abzubauen. In den therapeutischen Spielen geht es nicht um Gewinnen und Verlieren wie im sportlichen Wettkampf, obwohl manches kräftige Ballspiel sich auch zum Wettkampf entwickelt (und dann Wettkampfregeln eingeführt werden müssen). Ziel ist hier, miteinander in Kontakt und weg von kreisenden Gedanken ins Hier und Jetzt zu kommen. Besonders geeignet sind dafür Ballspiele, da der Ball Präsenz verlangt, um gefangen zu werden und Kraft, um geworden zu werden. Die Spielregel kann lauten: „Werfen Sie den Ball zu einem anderen Gruppenmitglied im Kreis, nachdem Sie seinen Namen gerufen haben und Blickkontakt aufgenommen haben." Die Regel reduziert Zwischenfälle und betont den Kontakt. Gruppen kommen auf diese Weise aus depressiver Antriebslosigkeit heraus, es wird viel gelacht und die Selbstwirksamkeit gestärkt.

### Der Handlungsdialog

In der Zweierarbeit lassen sich viele Beziehungsthemen in der Bewegung erproben. Beispielsweise führt eine, die andere folgt, oder eine steht unverrückbar, die andere versucht, sie vom Platz zu bewegen. Der Phantasie der Gruppenmitglieder sind hier keine Grenzen gesetzt. Vom schmeichelnden Bitten bis zum beherzten Wegtragen ist alles möglich. Auch lassen sich familiäre oder berufliche Konfliktsituationen im Handlungsdialog bearbeiten. Dabei geht es nicht um eine verbale Ausgestaltung von Mustern, sondern um Handlungserprobungen.

Die Therapeutin übersetzt mit ihrem Angebot das Beziehungs- in ein Handlungsthema. Etwa bei Mobbing-Situationen („Die Kolleginnen schließen mich immer aus!") kann erprobt werden, wie es sich anfühlt, wenn alle zusammen im Kreis stehen und eine alleine außen vor. Die Rückmeldungen der anderen geben Aufschluss darüber, wie diejenige draußen erlebt wird. Es können Lösungen in der Bewegung gefunden werden, die als spontane Einfälle der Gruppenmitglieder auftauchen. So wird etwa ein anderer Standort gewählt, eine kämpft sich in den Kreis hinein, eine andere wendet sich ab und geht weg. Auch können die Rollen gewechselt werden, um den Blickwinkel der anderen einzunehmen. Die Empfindungen und Gefühle und Einfälle der Gruppenmitglieder sind dann leitend für den Fortgang des Spiels.

Lechler weist darauf hin (2006a, S. 99), dass auch dem Spielen eine Zeitstruktur innewohnt. Wenn das Werk vollbracht ist, entsteht Ruhe, ein befriedigendes Nachsinnen, eine Pause, durchaus auch im positiven Sinne von Langeweile. Wird dieser Moment des Beendens von der Therapeutin verpasst, so kann es wie bei Kinderspielen zu Unruhe, Anspannung und Ärger führen, Bälle treffen schmerzlich oder Aggressionen suchen ihren Weg. Der dann notwendige Spielabbruch kann Unbehagen, Verwirrung oder Schuldgefühle auslösen, die von der Therapeutin klärend, helfend, ordnend oder tröstend bearbeitet werden müssen.

## Das Bewegungsangebot und die freie Bewegungsassoziation

Nicht nur die freie Spielassoziation, sondern allgemeiner die freie Bewegungsassoziation kennzeichnet nach Becker (2001) die tiefenpsychologische Einbettung der KBT. Aktuelle psychische oder psychosomatische Symptome werden als Ausdruck inter- oder intrapsychischer Konflikte oder als Reinszenierung früher Beziehungserfahrungen verstanden. Das KBT-Angebot ist eine Bewegungsdeutung der Therapeutin, die sie aus ihrer (körperlichen) Gegenübertragung entwickelt. Die Patientin lässt sich wahrnehmend und spürend darauf ein und entfaltet in der freien Bewegungsassoziation ihr unbewusstes Beziehungsmuster.

### Verkörperung von Konfliktsituationen

(Psychosomatische) Schmerzen oder Beschwerden an einzelnen Organen oder Körperstellen können ein aktuelles Problem verkörpern. Schon der Volksmund spricht davon, dass Ärger auf den Magen schlägt oder der Hals dick wird vor Wut. Ein konzentratives Erspüren der Körperstelle mit den Beschwerden hilft, mehr Informationen über das „Wie“ der Beschwerden zu bekommen. Wie genau fühlt sich diese Stelle an? Die genaue Beschreibung ist ein Anfang, den Schmerz anzunehmen und dadurch erträglicher zu machen. Die Worte, Bilder und Metaphern, die auftauchen, verweisen auf die bedrängenden Umstände, die sich im schmerzenden Körperteil verdichten und führen zur symbolischen Bedeutung des Körpersymptoms (Schreiber-Willnow 2006).

> Eine Patientin steht im Raum. Eine andere geht auf sie zu. Als diese näher kommt, spürt die Patientin „Luftnot und Engegefühl im Hals“. Auf die Frage der Therapeutin, was für sie die Situation eng mache, merkt sie, dass sie sich bedroht fühlt, am liebsten weglaufen möchte, aber das gehe ja hier nicht, sie müsse ja die Übung mitmachen. So wird die Bedeutung des Symptoms in seinem aktuellen Kontext verständlich: Ihr Konflikt von „der Therapeutin gehorchen vs. dem eigenen Impuls folgen und abhauen“, also ein Konflikt zwischen Autonomie und Abhängigkeit, wird als Eingeengt-Sein im Körper symbolisiert, erlebt und beschrieben.

### Reinszenierung

Wenn Erinnerungen dem Bewusstsein nicht zugänglich sind, werden sie in der Psychoanalyse über den Weg der freien Assoziation oder der Arbeit mit Träumen aufgefunden. Allerdings weisen die Erfahrungen der Therapeuten und die Forschungsergebnisse der Neurobiologie darauf hin, dass die ganz frühen Lebenserfahrungen überhaupt nicht im autobiografischen Gedächtnis gespeichert sind, sondern nur prozedural im Leibgedächtnis. Geht es also bei Patientinnen um frühe Störungsanteile, so erfolgt die Erinnerung in der Therapie über die Reinszenierung, eine Form des Erinnerns durch Handlung (Streeck 2000).

Handelnd zeigen die Patientinnen ihre Not, die sie noch nicht in Worte fassen können. In der stationären Therapie kann dies auf der Station in Beziehungsepisoden beobachtet werden. In der KBT-Gruppe wird die Reinszenierung therapeutisch gestaltet. Häufig zeigt das Verhalten in der ersten Gruppenstunde – wie in einem analytischen Erstinterview – die alten Beziehungsmuster.

Die Patientin war immer stark. Sie kommt wegen Depressionen und Antriebslosigkeit in die Klinik. Bei dem Angebot, sich von einer anderen im Gruppenraum führen zu lassen, behält sie auch mit geschlossenen Augen noch die Führung. Es ist ihr ein großer Wunsch, sich anvertrauen und mal schwach sein zu dürfen, aber das alte Muster, die Abwehr von Hilflosigkeit, kommt zuerst. Biografisch fällt ihr dazu ein, dass sie als Kind schon die Führungsrolle übernommen hat und ihre Zwillingsschwester immer „rausgehauen hat“.

In der Erprobung von menschlichen Grundformen der Begegnung, wie z. B. Führen und Folgen (Kap. 3.10: Beziehungserfahrungen), zeigt sich das individuelle Beziehungsmuster und kann in der Gruppe in seiner Qualität und Funktionalität erlebt werden. Wenn alle Gruppenmitglieder ein Bewegungsangebot je auf ihre vertraute Weise „verleiblichen“, so reinszenieren sich etliche unterschiedliche Beziehungsmuster. Jede erfährt, wie andere die Situation bewältigen, und erkennt die eigenen Muster als kindliche Überlebensstrategien, die jetzt – unter Umständen – nicht mehr notwendig oder hilfreich sind.

### Die Sprache in der KBT

Die Sprache hat in vielen Verben körperliche Bezüge, die es möglich machen, von der motorischen zu einer symbolischen Bedeutung überzugehen:

**Liegen/legen:** ein An-Liegen haben, etwas kommt mir ge-legen, verlegen sein
**Sitzen/setzen:** be-sitzen, ver-setzen, um-setzen, sich ein-setzen
**Stehen/stellen:** ver-stehen, an-stehen, um-ständlich, be-stellen, verstellen, unter-stellen, über-stehen
**Gehen:** ver-gehen, ein-gehen, unter-gehen, auf-gehen, über-gehen, um-gehen.

Der doppelte Sinn dieser Verben wird in der Therapie genutzt, um auf der motorischen Ebene die symbolische Bedeutung aufzuspüren (Schmidt 2006a). So wird die Klage einer Patientin, sie wisse nicht, wie sie mit ihrem Problem umgehen könne, wörtlich genommen. Die Therapeutin fordert sie auf, einen Gegenstand als Symbol für ihr Problem zu wählen und im Raum zu platzieren. Dann soll sie mit dem Problem um-gehen, d.h. um den Gegenstand herum gehen und ihn aus verschiedenen Perspektiven betrachten. Im Um-Gehen kann sie einen neuen Umgang mit ihrem Problem finden.

Auch die verschiedenen Sinnesqualitäten werden zur Beschreibung von Gefühlslagen verwendet (ausführlich bei Gräff 2008, S. 248ff.): Ich will nicht mehr gehorchen (akustisch), ich bin vorsichtig (visuell), etwas schmeckt mir nicht (gustativ), mir stinkts (olfaktorisch), ich fühle mich eingeengt (kinästhetisch). Mit der unbewussten sprachlichen Auswahl eines der Sinneskanäle gibt die Patientin die Ebene vor, auf der das KBT-Angebot oder das klärende Gespräch einsetzen kann.

So kann die Therapeutin in ihrer Wortwahl auf derselben Sinnesebene antworten: „Das sieht für mich aus, als ob …" oder „das hört sich für mich an, als ob …". Sie wird ihr Angebot entsprechend wählen, etwa die Einengung durch ein Umwickeln mit einem Seil erkunden oder vor-sichtiges Aufeinander Zugehen erproben. Man kann einen Gegenstand greifen und ihn im Ertasten als Symbol be-greifen. In der kindlichen Entwicklung (Kap. 3.6) geschieht der Spracherwerb nach Piaget (1973) über die handelnde Erfahrung mit der Welt. Das Kind fasst einen Ball, umgreift ihn, hält ein kinästhetisches Bild in den Händen und lernt den Begriff „Ball" dazu. Die Gebärde, einen Ball in den Händen zu halten, schreibt sich ins Körpergedächtnis ein.

Die Sprache ist ein notwendiger Bestandteil der Therapie. In den frühen Jahren der KBT wurde sie in den Kliniken gerne zusammen mit der Kunst- und Musiktherapie als non-verbales Verfahren bezeichnet. Ich habe hier dargelegt, dass ein sorgsamer, spielerischer und präziser Umgang mit der Sprache elementar für die KBT (und die anderen kreativen Verfahren) ist. Allerdings gab es in den Anfängen die Vorstellung, dass das therapeutische Handeln alleine, ohne eine verbale Aufarbeitung, heilsam sei. Damit wurde der kathartische Aspekt betont, der bei vielen erlebnisorientierten Verfahren in den 1960er und 1970er Jahren im Vordergrund stand. Inzwischen ist bekannt, dass eine therapeutische Entwicklung über die Katharsis hinausgehen und vom Erleben zum leibhaftigen Begreifen führen muss (Kap. 3.1: „Vom Gestaltkreis zum Tetraeder des Begreifens").

## Die therapeutische Beziehung

Die Forschung über die Wirksamkeit von Psychotherapie hat gezeigt, dass die therapeutische Beziehung neben den extratherapeutischen und Patientenvariablen sowie den methodischen Aspekten der wesentliche Wirkfaktor aller Psychotherapien ist (Lambert/Barley 2001). Die therapeutische Beziehung unterscheidet sich von Alltagsbeziehungen durch ihr Ungleichgewicht im Austausch.

Die Patientin bringt ihre Anliegen ein, die Therapeutin gibt dafür Raum und stellt ihre eigenen Anliegen weitgehend zurück. Dann entfalten sich in der therapeutischen Beziehung alte Beziehungsmuster der Patientin, sie überträgt diese auf die Therapeutin. Die Psychoanalyse hat die Bedeutung dieser Übertragung und Gegenübertragung in der Therapie als Erste erkannt und genutzt. In diesem Sinne versteht sich die KBT auch als psychodynamische Therapie. In der Übertragung findet die Patientin Ähnlichkeiten mit Bezugspersonen aus der Familie (z.B. Mutter, Vater, Geschwister, Großeltern) bei der Therapeutin und reagiert darauf, als ob diese etwa die Mutter wäre. Die Übertragung wird durch Mimik, Gestik, Wortwahl oder Atmosphäre ausgelöst und hilft, alte Beziehungsmuster aufzuspüren und bewusst zu machen. Die unbewusste Reaktion der Therapeutin wird als Gegenübertragung bezeichnet. Die therapeutische Aufgabe ist es, sich die Gegenübertragung bewusst zu machen und mit ihrer Hilfe die Beziehungsmuster zu verstehen, die sich zwischen beiden entfalten.

Die Einzeltherapie in der KBT unterscheidet sich von der analytischen Situation durch den körperlichen Einsatz von Patientin und Therapeutin. Anders als in der Gruppe, wo Beziehungsmuster in Zweier- oder Gruppenarbeiten erprobt werden, stellt sich die Therapeutin in der Einzelstunde auch mit ihrer Leiblichkeit zur Verfügung. Dies setzt voraus, dass sie durch die Weiterbildung gelernt hat, achtsam mit sich umzugehen, dass sie die Signale ihres Körpers versteht und berücksichtigt (Schwarze 2006a). Spürt sie etwa ein Gefühl der Schwäche oder des „Ausgesaugt seins“ am Ende einer Stunde, so kann dies ein Hinweis darauf sein, dass sie sich zu sehr verausgabt und ihre eigenen Grenzen nicht beachtet hat. Das kann eine eigene Gegenübertragungsreaktion sein oder auch ein eigener Affekt, zu viel geben zu wollen.

Die Selbstwahrnehmung dient der Therapeutin auch dazu, Beziehungsmuster aufzuspüren, die die Patientin ihr anbietet, in die sie verwickelt wird; im Handlungsdialog erkunden und variieren beide ggf. diese Muster. Renate Schwarze (2006a, S. 132 ff.) unterscheidet vier Arten des Handlungs- oder Körperdialogs:

1. die rituelle Berührung,
2. die Spiegelung,
3. das Körpergespräch im Abstand,
4. die direkte Berührung der Therapeutin mit der Patientin.

Die rituelle Berührung findet zur Begrüßung einer Therapiestunde statt durch das Handgeben. Schon hier kann die Qualität des Händedrucks einen ersten Eindruck von der Beziehungsqualität geben. Ein weicher Händedruck wirkt widerstandslos, ein zupackender mag von Machtwünschen sprechen.

Die Spiegelung einer Bewegung erlaubt es der Therapeutin, sich in die Körperhaltung der Patientin leiblich einzufühlen und mitzufühlen, wie ihr wohl zu Mute ist. Wenn etwa eine Patientin ganz vorn auf der Stuhlkante sitzt, den Oberkörper vorgebeugt, die Arme verschränkt, so hilft die Spiegelung der Therapeutin, herauszufinden, ob es sich um eine Tendenz zur Flucht handelt (auf dem Sprung sein) oder um ein depressives Zusammengesunken sein. Sie wird für sich erkunden, wohin die Bewegung weiterführt, und das Ergebnis ggf. mit der Patientin ausprobieren.

Das Körpergespräch im Abstand ist die Fortsetzung dieser Erkundung. Es kann auch dazu dienen, die passende Nähe oder Distanz zwischen Therapeutin und Patientin handelnd herauszufinden. Wo ist für beide der stimmige Platz im Raum? Wie dicht oder wie weit weg voneinander sollen die Stühle stehen?

Die direkte Berührung von Therapeutin und Patientin dient der Unterstützung der Selbstwahrnehmung. Sie kann z.B. in einer Begegnung Rücken an Rücken bestehen, wobei die Polarität von Kräftemessen und Anlehnen erprobt werden kann. Oder die Therapeutin berührt die Patientin mit den Händen, um deren Selbstwahrnehmung anzuregen. Dabei geht es nicht um Streicheln oder wohl tun, sondern um eine Unterstützung der Patientin, mit ihrer Aufmerksamkeit ganz in ihrer Leiblichkeit zu bleiben. Dies ließe sich als korrigierende leibliche Erfahrung bezeichnen.

In der Gruppe werden die verschiedenen leiblichen Formen der Beziehung zwischen den Gruppenmitgliedern erprobt. Ein Handgeben zu Beginn gibt es eher nicht unter den Gruppenmitgliedern, aber die Spiegelung kann im Angebot bewusst erprobt werden, indem die eine die Bewegungen der anderen spiegelt, die Empfindungen dabei erkundet und austauscht. Das Körpergespräch im Abstand hat vielfältige Formen im Gruppenangebot, sei es zu zweit den stimmigen Abstand zu finden, oder führen und folgen zu erproben, oder körperlich sich anzupassen bzw. Widerstand zu leisten. Alle Beziehungsthemen werden in Handlung übersetzt und die jeweiligen Erfahrungen ausgetauscht. Wenn eine Gruppe sich länger kennt, ist auch direkte Berührung möglich, etwa Schulter an Schulter stehen und sich anlehnen bzw. wegschieben, sich umarmen oder sich wegstoßen.

## Berührung

Eine Therapie, die den Körper und die Bewegung einbezieht, kann nicht ohne Berührung auskommen. Berührung ist hier im doppelten Sinne gemeint als körperliches und seelisches Angerührt sein. Der Tastsinn und damit die ganze Haut dienen der Berührung, die Körperoberfläche steht als Kontakt- und Spürorgan zur Verfügung. In der Psychoanalyse wurde von Freud die Abstinenz als Regel gesetzt, um den Verführungen seiner Patientinnen nicht zu erliegen. Daraus entwickelte sich das Setting, in dem die Patientin auf der Couch liegt und der Analytiker hinter ihr am Kopfende sitzt. Damit wurde der Schwerpunkt der Behandlung auf die Gedanken, Einfälle und Phantasien der Patientin gelegt. Im Gegensatz dazu steht in der KBT die Leiblichkeit der Patientin im Vordergrund, die sie in der Bewegung und in der Berührung erfahren und verändern kann.

Berührung erlebt das Baby schon intrauterin, nach der Geburt erfährt es Schutz in der Berührung, aber auch seine eigenen Körpergrenzen. Es kann sich bei der Mutter anlehnen und von ihr abstoßen. Ein zu wenig oder ein zu viel an Berührung kann zu pathologischen Entwicklungen führen. Wenn Kinder vernachlässigt werden und liebevolle Berührung fehlt, so lernen sie nicht, mit sich selbst und später auch mit anderen liebevoll umzugehen. Sie entwickeln Ängste vor Berührung oder auch vor Ablehnung. Wenn Kinder Berührung nur in Form von Schlägen oder sexuellen Übergriffen erfahren, so werden sie sich als Erwachsene vor jeder Nähe hüten und misstrauisch sein.

Die aufmerksame Berührung von Gegenständen kann in beiden Fällen ein erster Schritt zur Entfaltung der Tastqualitäten sein, um dann zu lernen, sich selbst liebevoll zu berühren und auch eine Berührung von anderen positiv erleben zu können. Ein bewusst ausgeführter Händedruck, sich Rücken an Rücken lehnen und kraftvoll wegschieben, die andere an die Hand nehmen und durch den Raum führen, sind Beispiele für Berührungen, die klar und kräftig sind und sich jederzeit beenden lassen. Eine andere Qualität haben Berührungen, die helfen, sich selbst in der eigenen Haut besser wahrzunehmen. So kann etwa ein Gruppenmitglied die Hand eines anderen in seine Hände nehmen und fest umgreifen oder zart streichen. Wenn die Berührungsängste stark sind, so helfen die Gegenstände als Abstandhalter. Viele können es genießen, wenn ihr Rücken mit einem Igelball von einer anderen abgerollt wird. Das ist mittelbare Berührung, die wohl tut.

Schwarze (2006) weist auf Gefahren der Berührung in der therapeutischen Begegnung hin. Wenn die Bedürfnisse der Therapeutin nach Berührung zu stark sind, so kann es zur Berührungssymbiose kommen. Dann stehen nicht mehr die Anliegen der Patientin im Vordergrund, Abhängigkeiten können entstehen. Wenn zu viel Unterstützung gegeben wird, z. B. in Trauersituationen, kann dies für den Prozess behindernd sein. Wenn eine therapeutische Berührung zu sexueller Erregung führt, so empfiehlt Schwarze (2006, S. 104), das offen anzusprechen und die Berührung ggf. zu beenden.

> „Anschließend kann ein Gespräch erfolgen über unerfüllbare Wünsche. Die Eindeutigkeit der Therapeutin ist ausschlaggebend. Dabei ist es entscheidend, dass diese Gefühle wertgeschätzt und angenommen werden. Ein Gespräch kann dann Ernüchterung und auch Erleichterung bringen. Es mag auch sein, dass die sexuellen Gefühle mit einem Nähebedürfnis verwechselt werden." (Schwarze 2006, S. 105)

### Körperbild

Ich habe die Ausführungen zur Theorie der Konzentrativen Bewegungstherapie mit der Bedeutung der Bewegung für den Menschen begonnen. In einem Kreisprozess habe ich die verschiedenen Theoriebausteine vorgestellt (Abb. 1). Jetzt schließt sich der Kreis mit der Theorie des Körperbildes (Schmidt 2006a), das psychoanalytische und wahrnehmungspsychologische Elemente mit Entwicklungspsychologie und Neurophysiologie zusammenbringt und damit das Vorgehen der KBT, das mit dem Begriff des „Spürens" beschrieben wird, begründet.

Nach Schmidt (2006a) ist das Körperbild ein inneres Bild, das der Mensch von seinem Körper hat. Es gibt kein fest im Gehirn abgespeichertes Bild, vielmehr ist das Körperbild „zunächst ein theoretisches Konstrukt, ein Begriff, und ebenso wie das Ich nicht unmittelbar zu beobachten" (Schmidt 2006a, S. 3).

Das Köperbild entwickelt sich in der Lebensgeschichte, wird geformt durch die Begegnungen und Beziehungserfahrungen mit wichtigen Bezugspersonen. So zeigt sich etwa in der Körperhaltung eines Jungen „ganz der Vater". Das Kind internalisiert Haltungen und Körperbildteile des Vaters. Es entwickelt ein Körper-Selbst (Kap. 3.7), welches ein zentraler Kern der Ich-Entwicklung ist. Das Körperbild unterliegt denselben psychischen Abwehrmechanismen wie das Unbewusste: Introjektion und Projektion, Verschiebung, Abspaltung oder Verzerrung sind Wirkmodalitäten, die das Körperbild gestalten und ständig verändern. Davon zu trennen ist das Körperschema. Schmidt fasst in Anlehnung an Bielefeld (1986) zusammen:

> „Das Körperschema ist der neurophysiologische Teilbereich der Erfahrung, der alle perzeptiv–kognitiven Leistungen bezüglich des eigenen Körpers umfasst. Dazu gehört die Orientierung am eigenen Körper mithilfe der Oberflächen- und Tiefensensibilität und der kinästhetischen Wahrnehmung, das Einschätzen der Größenverhältnisse sowie der räumlichen Ausdehnung des eigenen Körpers und die Kenntnis von Bau und Funktion des eigenen Körpers einschließlich Rechts-Links-Unterscheidung.
> Das Körperbild ist der psychologisch-phänomenologische Teilbereich der Körpererfahrung, der alle emotional-affektiven Leistungen bezüglich des eigenen Körpers erfasst. Dazu gehören die psychischen Repräsentanzen des Körpers, der Körpergrenzen sowie die mit dem Körper verbundenen Einstellungen und Wertungen.“ (Schmidt 2006a, S. 5)

Die Körpererfahrung nach Bielefeld (1986) beschreibt dann das gesamte Körpererleben mit seinen neurophysiologischen und psychologischen Anteilen. In der philosophischen Begrifflichkeit käme damit wieder der Leib als der erlebte Körper ins Spiel. Körpererfahrung oder Körpererleben (Röhricht et al. 2005) beschreiben die Ebene, auf der die KBT wie auch andere Körperpsychotherapien (Geuter 2015) ihre Behandlung konzipieren.

Wurde gerade begrifflich zwischen Körperschema und Körperbild unterschieden, so werden beide im aktuellen Vorgang einer Körperwahrnehmung (des Spürens) sofort wieder vermischt. In der Wahrnehmung kommen Empfindungen, Vorstellungsbilder, organismische Reaktionen, Körpererinnerungen und Gefühle zusammen (Kap. 3.4). Das Körperschema erscheint aus dieser Sicht als die Wahrnehmungsbasis, die mit Körpererinnerungen zum Körperbild verknüpft wird (Schmidt 2006a).

In der KBT wird therapeutisch auf das Körperbild eingewirkt. Im Anspüren von ganz eingeschränkten Aspekten des Körpers wird die Aufmerksamkeit auf Zustände gelenkt, die sonst Hintergrundinformationen sind (Wie bewege ich meinen Fuß, wenn ich einen Schritt mache?). Diese werden so in den Vordergrund geholt, wobei durch diese konzentrative Einengung das Körperbild aktiviert wird. Es werden Körpererinnerungen oder Beziehungsgeschichten wieder belebt und in den Vordergrund geholt, ebenso Empfindungen und Gefühle. Wie schon bei Damasio ausgeführt, ist das Körperbild nicht statisch und fest, sondern wird vielfältig variiert, da aktuelle Wahrnehmungen immer neu mit alten Erinnerungsbildern verknüpft und so neue Erinnerungsbilder geschaffen werden.

Im folgenden Kapitel „Vorgehensweisen“ wird erläutert, wie mit den Körperbildern in der KBT anhand von Raum und Zeit, Bewegungsqualitäten, Materialien und Beziehungskonstellationen gearbeitet wird.

## 3.10 Vorgehensweisen

### Liegen – Sitzen – Stehen – Gehen

> „Die Vorgehensweise der Konzentrativen Bewegungstherapie wird bestimmt durch den Weg vom Wahrnehmen zum Vergleichen, Erproben, Wählen, Entscheiden, Verändern und Handeln:
> **Platz, Lage, Stand, Gang, Raum und Zeit** werden erobert und wirken auf den Organismus. Ziel ist, das Da-Sein im Hier und Jetzt bewusst zu erleben und durch Wahrnehmung und Bewegung das jeweils Eigene zu finden.“ (Gräff 2008, S. 21)

Ich folge hier in meiner Beschreibung dem Buch von Christine Gräff (2008), die die Praxis der KBT mit vielen anschaulichen Beispielen systematisch dargestellt hat.

#### Platz

Die Wahl des eigenen Platzes spielt im Leben wie in der Therapiestunde eine große Rolle. Der richtige oder falsche Platz, der selbst gewählte oder zugewiesene Platz bestimmen mit darüber, ob wir uns erlebnis- und handlungsfähig fühlen. Im Erlebnisraum der KBT kann somit ein Lebensgefühl mit der Frage nach der Suche des eigenen Platzes aktualisiert werden. In der Gruppe kann der Wunschplatz schon besetzt sein, so dass sich dann auch zeigen kann, wie das Gruppenmitglied seine Wünsche äußern oder auch durchsetzen kann.

Im Erleben der Patientinnen kann es genug oder zu wenig Platz geben. Vor allem zu Beginn von Gruppen wird der Platz im Gruppenraum als sehr eingeschränkt erlebt. Durch eine Betonung der Extreme, sich ganz klein machen vs. sich ganz ausbreiten, bekommen die Gruppenmitglieder ein Gefühl für ihren eigenen Körperraum. Sie stoßen auch an Grenzen des Raumes, an Gegenstände oder an andere an und werden sich dadurch des vorhandenen Raumes bewusster.

## Liegen

Die *eigene Lage* wird in der Therapiestunde leiblich erkundet, und die Erfahrungen werden mit der aktuellen Lebenslage verglichen. Die Sprache weist den Weg dazu, wenn es heißt: „Dazu bin ich nicht in der Lage" oder „Ich versetze mich in seine Lage". Die Lage, also das Liegen auf dem Boden, benötigt einige Vorbereitung. Es braucht eine gute Unterlage, oftmals die eigene Decke. Es braucht Vertrauen in die Therapeutin und in die Gruppe und vor allem auch Vertrauen in den Boden als tragenden Grund. Patientinnen, die in ihrem Leben wenig Möglichkeiten hatten, sich wirklich anzuvertrauen, oder als Kinder immer wieder Angst vor Gewalt oder anderen Übergriffen haben mussten, sind ständig in Alarmbereitschaft. Ihnen gelingt es zunächst kaum, sich in Anwesenheit von anderen hinzulegen und die Augen zu schließen. Sie brauchen erst mehr Sicherheit durch gute Therapieerfahrungen, bis sie in der Lage sind, sich dem Boden anzuvertrauen.

Die Erkundung der Lage geschieht durch die Wahrnehmung von Unterschieden: Ist der Boden hart oder durch eine Unterlage weich? Trägt der Boden oder ist es, als ob man in den Boden einsinkt? Ist der Boden abgegrenzt oder verschmilzt man mit ihm? Kleine Bewegungen und Lageänderungen helfen, sich seiner Grenzen bewusst zu werden und den Boden als stabiles Gegenüber zu erkennen. Das ist eine Basis, um sich wieder auf den tragenden Grund verlassen zu können, und führt zu einem positiven Körper- und Selbstgefühl und zu einer Ich-Stärkung.

Gleichzeitig kann das Liegen regressive Prozesse einleiten: liegen wie im Bett, liegen wie als Baby, nicht das Gewicht des Körpers tragen müssen, der Welt nicht gegenüberstehen, sondern sich zurückziehen können, unter der Bettdecke verschwinden. Entwicklungspsychologisch kommt die Patientin in einen frühen Erfahrungsbereich. Körpererinnerungen an das erste Lebensjahr können bewusst werden. (Kap. 4.4: Gruppenstunde 8).

**Vom Liegen zum Stehen und Gehen** ist für das Kleinkind ein langer Weg, der in der Stunde leiblich und symbolisch nachvollzogen werden kann. Ein Anteil des Aufstehens ist das Aufrichten; dazu kann die Wand oder ein Möbelstück dienen oder ein anderer helfen.

## Sitzen

Als Übergang und Zwischenstufe zwischen Liegen und Stehen wird das Sitzen erkundet. Viele elterliche Mahnungen betreffen das Gerade-Sitzen, aber auch im übertragenden Sinne hat Sitzen etwas zu tun mit besitzen, absetzen oder sitzen gelassen werden.

Auf einmal spüre ich meine Wirbelsäule beim Tippen in den Laptop am Gartentisch, sie meldet sich mit leichtem Schmerz und gibt mir das Signal, mich anders zu setzen, eine Bewegungspause zu machen oder mich auszuschütteln. Ich spüre in die schmerzende Stelle und merke, wie krumm und zusammengefallen ich sitze, der Tisch ist zu hoch, so dass die Schultern angespannt sind. Nach einer Pause, in der ich den Vögeln beim Zwitschern zuhöre, mich aufrichte die Frühlingsdüfte des Gartens rieche, löst sich der Rückenschmerz und ich kann erfrischt weiterschreiben. Ich habe mir die Spannungen im Körper bewusst gemacht, das Gewicht verlagert und den Schwerpunkt verändert.

In der Gruppe kann das Sitzen auf dem Stuhl erkundet werden. „Verkehrt herum auf dem Stuhl sitzen, mit ihm schaukeln oder auf der Lehne hocken, erweckt viele Kindheitserinnerungen." (Gräff 2008, S. 50). Die doppelte Ausrichtung – ein besserer Umgang mit dem Körper hier und jetzt sowie das Wecken von Erinnerungen an dort und damals – ist im Erkunden des Sitzens, genauso wie bei jeder anderen Lage oder Bewegung, charakteristisch für das Vorgehen der KBT.

### Stehen

Zum Stehen werden die Füße gebraucht, oftmals wenig beachtete und wenig geliebte Körperteile. Festen Boden unter den Füßen haben bedeutet Sicherheit und Realitätsbezug. Die Füße stellen den Kontakt zum Boden, zur Erde, zur Welt her. Die Füße mit den eigenen Händen zu erkunden, überrascht Patientinnen oft, sie können die Füße nach einer achtsamen Ertastung besser wertschätzen und lieb gewinnen. Die Fußsohle als Tastorgan zu nutzen, führt die Gruppe über einen Parcours von Gegenständen, die im Raum ausgelegt sind, oder sogar nach draußen auf die Wiese. Anschließend werden die Füße lebendiger, wacher oder deutlicher wahrgenommen, für viele ein beglückendes Gefühl.

Mit diesen wachen Füßen ist es leichter, „im Stande" zu sein. Sicheres Stehen entsteht nicht als Strammstehen, sondern als ein dauerhaft bewegtes Ausbalancieren des aufgerichteten Körpers gegen die Schwerkraft. Es lässt sich beschreiben als Resultat und als Umgang mit der doppelten Sehnsucht des Menschen nach Schwere und Gebundenheit einerseits und nach Freiheit und Lösung andererseits.

## Gehen

Vom Stehen zum Gehen erfordert nochmals Loslösung: Für einen Moment muss das Gewicht auf ein Bein verlagert werden, damit das andere einen Schritt nach vorn machen kann. Im langsamen Gehen mit geschlossenen Augen kann die Aufmerksamkeit ganz auf den Ablauf der Bewegung des Gehens gerichtet werden. Der Moment der Unsicherheit wird dann spürbar: Es wird wackelig, manchmal zittrig, um dann wieder im Stabilen anzukommen. Deutlicher wird das Gefühl, wenn probehalber verschiedene Gelenke oder Körperbereiche nacheinander bewusst blockiert werden und so Hemmungen im Bewegungsfluss und die Auswirkung auf die Stimmung und das Lebensgefühl gespürt werden können.

Gehend können wir den Raum erkunden, der durch Grenzen definiert ist: der Außenraum durch Wände und Mauern, der Naturraum durch Himmel und Erde. „Die Art, wie sich jeder Mensch auf seine Grenzen bezieht, sagt etwas aus, wie er im Raum ist, in seinem Lebensraum ex-sistiert" (Gräff 2008, S. 66). So gilt es, den realen Raum, den vermuteten Raum und den Innenraum zu erkunden. Sich Raum nehmen oder den Raum auf sich wirken lassen. Die Gruppe hat Einfluss auf die Bewegung des Einzelnen. Gehen durch einen Raum führt eigentlich immer dazu, dass eine Kreisbewegung gegen den Uhrzeigersinn im langsamem Tempo entsteht. Erkunden Gruppen dieses Phänomen, das auch aus dem Schwimmbad oder dem Ballsaal bekannt ist, so finden sie heraus, dass so der Grad der Sicherheit erhöht wird, da man niemandem begegnen muss. Es brauchen keine eigenen Entscheidungen gefällt werden, da man nur dem Vorgänger folgen muss. Ein Gefühl der Geborgenheit entsteht, was einige nach einer Weile als Einschränkung ihrer Freiheit erleben, „wie auf dem Gefängnishof". In der Chaostheorie wird eine solche Formation ein Attraktor genannt, eine höhere Ordnung mit möglichst wenig Energieaufwand. Warum es aber immer links herum geht, weiß man bis heute nicht.

## Zeit

Schließlich weist Gräff (2008) auf das Erleben von *Zeit* hin: etwa den richtigen Zeitpunkt finden, etwas zu beginnen oder zu beenden. Sich Zeit nehmen, statt sich Zeit zu lassen, regt die Eigenverantwortung und -aktivität an. „Nimm dir Zeit und handle auf Probe", fasst Gräff (2008, S. 98) die Grundidee zusammen.

## Arbeitsmaterialien

Der Therapieraum ist für die Patientinnen eine Überraschung. Leer auf der einen Seite: Es gibt keine Sitzmöbel, sondern eine große freie Fläche mit Teppichboden und leere Wände. Hinzu kommt aber eine bunte Vielfalt von Materialien: Bälle, Steine, Stäbe, Seile, Sandsäckchen und -säcke, Sitzkissen, Reifen, Holzklötze, Holzkugeln, Decken, Tücher und vielerlei einzelne Objekte aus der Natur. Jede Therapeutin ist stolz auf ihre Sammlung. Diese Gegenstände werden vielfältig genutzt.

### Ebenen des Umgangs mit Gegenständen

Ebene 1: Der Gegenstand dient zur konkreten sinnlichen Wahrnehmung und zum praktischen Handeln. So wird ein Ball geworfen und gefangen, ein Stab dient zur Erkundung des Rückens im Liegen, die Decke zum Einwickeln. Der Gegenstand ist ein konkretes Werkzeug im Hier und Jetzt.

Ebene 2: Der Gegenstand weckt Empfindungen, Gefühle oder Erinnerungen. Im handelnden Umgang mit dem Gegenstand jetzt tauchen Bewegungserinnerungen auf. Der Ball erinnert an den ungeliebten Schulsport, der Stab wird als gute Stütze im Rücken erlebt, die Decke erinnert an die Betthöhle, die im depressiven Rückzug der einzige sichere Ort war.

Ebene 3: Der Gegenstand wird zum Symbol für Beziehungserfahrungen. Beim Ertasten des Balls mit geschlossenen Augen fühlt es sich an wie das Streicheln des kleinen Kindes damals. Der Stab weckt Erinnerungen an den Großvater, der eine wichtige haltende und stützende Bezugsperson war. Die Decke wird zum schützenden umhüllenden Mutterleib. Dazu gehören dann Beziehungsgeschichten, -episoden, die in der Therapie erstmals wieder ins Bewusstsein dringen.

Ebene 4: Gegenstände dienen dem Selbstausdruck, etwa einen Gegenstand zu wählen, „wie Sie sich jetzt gerade fühlen“, sowie der Gestaltung von Skulpturen, z. B. die eigene Familie mit Hilfe von Gegenständen darzustellen oder mit der Gruppe zusammen „ein Gruppenhaus zu bauen“.

Ebene 5: Gegenstände dienen der Beziehungsaufnahme. Sie sind Abstandhalter und Kontaktmöglichkeit zugleich. So können Patientinnen, die Berührung nicht zulassen können, einen Igelball zu Hilfe nehmen und sich damit von der Partnerin den Rücken abrollen lassen. So ist ein Kontakt möglich, ohne dass die Körpergrenze von der Partnerin selbst berührt wird.

Ebene 6: Schließlich lassen sich Gegenstände als Übergangsobjekt einsetzen. Etwa in Urlaubszeiten kann die Abwesenheit der Therapeutin durch einen mitgegebenen Gegenstand aus dem Therapieraum leichter zu bewältigen sein.

## Bedeutung der einzelnen Materialien

Die meisten Gegenstände sind einfach in ihrer Form, es geht nicht um Verzierungen oder einzigartige Ausprägungen, sondern um die abstrakte Form, die zum Symbolisieren einlädt.

Abstrakte Formen bzw. Objekte haben eine allgemeine Symbolik, die sich jedoch nicht eins zu eins auf den Einzelnen übertragen lässt. So wie die Bedeutung von Traumgestalten, Körperhaltungen oder psychosomatischen Symptomen nicht eindeutig ist, so ist auch die individuelle symbolische Bedeutung von Gegenständen in der Therapie herauszuarbeiten. Die allgemeine Symbolik gibt der Therapeutin einen Anhaltspunkt, der sich im Einzelnen als stimmig oder nicht stimmig erweisen kann.

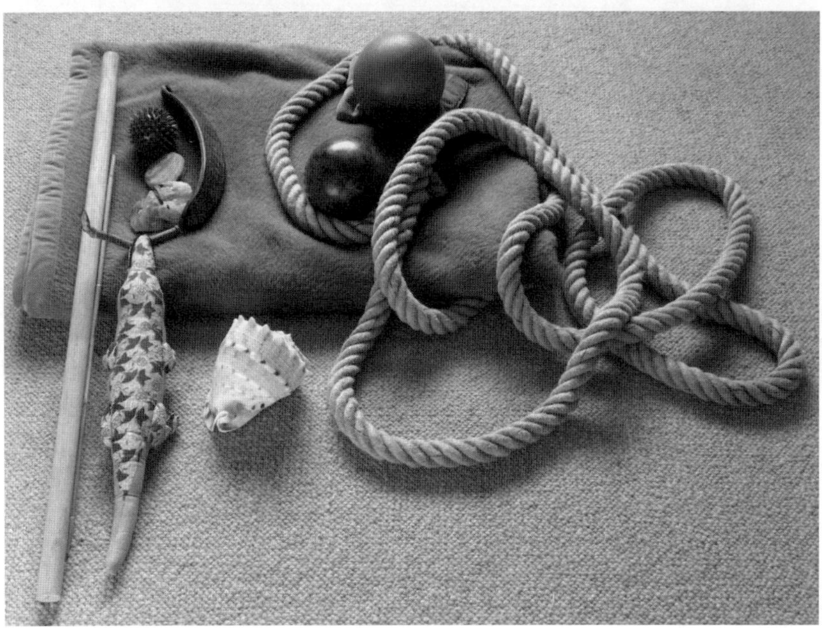

**Abbildung 4:** Eine Auswahl an KBT-Materialien

**Die Kugel:** Die Kugel/der Ball ist rund, abgeschlossen, symbolisch verbunden mit dem Weiblichen, der Unendlichkeit, der Weltkugel ... Ein Angebot, einen Ball aus vielen verschiedenen zu wählen und ihn liegend, mit geschlossenen Augen, mit den Händen zu erkunden, weckt häufig Assoziationen an Mütterliches, aber auch an den eigenen schwangeren Bauch, an einen Babykopf oder eine Brust. Patientinnen, die den Ball schnell angewidert weglegen, könnten nach der (ggf. schwierigen) Beziehung zur Mutter gefragt werden.

**Der Stab:** Der Stab (1m oder 2m lang, 3cm dick, Holz oder Bambus) ist fest, stark, symbolisch verbunden mit dem Aufrechten, dem Männlichen, der Stütze, aber auch der Aggression ... Liegend den Stab längs unter dem

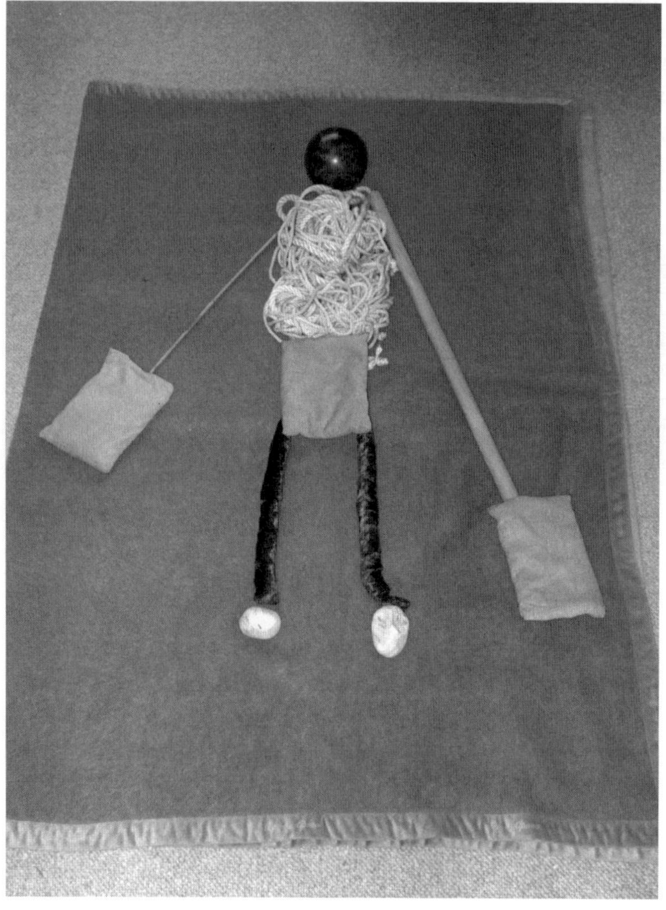

**Abbildung 5:** Gestaltung des Körperbilds mit KBT-Materialien

Körper zu erkunden, führt in zwei unterschiedliche Erfahrungsqualitäten: Einerseits kann der Stab als Rückenstütze und fester Halt erlebt werden, andererseits kann er Körpererinnerungen an körperliche Gewalt, Prügel mit dem Stock auf Rücken und Gesäß, wiederbeleben.

Damit sind zwei Pole des „Männlichen“ angesprochen. Zum einen der väterliche Halt, den viele Patientinnen als Kinder vermisst haben und den sie nun als Halt durch den Stab und schließlich als Halt der eigenen Wirbelsäule entwickeln können. Zum anderen können Erinnerungen an körperliche Gewalt geweckt werden. Hier geht der Behandlungsweg weg von der alten Bedeutung hin zu der realen Erfahrung im Hier und Jetzt: Heute ist man dem Stab nicht ausgeliefert, sondern kann für sich sorgen und die Situation beenden, was damals als Kind nicht möglich war.

**Die Decke:** Die Decke, oftmals ist es die eigenen Decke, die mitgebracht wird, dient zum Umhüllen, Zu-Decken und Ent-Decken, sie symbolisiert die schützende Hülle. Sich ganz in seine Decke einzuhüllen, die Wärme, den Schutz und die Geborgenheit zu spüren und dann daraus hervorzukommen, ist Teil eines Entwicklungsvorganges, der manchmal wie ein Ge-

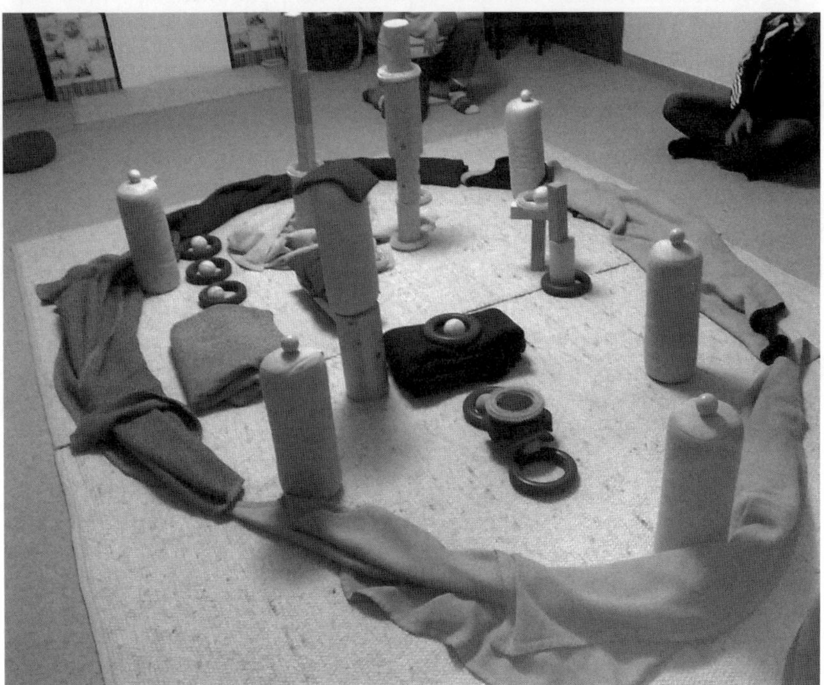

**Abbildung 6:** Beispiel einer Gruppengestaltung

burtsprozess erlebt wird. Irgendwann wird es zu warm, zu eng unter der Decke, ein Impuls herauszukommen wird spürbar, und die Tat des Herauskommens wird wie eine Befreiung erlebt. Assoziationen zur eigenen Geburt tauchen auf. Die Decke kann aber auch zu lustvollem Rangeln benutzt werden, wenn jede ihre Decke als Rolle unterm Arm trägt und versucht, der anderen die Rolle abzuluchsen.

Die Decke belegt den Platz, den jede Einzelne im Gruppenraum belegt und zu ihrem eigenen macht. Damit hilft sie auch beim Abgrenzen und Verdeutlichen des Eigenen.

**Das Seil:** Seile schaffen Verbindung, über den Zug am Seil wird eine Beziehung hergestellt. Seile können fesseln, jemand wird an der langen Leine geführt, es können Knoten bis hin zum Henkersknoten, Ver-Wicklungen und Ent-Wicklungen mit Seilen gemacht werden. Seile dienen auch der Absperrung und Grenzziehung. Zu zweit lässt sich mit dem Seil eine Beziehungsklärung durchführen. Wenn beide in einem Seilkreis stehen, ist Anvertrauen durch Zurücklehnen möglich, aber es können auch gegeneinander die Kräfte gemessen werden. So lassen sich verschiedene Beziehungsmuster körperlich erproben, spüren und symbolisch beschreiben.

Die Einzelne kann sich mit einem Seil abgrenzen, das um sie herum liegt und ihren Raum markiert. Die andere kann probieren, an die oder über die Grenze zu gehen, um verschiedene Reaktionen zu evozieren. Die Patientin in ihrem Kreis kann sich wehren oder alles mit sich geschehen lassen, so handeln, wie es ihr gerade einfällt. Oft wird dann im anschließenden Gespräch sichtbar, dass sich hier ihr vertrautes Muster wiederholt. Dann ist es hilfreich, die Übung noch einmal durchzuführen, mit der Aufgabe, es dieses Mal anders zu versuchen, z. B. stehen bleiben, statt zurückzuweichen oder nein sagen, statt die andere einzuladen.

**Der Stein:** Jede Therapeutin besitzt eine Sammlung von Steinen aller Art, vom Edelstein und Kieselstein über den Pflasterstein bis hin zu Lavabrocken. Steine überzeugen durch ihr Gewicht. Sie symbolisieren die Schwere, das Gewicht, das Archaische, durch die Naturgewalten geformte Materie. Oft dienen sie als Selbst-Symbol. Einer unter den vielen, die zur Wahl stehen, ist genau der passende. Der schwarze Lavastein wird oft von depressiven Patientinnen gewählt, um ihre Stimmung auszudrücken. Im genaueren Ertasten und Anschauen werden dann auf einmal andere, verheißungsvolle Aspekte entdeckt. Der Stein hat glitzernde Stellen, er wird warm in den Händen, das Gewicht tut gut. So helfen die Gegenstände, vom Verharren in einem Wahrnehmens- und Erlebenspol zum jeweils anderen Pol zu finden.

**Das Sandsäckchen:** Sandsäcke oder –säckchen (zwischen 200g und 2kg) helfen, das eigene Gewicht deutlich zu machen und den Umgang mit Lasten und Belastungen zu erproben. Die Patientin, die einen Druck im Bauch „wie eine Betonplatte" hat, bekommt einige Sandsäckchen, die sie auf den Bauch legt, so viele, bis das Gewicht von außen höher ist als der Druck von innen. Die Sandsäckchen „nehmen ihr den inneren Druck ab", er wird nach außen verlagert und benennbar und besprechbar.

Auch spielerisch lassen sich die Sandsäckchen einsetzten. Jedes Gruppenmitglied hat zwei Sandsäckchen und versucht, seine zu behalten und gleichzeitig den anderen welche mit den Füßen abzujagen. Immer wieder gibt es Patientinnen, denen es gelingt, mehrere zu sammeln und sich dann draufzusetzen, um sie zu verteidigen. Da wird der Ursprung des Wortes „Besitz" leibhaftig anschaulich.

### Weitere Materialien

Darüber hinaus gehören Kuscheltiere zur Ausstattung des Gruppenraums, vor allem ein 60cm großer Teddybär wird immer wieder gerne als positives Objekt gewählt. Sie bieten die Möglichkeit des Kontaktes, Berührung eines anderen ohne Gefahr. Die Sehnsucht nach Berührung und Körperkontakt ist bei vielen Patientinnen latent vorhanden, die Angst davor jedoch noch größer. Hier dient das Stofftier als Symbol für einen geliebten Menschen (manchmal auch Haustier), der im Moment nicht erreichbar ist, oder den es (noch) gar nicht gibt.

Zwischen den ganzen „schönen" Gegenständen befinden sich auch einige mit anderen Qualitäten: Schlabberige Plastiktiere rufen Ekel hervor, Kastanienschalen können stechen. Ein Stück Stacheldraht kann symbolisch für die Gewalt stehen, die jemandem angetan wurde.

Gegenstände haben keine symbolische Qualität an sich, sondern sie wird ihnen jeweils von der einzelnen Patientin zugeschrieben. Somit ist die Bedeutung auch wandelbar. Wenn der schwarze Pflasterstein anfangs Symbol für die schwarze Leere gewesen ist, so kann er sich wandeln zu einem Stein, den man werfen kann, wenn man die Aggression nicht mehr nach innen, sondern nach außen richtet. Wem dann der Wurf symbolisch gilt, ist im therapeutischen Gespräch zu klären.

## Beziehungserfahrungen

In den Gruppenangeboten, aber auch in der Begegnung zwischen Therapeutin und Patientin in der Einzelstunde, geht es nach der Körper- und Selbstwahrnehmung und der Wahrnehmung von Gegenständen im nächsten Schritt um die Wahrnehmung und Erprobung von Beziehungen zu anderen Menschen.

Viele Patientinnen kommen mit interpersonellen Problemen in die Therapie, sie sind in Konflikte in der Partnerschaft, mit Eltern oder im Beruf geraten, die ihnen unverständlich oder nicht lösbar erscheinen. In der Gruppe wird ihr Beziehungsmuster im Umgang mit den anderen lebendig, sichtbar und spürbar. Sie bekommen Rückmeldung über ihr Verhalten im handelnden Erproben und erleben gleichzeitig, wie andere dasselbe Thema ganz anders gestalten.

So kommen verschiedene allgemeine therapeutische Faktoren aus der Liste der Wirkfaktoren nach Yalom (1975) zum Tragen: die Rekapitulation der Primärfamilie, das Lernen am Modell, Einsicht und interpersonelles Lernen. Letzteres beschreiben Strauß und Mattke (2012, S. 51) als psychologische Arbeit in der Gruppe. Die Mitglieder haben die Möglichkeit, typisches zwischenmenschliches Verhalten zu zeigen, Feedback von anderen Gruppenmitgliedern zu erhalten und neue Strategien zu entwickeln. Dieser therapeutische Faktor gilt für jede Gruppentherapie, in der KBT kann er durch die Begegnung im Handeln und die Erfahrungsorientierung besonders gut zur Wirkung kommen. In der empirischen Forschung über bedeutsame Prozessmerkmale (Kap. 5.5) zeigte sich das interpersonelle Lernen in der KBT nicht als eigenständiger Faktor, sondern er wirkt zusammen mit der „Nähe-Distanz-Regulation", der „Symbolisierungserfahrung", dem „Explorationsverhalten" sowie der „situativen Selbstregulation".

Hier werden exemplarisch vier charakteristische allgemein menschliche Beziehungsmuster in ihrer Umsetzung als Gruppenangebot dargestellt.

### Abgrenzen und Verbinden

Viele Beziehungskonflikte resultieren aus Schwierigkeiten, Nähe und Distanz zu regulieren. Extremes Beispiel sind etwa Beziehungen, in denen sich beide jeweils nach dem anderen sehnen, wenn sie getrennt sind, aber sobald sie zusammen sind, der Streit losgeht. „In der Ferne bist du mir so nah", könnte dieses Muster beschrieben werden. Ein anderes Muster zeigt sich bei Paaren, bei denen sie ihre Grenzen nicht gut spüren kann und sich die Annäherung von ihm wünscht, aber nicht rechtzeitig „Stopp" sagen kann und sich schnell überrollt fühlt. Ein drittes Muster taucht bei Paaren auf, wo er beruflich sehr eingespannt ist und sie ihre Wünsche an ihn nicht äußern kann und sich immer zu kurz gekommen fühlt. Diese Aufzählung ließe sich mit vielen anderen Mustern verlängern. Die Möglichkeiten in der Gruppe, Beziehungsmuster von Nähe und Distanz zu erkennen, sind vielfältig:

Eine Patientin gerät immer in große Angst und Anspannung, wenn Mann oder Kind aus dem Haus gehen und kann sich erst beruhigen, wenn sie wieder gesund zurück sind. In der Gruppe erprobt sie diese Bewegung: Sie bleibt stehen und die anderen gehen alle soweit weg, wie es der Gruppenraum erlaubt. Sie spürt die vertraute Angst aufsteigen. Die Therapeutin steht bei ihr, verspürt den Impuls, sie festzuhalten. Die Patientin wirkt wie ein verlassenes ungetröstetes Kind und kann das Angebot des Gehaltenwerdens zunächst nicht annehmen, sie weint leise vor sich hin. Die anderen halten es in der Ferne kaum noch aus. Die Therapeutin bittet alle, zu kommen und sich in eine dichte Runde mit der Patientin zusammenzusetzen. In diesem kleinen Kreis spürt die Patientin zum ersten Mal Mitgefühl von anderen und kann den haltenden Arm der Therapeutin annehmen und ausseufzen. Dann fällt es ihr ein, dass sie nicht nur 2-jährig den Vater durch einen Arbeitsunfall verloren hat, sondern zusätzlich ein anderer Erwachsener übergriffig mit ihr umgegangen ist. Die Mutter war völlig überfordert mit mehreren Kindern, so dass sie ihr keinen Halt und Trost geben konnte. Diese alten, vorsprachlichen Erfahrungen hatten die Patientin ihr Leben lang dazu gebracht, sich nicht auf andere zu verlassen (außer auf ihren Mann) und sich völlig abzugrenzen. In dieser Stunde erlebt sie, dass ihre Trennungsangst aus alten Quellen gespeist wird. Sie nimmt sich vor, ihr inneres kleines Kind besser zu versorgen, zu trösten, so dass sie nicht in diese alten Ängste zurückfallen braucht.

Zum Abgrenzen und Verbinden sind Seile gleichermaßen geeignet (Gruppenstunde 10). Mit einem Seil einen Bereich um sich herum abzugrenzen, der der eigene ist, macht sichtbar, wie groß der persönliche Raum ist. Das Angebot kann nun so weitergehen, dass eine sich mit dem Seil abgrenzt und die andere sich auf verschiedene Weisen dieser Grenze nähert, und, je nach Gruppenentwicklung, auch wagt, die Grenze zu betreten oder zu übertreten. Wie fühlt es sich im Kreis an, was kann die eine innerhalb ihrer Grenzen tun? Kann sie sich gegen Überschreitungen wehren oder lässt sie alles mit sich machen? Im Gespräch werden die Erfahrungen dann mit den Beziehungen zu Hause verglichen und schließlich in einer Wiederholung ausprobiert, wie es körperlich gehen könnte, sich zu wehren; somit wird neues Verhalten und Empfinden gelernt.

Verbindung mit Seilen greift die wörtliche Bedeutung von Be-Ziehung auf: Zwei fassen ein Seil an beiden Enden und stellen eine Be-Ziehung her. Sie kann fest oder locker sein, ausgewogen oder voller Spannungen. In der Bewegung mit dem Seil werden verschiedene Beziehungsmuster erprobt und gefühlt. Aber eine Verbindung lässt sich auch mit beliebigen anderen Gegenständen darstellen, etwa als Weg von einer zur anderen, wobei die Art der Gegenstände etwas über die Beziehung der beiden aussagen kann. Drei stachelige Bälle oder eine zusammengerollte weiche Decke symbolisieren die aktuelle Beziehung in unterschiedlicher Weise. Verbindungen können auch zu weit gehen. Wenn ein Gruppenmitglied ein anderes so mit dem Seil einwickelt, dass dieses sich nicht mehr bewegen und nicht selbst daraus befreien kann, so wird die Therapeutin eingreifen und das Tun beenden.

Verbindung entsteht in jedem körperlichen Kontakt. Sich gegenüber stellen und die Handflächen gegeneinander legen verbindet über die Berührung. In der Berührung muss immer neben der Verbindung der Gegenpol der Abgrenzung mit gedacht werden. Sich anlehnen oder den anderen wegschieben sind zwei Alternativen, die aus dieser Ausgangshaltung entstehen können. Oftmals erweist sich das kraftvolle Wegschieben als die leichtere Seite der Polarität, und erst wenn die Kraft und Stärke des Gegenübers geprüft ist, kann ein Anlehnen möglich und wohltuend sein.

### Geben und Nehmen

Geben und Nehmen ist verbunden mit dem Thema von Abhängigkeit und Autonomie. Bei Patientinnen mit einem Konfliktthema in diesem Bereich kann es um ein Zuviel an Geben oder um ein sich Abschotten und gar nichts mehr Geben oder Annehmen gehen. Übersetzt in ein Bewegungsangebot, könnte folgendes geschehen: Jedes Gruppenmitglied hat sich eine Holzkugel ausgewählt und diese für sich ertastet. Die Kugeln sind unterschiedlich schwer, sie haben verschiedene Maserungen, sehen verschieden aus. Nun kommt die Aufforderung der Therapeutin, im Kreis sitzend, die Kugel mit geschlossenen Augen an den rechten Nachbarn weiterzugeben.

Als Übung des Gebens spüren die Gruppenmitglieder, wie leicht oder schwer sie sich von der gerade angeeigneten Kugel lösen können, ob es ein mühsames Hergeben oder ein leichtes Wegwerfen ist. Auf der anderen Seite kommt nun die Kugel der Nachbarin von links. Wird sie aktiv weggenommen oder wartet die Hand darauf, dass sie hineingelegt wird? Der Unterschied zwischen nehmen und (geschenkt) bekommen wird spürbar.

Bald stauen sich die Kugel bei einer Patientin, die vor Freude über die vielen Gaben nicht mehr daran denkt, welche weiterzugeben. Gefühle wie Neid über die schönere Kugel der anderen oder Enttäuschung, wenn keine Kugel kommt, lassen wieder Assoziationen zur Beziehungsgestaltung wachwerden.

Wenn Kindern verboten wird, selbständig die Welt zu nehmen, zu erkunden, so hören sie auf, mit der Hand auszugreifen und warten darauf, dass ihnen etwas gegeben wird. Auch kann sich herausstellen, dass hinter einem scheinbar selbstlosen Alles-Weggeben Neid auf die anderen, die so viel haben, steckt. So werden verdrängte Gefühle sichtbar und bewusst, die sich die Einzelne im Alltag nicht zugestehen würde.

### Führen und Folgen

Die Wörter „Führen" und „Folgen" haben für viele Personen einen schlechten Beigeschmack. Der „Führer" hat seine Macht in diktatorischer Weise ausgenutzt. „Folgsam sein" ist spätestens mit dem Aufbegehren der 1968er Generation in Verruf geraten. Wie also kann Führen und Folgen zum Bewegungsthema werden und welche Erkenntnisse lassen sich gewinnen (Kap. 4.4, Gruppenstunde 14)? In das sprachliche Umfeld von Führen und Folgen gehört: begleiten, sich einlassen, sich anvertrauen, sich unterwerfen, unnachgiebig sein, bestimmen, recht behalten, die Zügel in der Hand haben, den anderen herausfordern, schonen oder in die Irre laufen lassen. Die Beziehungsqualitäten all dieser Verhaltensweisen werden im Gehen zu zweit sichtbar und spürbar.

Die Therapeutin bittet die Gruppe, sich zu zweit zusammenzutun und die Rollen zu verteilen, eine ist die Führende, die andere die Folgende. Letztere schließt die Augen und lässt sich durch den Raum führen. Eine Patientin genießt, dass für sie gesorgt wird, sie sich um nichts kümmern braucht und ihr alle Hindernisse aus dem Weg geräumt werden. Eine andere hält es überhaupt nicht aus, blind zu folgen, sondern öffnet immer wieder die Augen, um sich zu vergewissern, dass ihr nichts Schlimmes passiert. Ein dritter bekommt Herzklopfen und Schweißausbrüche, die sich als Zeichen von Angst verstehen lassen, was da mit ihm passiert.

Auch das Führen bewirkt unterschiedliche Empfindungen. Die Erste fühlt sich völlig überfordert, für einen anderen zu sorgen, die Zweite nutzt die Situation und lotet mit ihren Bewegungen die Grenzen aus, um die andere zu fordern und herauszufordern. Die Dritte ist nur um Sicherheit für die andere bemüht und hält sie so festgeklammert, dass ihr wenig Bewegungsspielraum bleibt.

Je nachdem, welche Menschen mit ihren Mustern aufeinandertreffen, kann es eine glückliche oder eine unglückliche Begegnung werden. Die gemeinsame Erfahrung, dann auch im Rollenwechsel, wird zunächst im Hier und Jetzt genau besprochen. Die Rückmeldungen sind für die Patienten gut annehmbar, auch wenn sie kritisch sind und das Selbstbild in Frage stellen, da sie sich zunächst „nur" auf die gemeinsame Erfahrung hier beziehen. Im nächsten Schritt werden dann Ähnlichkeiten mit den Beziehungserfahrungen zu Hause gesucht. Unbewusste Führungsansprüche oder Versorgungswünsche können bewusst werden und ein neues Licht auf die häuslichen Konflikte werfen.

## Hingabe und Widerstand

Während in der psychoanalytischen Therapie „Widerstand" als eine Form der bewussten oder unbewussten Verweigerung der Patientin verstanden wird, die es über eine Deutung aufzulösen gilt, wird in der KBT der Widerstand zunächst einmal leibhaftig genommen. Der Boden oder die Wand bieten Widerstand beim Stehen oder Anlehnen. Die Mitpatientin bietet Widerstand, z.B. beim Stehen Rücken an Rücken. In der körperlichen Kraft kann dieser Widerstand gespürt werden, Assoziationen sind „Ich kann standhalten", „Ich lasse mich nicht wegschieben" oder „Ich bin stabil". In diesem Sinne hilft Widerstand, sich zu schützen und für sich zu sorgen. Hier finden sich Ähnlichkeiten zu systemischen Therapieansätzen, in denen die Schutzfunktion und der Nutzen des Widerstands in den Vordergrund gerückt werden.

Widerstandsphänomene im analytischen Sinne können sein: Die Patientin kann sich nicht an die letzte Stunde erinnern, sie schläft ein, sie spürt nichts, sie weigert sich beim Angebot mitzumachen. Der Umgang der KBT mit diesen Phänomenen lässt sich beschreiben als ein gemeinsames Erkunden der Be-Deutung des Verhaltens.

> Ein Patient, der immer sehr unruhig ist und durch jedes Störgeräusch aus seinem Spüren herausgebracht wird, schläft bei einer Körperreise ein. Die Körperreise ist ein strukturiertes Angebot, den Körper im Liegen in seiner Temperatur, Gewicht, Spannung und Weite/Enge zu erkunden, ohne ihn zu bewerten. Für viele hat diese achtsame Körperwahrnehmung einen beruhigenden Nebeneffekt. Manche aber werden ganz unruhig und halten es nicht aus. Was bedeutet nun das Einschlafen des Patienten? Es lässt sich als Widerstand gegen die Beschäftigung mit dem eigenen Körper deuten, kann aber auch als Prozess des Anvertrauens an die Therapeutin und die Gruppe

verstanden werden, in dem er seine ängstliche Wachsamkeit aufgeben und sich der Stimme der Therapeutin hingeben kann. Die sprachliche Anleitung ist für ihn zu einer beruhigenden Lauthülle geworden, ähnlich wie eine Mutter ihr Kind ins Bett bringt und beruhigend mit ihm spricht.

Die Entscheidung, in welche Richtung die Therapeutin das Gespräch führt, geschieht mit Hilfe der körperlichen Gegenübertragung. Sie wird immer fragen, ihren Eindruck zur Verfügung stellen, aber sich von der Patientin korrigieren lassen. In diesem Beispiel wird auch schon der Gegenpol zum Widerstand, nämlich das Anvertrauen oder die Hingabe sichtbar. Hingabefähigkeit haben viele Patientinnen aus unterschiedlichsten biografischen Gründen nicht gelernt oder verlernt.

Hingabe lässt sich in der Zweierbegegnung erkunden, etwa wenn eine die Hand der anderen nimmt und sie aktiv bewegt. Die andere kann ihre Hand „hingeben“ und bewegen lassen. Oft gelingt das nicht, und sie bewegt die Hand mit (vorauseilender Gehorsam, passiver Widerstand) oder sie hält dagegen (aktiver Widerstand). Im Üben wird deutlich, dass jedes Extrem auf die Dauer Beziehungsschwierigkeiten auslöst. Wer immer nur Widerstand leistet, wird seine Kraft bald aufbrauchen und den anderen zum dauerhaften Kampf oder zum Aufgeben bringen. Wer sich nur hingibt, wird als eigenständige Person nicht mehr wahrgenommen und übergangen. So wie in einer Liebesbeziehung braucht es etwas von beiden Polen und ein Wechsel dazwischen, um die Beziehung lebendig zu erhalten. Das ist ein Beispiel dafür, dass mit den Möglichkeiten der KBT nicht nur an frühen Themen gearbeitet wird, sondern auch erwachsene Beziehungsthemen auf der Körper- und Bewegungsebene erarbeitet werden können.

## Aggression und Hemmung

Nah am Thema von Hingabe und Widerstand scheint die letzte der vorgestellten Beziehungserfahrungen „Aggression und Hemmung“ zu sein, und doch ist sie einen extra Abschnitt wert (Gräff 2008, S. 193 ff.). Während verwandte Körperpsychotherapien wie etwa die Bioenergetik oder die Gestalttherapie es zu ihren Grundkonzepten zählen, dass in der Therapie heftige aggressive Affekte geweckt und ausagiert werden (z. B. durch Schlagen mit einem Schaumstoffschläger oder Schlagen auf einen Stapel Matten), besitzt die KBT einen vorsichtigeren Umgang mit den Affekten, die sich hinter den Hemmungen verbergen.

Die meisten Patientinnen in den psychosomatischen Kliniken sind eher in ihrem Bewegungs- und Affektausdruck zu stark gehemmt. Ihnen hilft ein einmaliger kathartischer Ausbruch nicht dauerhaft weiter. Vielmehr gewinnen sie Mut durch eine Erlaubnis zur Aggression im Sinne des aggredi (lat.: heranschreiten, sich nähern, beginnen, angreifen, überfallen), das die ganze Fülle des „Draufzugehens“ vom freundlichen Beginnen bis zum kämpferischen Überfallen meint. In der Erziehung lernen Kinder, die gewaltsamen Formen der Aggression zu hemmen. Viele Patientinnen haben damit aber gleichzeitig jede Eigenaktivität gehemmt und zupackendes Handeln verlernt. (Menschen, bei denen die Aggression zu wenig gehemmt ist, kommen eher nicht in die Psychotherapie, sondern ins Gefängnis.)

Die zu starke Hemmung zeigt sich körperlich. Menschen können nicht zugreifen, sich etwas nehmen, z. B. einen Gegenstand aus vielen auswählen. Sie können nicht auf einen anderen zugehen oder ihm einen Ball zuwerfen. Sie setzen ihre Körperkraft nicht für sich ein. Der depressive Rückzug ist auch eine Form der Hemmung aller Gefühle, indem nichts mehr gespürt wird. Die Wiederentdeckung der Kraft, zunächst ohne Gefühlstönung, ist der erste therapeutische Schritt (Kap. 4.4, Gruppenstunde 2). Sich in seiner Kraft spüren, ohne wie befürchtet, damit zerstörerisch zu sein, lässt das Selbstgefühl aufblühen.

Eine kleine, schmale in sich zusammengesunkene Patientin setzte sich Rücken an Rücken mit einer etwas größeren Mitpatientin und schob sie durch den ganzen Raum, auch gegen Widerstand der anderen. Diese Kraft hatten sie und alle anderen nicht in ihr vermutet. Die Freude über das gelungene Tun wurde gefolgt von schlechtem Gewissen („Ich darf doch nicht die andere so rumschieben“) und erinnerte sie daran, wie sie als Kind „rumgeschoben“ worden ist. Die erlebte Aggression als Kind hatte bei ihr zu einer zu starken Hemmung geführt.

Bei allen Angeboten, die mit Kraft zu tun haben, ist es notwendig, Regeln einzuführen, die ein Ausufern der Aggression verhindern. So gilt etwa die Stopp-Regel. Wenn ein Gruppenmitglied „Stopp“ sagt, so wird die Handlung abgebrochen. Nur dann ist kraftvolles Erproben möglich. Meist ist der Krafteinsatz durch den Raum begrenzt. Mit Socken auf einem Teppichboden lässt sich nicht bis zur Grenze der Kraft Tauziehen oder sich gegenseitig Wegschieben, die Füße rutschen vorher weg. Die Therapeutin muss die Gefahr von Verletzungen immer im Auge behalten.

Die Wiederentdeckung von „lustvoller Aggression“ in Sinne des Erlebens der eigenen Kraft und der Fähigkeit etwas zu bewirken, fördert die Selbstwirksamkeit und ist ein wirksames „Antidepressivum“. Alle aktivierenden Körpertherapien nutzen diesen Effekt des verbesserten körperlichen Selbsterlebens in der kraftvollen Bewegung.

Gelegentlich berichten Patientinnen über ihre Not mit einer aufsteigenden Wut, etwa in der Partnerschaft, die sich an Kleinigkeiten entzündet, dann aufsteigt und nicht mehr zu bremsen ist.

Alle Gruppenmitglieder gehen durch den Raum mit einem dicken Sitzkissen vor dem Bauch und werden zu „Begegnungen" aufgefordert. Es entsteht ein spielerisch-lustvoll-aggressives Gegeneinander Rempeln/Stoßen/Stupfen. Frau A stupst Frau B an, die nicht reagiert. Frau A verstärkt ihren Schwung, drückt immer mehr und Frau B reagiert weiterhin nicht. Jetzt merkt Frau A ihre Wut unbändig aufsteigen, wie des Öfteren zu Hause. Sie brechen die Übung an dieser Stelle ab. Frau B merkt ihr Problem, sich nur für andere, aber nicht für sich einsetzen zu können. Ihre Arme hingen herab. Frau A's Wut wurde durch dieses Gegenüber, das nicht reagiert, geschürt. Sie fand in der Einzelstunde einen biografischen Bezug. Als Baby war sie von der Mutter oft über lange Stunden alleine gelassen worden. Ihr fehlte ein Halt gebendes Gegenüber. Die Wut heute konnte sie so als die Verzweiflung und Wut des Babys verstehen, die sich in Situationen meldet, in denen eine Reaktion vom Gegenüber fehlt.

# 4 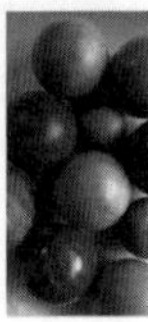 Der therapeutische Prozess

In den Kapiteln 3.9 und 3.10 habe ich spezifische Konzepte und Vorgehensweisen der Konzentrativen Bewegungstherapie erläutert. Um den Ablauf eines Therapieprozesses anschaulich zu machen, wird im Folgenden der prototypische Verlauf einer stationären Gruppentherapie geschildert. Ganz entsprechend ließe sich ein einzeltherapeutischer Prozess beschreiben, wie ihn etwa Gräff zusammen mit ihrer Patientin Maria L. dargestellt hat (2005).

Zur Beschreibung eines Gruppenprozesses gehört über den Hintergrund des spezifischen therapeutischen Konzepts der KBT hinaus, die Besonderheiten von Gruppen zu beachten. Deshalb stelle ich zunächst die Phasen eines Gruppenprozesses dar, sodann den Aufbau einer Gruppenstunde und gebe eine Übersicht über die konzeptuellen und methodischen Ebenen, die in jede Gruppenstunde einfließen und von der Therapeutin beachtet und gestaltet werden müssen.

## 4.1 Phasen des Gruppenprozesses

Der Gruppenprozess für klinische Gruppen lässt sich nach Hochgerner (1995) in einem vierstufigen Modell mit den Phasen Vertrauen, Regression, Progression und Abschied (Tab. 2) beschreiben. Da die klinischen Gruppen in der Regel halboffene Gruppen sind, kommen die Phasen der Gruppe nicht in der Reinform vor. Sie beziehen sich auch auf den Entwicklungsstand der einzelnen Patientin. In Anlehnung an Schreiber-Willnow (2012) werden die Phasen im einzelnen beschrieben.

**Tabelle 2:** Phasen des Gruppenprozesses in der KBT (nach Schreiber-Willnow 2012)

| Phase | Erfahrung | Thema |
|---|---|---|
| **Phase 1: Vertrauen** | Akzeptanz | Vertrauen in die Gruppe gewinnen |
| **Phase 2: Regression** | Arbeit an den „Problemen“ | Frühe Interaktionsmuster reinszenieren sich in der Gruppe |
| **Phase 3: Progression** | Korrigierende leibliche Erfahrungen | Verbesserte Gestaltung der sozialen Beziehungen in der Gruppe |
| **Phase 4: Abschied** | Verantwortung für das eigene Handeln | Gestaltung des Abschieds |

### Vertrauen (Phase 1)

Zu Beginn der Behandlung sorgt die Therapeutin für ein Gruppenklima, das den Gruppenmitgliedern ein Gefühl von Akzeptanz und Aufgehobenheit vermittelt. Die therapeutische Haltung ist in dieser Phase vor allem Halt gebend. Beziehungsaufnahmen werden gefördert. Die Patientinnen kommen mit ihren persönlichen Überzeugungen über Pathogenese und Bedeutung der Symptomatik, die sie in die Klinik führte, in die Gruppe. Sie brauchen in der Anfangsphase Verständnis für ihr Leiden und müssen Vertrauen in die Therapeutin und die Gruppe gewinnen.

### Regression (Phase 2)

In der Phase der Regression vertrauen sich die Patientinnen der Therapeutin und der Gruppe an, dabei idealisieren sie die Gruppenleiterin und geben ihr die Verantwortung. Es ist die Phase, in der über das leibliche Spüren frühere leibliche Zustände wiederbelebt und Phasen der Kindheitsentwicklung noch einmal „eingefühlt“ werden. Dieser Abschnitt ist gekennzeichnet durch Arbeit an den „Problemen“. Durch körpernahe Angebote werden beim Spüren des Körperschemas/Körperbildes negative Körperbesetzungen bewusst, oft eine schmerzliche Erfahrung unter großer affektiver Beteiligung: Wut auf das Missglückte, Trauer um Vergangenes prägen diese Phase des Gruppenprozesses. Die pathologische Verstrickung in frühe Interaktionsmuster wird sichtbar und spürbar, die Ursprungsfamilie reinszeniert sich in der Gruppe. Negative Körper-, Selbst- und Objektrepräsentanzen werden bewusst.

Diese Phase kann in eine Krise etwa in der Behandlungsmitte hineinführen, in der die nun bewusst gewordenen maladaptiven Beziehungsmuster im subjektiven Erleben als Verschlechterung wahrgenommen werden können. Die Schmerzen werden gefühlt, die negativen Affekte wahrgenommen, ohne dass sich die psychosomatische Symptomatik schon aufgelöst hätte.

Dies ist auch eine Phase, in der Körperwahrnehmung neu gelernt wird, in der die Trennung von Empfindung und Erinnerung geprobt wird, indem ein präzises Beschreiben der gerade erlebten Körperphänomene geübt wird. Die therapeutische Haltung ist jetzt geprägt von geduldigem Klarifizieren und konfrontierendem Nachfragen. Die Therapeutin bewegt sich im Spannungsfeld von Halt und Widerstand, sie ist Begleitung und Übertragungsfigur.

### Progression (Phase 3)

Nach der Krise schließt sich der Prozess des Aufbauens an, der davon gekennzeichnet ist, dass alte Lasten abgelegt und neues Verhalten gewagt wird. Es geht jetzt um die verbesserte Gestaltung der sozialen Beziehungen in der Gruppe und im Stationsalltag. Die Progressionsphase ermöglicht den Gruppenmitgliedern korrigierende Erfahrungen im Leiblichen mit sich selbst sowie neue interpersonelle Erfahrungen in der Gruppe.

Sie erproben Veränderungen in der Gestaltung ihrer Beziehung zu sich und zu den anderen. Das oft überstrenge Selbst-Ideal kann korrigiert und das Real-Selbst mehr akzeptiert werden. Angebote in dieser Phase fokussieren auf Begegnungen in der Gruppe, z. B. mit den Themen „Geben und Nehmen“, „Abgrenzen und Verbinden“ oder „Führen und Folgen“ (Kap. 4.4, Gruppenstunde 13, 14, 15).

### Abschied (Phase 4)

In der Phase des Abschieds wird die Trennung thematisiert und bearbeitet. In dieser Zeit kann die Symptomatik wieder auftauchen. Im Gruppenprozess geht es jetzt um Themen wie Trennung, Loslassen, Hergeben, Sich-wieder-Annähern und Verabschieden. Es werden Ambivalenzen erlebbar, aber auch aktive Gestaltungsprozesse erprobt, wie Wählen, Entscheiden oder das Übernehmen der Verantwortung für das eigene Handeln. Von besonderer Bedeutung für viele Gruppenmitglieder, deren Biografie durch frühe Trennungstraumata gekennzeichnet ist, ist jetzt die Gestaltung des Abschieds in einer verträglichen, z. T. rituellen Form. Sie können die Erfahrung machen, dass Abschied schmerzhaft ist, aber nicht traumatisch sein muss.

## 4.2 Aufbau einer Gruppenstunde

Jede Gruppenstunde hat eine Struktur, die Verbales und Nonverbales enthält. Die Stunde beginnt mit dem Eintritt in den Gruppenraum. Die Eingangsszene ist sehr unterschiedlich. Die Gruppe kann schon wild Ball spielen, oder alle liegen am Boden, in eine Decke eingerollt. Mit der Frage nach der aktuellen Befindlichkeit fordert die Therapeutin zum Verbalisieren auf. Es kann reihum gehen, oder nur Einzelne äußern sich. Aus dieser Eingangsszene und den sprachlichen Äußerungen entwickelt sich bei der Therapeutin eine Idee zu einem Bewegungsangebot, das verstanden wird als ihre (Bewegungs-)Deutung des Gruppengeschehens. Sie leitet das Angebot an und begleitet die Gruppe durch den Handlungsteil der Stunde. Dabei lässt sie sich von den Reaktionen und Handlungen der Gruppe führen, so wie auch sie die Gruppe führt. Dieser dialektische Prozess findet seinen Abschluss, indem sich die Gruppe zu einer Gesprächsrunde zusammensetzt und alle ihre Erfahrungen berichten und in unterschiedlicher Tiefe durcharbeiten.

Dabei ist das Gespräch häufig zunächst ein Dialog zwischen einem Gruppenmitglied und der Therapeutin. Mit wachsender Vertrautheit nimmt auch das Gruppengespräch untereinander mehr Raum ein. Hier ergänzen sich KBT- und verbale Gruppe: Das Üben des Gruppengesprächs in der verbalen Gruppe kommt der KBT zugute. Die Erfahrungen der Patientinnen aus den KBT-Angeboten geben inhaltliche Anstöße, die in der verbalen Gruppe vertieft werden.

Es ist auch möglich, dass im Gespräch ein weiteres Ausprobieren sinnvoll erscheint. Dann kann eine Einzelarbeit in der Gruppe folgen, in der ein Thema der Einzelnen in Bewegung umgesetzt wird. Entweder probieren die anderen die Bewegung oder Gebärde auch aus und können der Protagonistin so ihre Empfindungen und Gefühle mitteilen, oder sie geben einen schützenden Rahmen, in dem die eine ihr Thema bearbeitet. Die Gruppe gibt dann Feedback, wie sie sich und die Handelnde wahrgenommen hat.

Neben diesem prozessorientierten Zugang ist es auch möglich, themenzentriert zu arbeiten. Wenn eine Patientin z. B. einen aktuellen Konflikt in die Gruppe bringt, so kann die Therapeutin ein Bewegungsangebot entwickeln, dass zu diesem Konflikt passt.

Eine Patientin klagt: „Mein Mann hat seine feste Meinung, die ist betonfest, ich kann ihn nicht zu etwas anderem bewegen". Übersetzt in ein KBT-Angebot, könnte die Aufforderung lauten: „Tun Sie sich zu zweit zusammen. Eine/r steht fest wie Beton, der/die andere versucht, sie/ihn von der Stelle zu bewegen." In der Bewegung kann nun erprobt werden, welche Strategien welche Wirkung haben, und wie es sich dabei anfühlt. Von Hochheben und Wegtragen über vorsichtiges Schubsen bis zu verführerischem Locken kann das Spektrum der Bewegungseinfälle gehen. Im Rollentausch werden Empfindungen der anderen Seite spürbar. So kann die Patientin ihre Wirkung von ihrem aktuellen Gegenüber beschrieben bekommen, aber sich auch in die Rolle ihres Mannes einfühlen.

Ein vertieftes Verständnis für den Konflikt entsteht, und neue Handlungsmöglichkeiten werden durch die Gruppe vorgemacht. Ob die Therapeutin sich am Gruppenprozess orientiert und ein einzelnes Konfliktthema aufgreift, entscheidet sie akut aus der Kenntnis der Gruppe, aus ihrem körperlichen Gegenübertragungsgefühl und aus den Kenntnissen aus den Teambesprechungen.

## 4.3 Ebenen des KBT-Angebots

Die Auswahl der Themen bzw. der Angebote berücksichtigt viele Ebenen, die hier aufgelistet sind. In der ausführlichen Beschreibung eines Gruppenprozesses (Kap. 4.4) werden die verschiedenen Ebenen an Beispielen dargestellt und ausführlicher reflektiert.

1. Der Gruppenprozess: Zu Beginn der Therapie geht es zunächst darum, Vertrauen und Kontakt herzustellen, sich abgrenzen zu üben und die Gruppe kennenzulernen. In der Mitte können mehr regressive Angebote gemacht werden, die in frühe Körpererinnerungen führen. In der zweiten Gruppenhälfte werden die Erkenntnisse umgesetzt und neue Verhaltensweisen erprobt.
2. Die Bewegungsebene: gehen, stehen, sitzen oder liegen. Jede Bewegungsart bezieht sich entwicklungsgeschichtlich auf unterschiedliche Phasen und Konfliktmuster, wie es die Sprache mit ausdrückt.

Stehen lässt sich assoziieren mit durchstehen, verstehen, aufstehen, seinen Mann stehen. Sitzen ist symbolisch verbunden mit aussitzen, besitzen, einsetzen. Liegen hat mit ausruhen und schlafen zu tun, aber auch mit der ersten Lebensphase, wenn das Baby liegt und dann beginnt, umdrehen und sitzen zu lernen. Gehen, hüpfen, springen erlauben dem Menschen, sich im Raum zu bewegen.

3. Entwicklungspsychologisch kann die motorische und sensorische Entwicklung des Menschen nachvollzogen werden, und die phasentypischen Aufgaben und Hemmnisse können untersucht werden.
4. Das Spannungsniveau in der Gruppe kann variieren zwischen saft- und kraftlos oder übererregt, zwischen gleichgültig oder friedlich miteinander und zerstritten gegeneinander oder abweisend gegen Gruppe und Therapeutin.
5. Das Aktivitätsniveau kann hoch oder niedrig sein. Entsprechende Angebote können dem folgen oder ins Gegenteil führen. Einer schläfrigen Gruppe tut es gelegentlich gut, der Schläfrigkeit zu folgen und ein ruhiges Spürangebot am Boden zu machen. Manchmal braucht sie aber einen Anstoß zum Aufwachen, z.B. ein Ballspiel, das den Tonus erhöht und munter macht.
6. Angebote zur Selbsterkundung und Paar- oder Gruppenangebote wechseln sich ab.
7. Elementare Körperwahrnehmung oder Angebote mit Gegenständen wechseln sich ab.
8. Deutlich strukturierte Angebote werden eher bei Gruppen mit Patientinnen mit strukturellen Schwächen durchgeführt. Je mehr strukturelle Stärke da ist, umso freier kann das Angebot sein.
9. Je nach dem Krankheitsbild der Patientinnen müssen spezifische Gegebenheiten berücksichtigt werden (Kap. 4.5). Insbesondere bei traumatisierten Patienten ist die Gefahr einer Retraumatisierung zu bedenken.

## 4.4 Fallbeispiel: Ablauf einer KBT-Gruppe

Anhand einer prototypischen Gruppe von acht Patientinnen und Patienten einer psychosomatisch/psychotherapeutischen Klinik mit unterschiedlichen psychosomatischen Erkrankungen wird der therapeutischen Gruppenprozess der KBT erläutert. Mittels jeweils einer Gruppenstunde wird ein zentrales Thema der KBT praktisch vorgestellt und theoretisch untermauert.

Diese prototypische Gruppe fasst meine Erfahrungen aus mehr als 25 Jahren klinischer Arbeit zusammen. Es ist eine fiktive Gruppe. Aus didaktischen Gründen wird eine geschlossene Gruppe dargestellt, während der klinische Alltag halboffene Gruppen vorsieht. Auch die Patientinnen und Patienten sind fiktive Stellvertreter für die mehr als zweitausend Patientinnen und Patienten, denen ich meinen Erfahrungsschatz verdanke. Wenn sich jemand darin wiedererkennen sollte, so ist dies unbeabsichtigt und nicht gemeint.

## Die Gruppe

Fünf Patientinnen und drei Patienten wurden zur stationären Psychotherapie in eine psychosomatische Klinik aufgenommen. Diese Gruppe ist für zehn Wochen in der Klinik und wird dort im integrativen tiefenpsychologischen Setting behandelt. Sie erhält wöchentlich zwei Doppelstunden verbale Gruppentherapie und zwei Doppelstunden KBT sowie regelmäßige Einzelstunden und Bezugspflege. Ihr Behandlungsprozess in der KBT-Gruppe wird im Folgenden beschrieben.

1. Anna Rothe, 39 Jahre, eine depressive Hausfrau mit heftigem Ehekonfikt, Gattin eines vielbeschäftigten Managers, ein 9-jähriger Sohn.
2. Barbara Hinrich, 36 Jahre, wirkt grimmig und abweisend auf Hilfsangebote, Buchhändlerin mit Abitur auf dem zweiten Bildungsweg, nun nach 15 Semestern Studium hat sie Examensängste entwickelt, nach dem frühen Tod der alleinerziehenden Mutter bei Verwandten aufgewachsen.
3. Cilly Langer, 35 Jahre, gerät immer wieder an Partner, die ihr nicht gut tun, die sie schlagen, sie trennt sich schnell, kehrt dann aber sehnsüchtig wieder zurück, emotional instabil. Sie war nach der letzten Trennung zusammengebrochen.
4. Dora Sommer, 55 Jahre, hat Schmerzen am ganzen Körper, war Lehrerin im Heimatland, sie kam als Spätaussiedlerin mit dem Mann und Kindern nach Deutschland. Hier hat sie zunächst nur Putzstellen gefunden, später eine Stelle als Sachbearbeiterin, ihr Mann hat ein Alkoholproblem.
5. Estrella Lucca, 52 Jahre, geschieden, zwei Kinder, aus Portugal stammend, Fabrikarbeiterin, psychogene Gangstörungen: Sie kann nicht laufen.
6. Frank Zander, 39 Jahre, mit etwas schlurfenden Gang, wohnt im Haus mit der Mutter, ein depressiver Ingenieur, hat bei der Arbeit immer wieder Streit mit Kollegen.

7. Gunnar Steimer, 25 Jahre, ein Informatikstudent, schlief in den Vorlesungen ein, weil er die Nächte im Internet in seiner Bude durchwachte. Er schaffte dann die Klausuren nicht mehr. Er hat soziale Ängste, hat noch nie eine Partnerschaft gehabt. Übers Internet wurde er auf die Klinik aufmerksam.
8. Hermann Bödefeld, 59 Jahre, immer erfolgreicher Manager, fühlt sich nach einer Umstellung in der Firma mit jungen Chefs aufs Abstellgleis geschoben, schläft nicht mehr, hat Konzentrationsstörungen, Bluthochdruck, fühlt sich ausgebrannt.

## Gruppenstunden

1. Stunde: Sich einen sicheren Raum schaffen.

Eine KBT-Gruppe beginnt wie andere Therapiegruppen auch mit einer Phase des Kennenlernens und Vertrauen Gewinnens. In der Klinik kennen sich die Patientinnen und Patienten erst kurz von der Station, sie haben schon eine Gesprächsgruppe zusammen gehabt, aber die KBT als Methode und der Gruppenraum sind neu für alle. Die Therapeutin haben sie in einem Vorgespräch kennengelernt. In der ersten Gruppenstunde zeigt sich häufig das Kernthema der Patientinnen szenisch in ihrer jeweiligen Art, mit dem KBT-Angebot umzugehen. Ähnlich wie Argelander (1979) es für das analytische Erstgespräch beschrieben hat, inszeniert sich der Behandlungsfokus in der Anfangssituation.

Der Raum ist ein großer freundlicher Raum mit Teppichboden ohne Stühle, an einer Wand stehen Regale mit Materialien, viele Sitzkissen liegen in einer Ecke. Exemplarisch für die therapeutische Aufgabe, sich mit Unbekanntem (inter- oder intrapsychisch) zu konfrontieren, beginnt die KBT mit der äußeren Erkundung des Unbekannten. Um es nicht zu beängstigend werden zu lassen, sind zunächst noch nicht die Gruppenmitglieder Gegenstand der Erkundung, sondern das Äußere, der Raum mit seiner Einrichtung. So beginnt über eine Einladung zum ersten Bewegen, Handeln und Erkunden im Raum der therapeutische Prozess, sich auf Unbekanntes einzulassen, spielerisch oder ernsthaft, der „Erlebnisraum“ wird eröffnet. In der anschließenden Reflexion wird zum symbolischen Verständnis des Erlebten angeregt.

**Angebot:** „Grenzen Sie sich hier im Raum einen eigenen Raum, ein Zimmer ab und richten ihn so ein, dass es sich für Sie gut und sicher anfühlt. … Finden Sie in dem Raum eine gute Haltung für sich, … spüren Sie den Körper

in dieser Haltung, ... vergleichen Sie die Empfindung mit ihrem realen Zuhause."
**Die Gruppe:** Die Gruppenmitglieder stehen zunächst etwas ratlos im Gruppenraum, schauen sich um, sehen die Materialien: Decken, Stäbe, Seile, Sitzkissen, Schaumstoffwürfel, Kugeln, Bälle, Steine und vieles mehr. Frau Langer beginnt, greift sich ein langes Seil, legt einen Kreis damit mitten in den Raum und versucht, es sich in dem Kreis mit Kissen und Decken gemütlich zu machen. Herr Zander regt sich auf, dass sie sich so breit macht.
Inzwischen gestalten die übrigen Gruppenmitglieder für sich ihre Räume mit der Wand im Rücken und Abstand zwischen sich und dem Nächsten, bis schließlich Herrn Zander auffällt, dass für ihn kein Platz mehr übrig ist. Verunsichert schaut er sich um, zwei andere machen ihm Platz. Er setzt sich einfach auf den Boden, ohne irgendwelche Gegenstände zu wählen. Alle spüren nun auf Anregung der Therapeutin, wie es ihnen körperlich und gefühlsmäßig in ihrem Raum geht, wie sich der Raum im Vergleich zum eigenen Zuhause anfühlt, und auch, wie ihr Raum im Vergleich zu denen der anderen Gruppenmitglieder aussieht.
**Gruppengespräch:** Frau Langer merkt, dass sie, wie immer, ganz schnell gehandelt hat und dann erst feststellt, dass es ihr nicht gut tut. Sie hat keine Möglichkeit, sich anzulehnen, ihre Haltung ist unbequem, und andere Gruppenmitglieder im Rücken zu haben, ist ihr unangenehm. Ich schlage ihr vor einen besseren Platz zu suchen, aber das kann sie sich (jetzt noch) nicht vorstellen.
Herr Zander ist überrascht, dass er sich in einer fremden Gruppe gleich so aufregt, zu Hause sei er immer ganz zurückhaltend. Er entdeckt, dass er es für alle gleich und gerecht haben möchte, sich aber dabei vergisst und zu kurz kommt.

**Reflexion:** Der Beginn einer Gruppe ist für die meisten Patientinnen angstbesetzt. Unbekanntes kommt auf sie zu, sie wollen etwas für sich verändern oder wollen, dass ihre Beschwerden weggehen und können sich schlecht vorstellen, dass eine Gruppe dabei hilft. In dieser ersten Stunde hat die Therapeutin ein Angebot gemacht, das einerseits auf Sicherheit zielt (sich einen sicheren Ort schaffen), andererseits zum Handeln führt, etwas zu gestalten, was man im Alltag nicht so macht. Jedes Gruppenmitglied lässt sich auf seine Weise auf dieses Angebot ein und gestaltet seinen „sicheren Ort“. Einzelne entdecken dann im Gespräch über das Erlebte, dass sie hier genauso gehandelt haben, wie auch immer zu Hause und in dieselben Konflikte geraten sind.

Frau Langer kennt von sich, dass sie immer ganz schnell zupackt, um bloß nicht von anderen bestimmt zu werden, sich damit aber leicht deren

Ärger zuzieht. Ihre eigene Körperwahrnehmung und ihre zugrunde liegenden Bedürfnisse übergeht sie dabei. So taucht hier in der ersten KBT-Stunde ihr Beziehungskonfliktthema auf, das für sie zu einem Fokus für die Behandlung wird.

Herr Zander, der allein mit seiner raumgreifenden Mutter lebt und für sie die sorgende Rolle übernommen hat, fühlt in der Gruppe seinen Ärger, der aus ihm herausplatzt. Erste Hypothese zu seinem Beziehungskonflikt ist, dass er in Frau Langer etwas von seiner Mutter erlebt hat und in dieser Projektion seinen sonst zurückgehaltenen Ärger ausdrückt.

### 2. Stunde: Aus dem depressiven Gedankenkreisen herauskommen

Die Angebote sind prozessorientiert, d. h. die Therapeutin entwickelt aus den Erfahrungen und Reflexionen der letzten Stunde sowie der Ausgangssituation in der aktuellen Stunde und ihrem (körperlichen) Gegenübertragungserleben das neue Angebot. Gleichzeitig sind die Gruppenphase und die Gruppendynamik zu beachten. In der Anfangsphase steht das Kennenlernen und Vertrauen gewinnen im Vordergrund, gleichzeitig soll auch die akute Wirkung der Bewegung in einer körperlichen Belebung spürbar werden.

Zu Beginn der zweiten Stunde wirkt die Gruppe zäh, verschlossen und abwartend. Die Therapeutin spürt bei sich die Sorge, sie in der ersten Stunde überfordert zu haben. Haben sie Angst bekommen, was alles in der Stunde sichtbar werden kann? In dieser Situation ist ein aktivierendes, belebendes Angebot mit Bällen indiziert, um die Stimmung im Hier und Jetzt zu verändern.

Das Ballspiel dient verschiedenen Themen. Es erfordert zunächst und dringend, präsent zu sein im Hier und Jetzt. Ein Ball, der auf mich zugeflogen kommt, erfordert eine unmittelbare Reaktion ohne langes Nachdenken oder Grübeln. In dem Wurf können verschiedene Gefühle ausgedrückt werden: In Sorge, den anderen nicht zu verletzten, wird vorsichtig oder aus Ärger über den anderen kraftvoll-aggressiv geworfen. Der Ball überbrückt den Abstand zu den anderen, die Gruppe kommt in Kontakt, ohne gleich in körperliche Nähe zu kommen.

**Angebot:** „Wählen Sie sich einen Gymnastikball aus. Es gibt verschiedene Farben und Härten. … Machen Sie sich zunächst mit dem Ball vertraut, werfen und fangen ihn, prellen ihn auf den Boden oder an die Wand. … Spielen Sie sich dann zu zweit die Bälle zu, erproben Sie verschiedene Arten zu werfen und zu fangen. … Wechseln Sie den Partner. … Stellen Sie sich alle in einen großen Kreis und spielen sich einen Ball zu, jeweils nachdem Sie den Namen des Angespielten gerufen haben. ... Nutzen Sie nach und nach zwei, drei und vier Bälle." Nach Abschluss des Ballspiels folgt eine Phase des Ausruhens und Nachspürens.

**Die Gruppe:** Alle beginnen zögerlich, zu zweit kommen Frau Langer und Herr Zander in ein kraftvolles Miteinander. Irgendwann trifft ein Ball Frau Langer am Bauch, es schmerzt. Herr Zander ist erschrocken, verlegen und zieht sich wieder ganz zurück. Herr Bödefeld und Frau Rothe sind nach einigen Würfen gelangweilt, was nun weiter tun? Frau Sommer und Frau Lucca sind zunächst sehr vorsichtig, werden im Zuspielen immer lebhafter und lachend erproben sie immer kräftigere Würfe. Herr Steimer und Frau Hinrich haben es schwer miteinander, sie werfen die Bälle so vorsichtig und unsicher, dass der andere sie kaum fangen kann. Im Kreis mit der ganzen Gruppe sind nach und nach alle präsent, werfen und fangen, die Gruppe merkt, das Frau Lucca vorsichtiger angespielt werden muss, dass Herr Bödefeld kräftige Bälle gut parieren kann. Es wird viel gelacht, die Zurückhaltung vom Anfang der Stunde ist gelöst.

**Gruppengespräch:** Im Gespräch über die Erfahrungen wird deutlich, dass Bälle ein Medium sind, das Kontakt herstellt, ohne zu nahe zu kommen, das Aufmerksamkeit fordert, damit man vom Ball nicht getroffen wird, und das mit jedem gelungenen Wurf oder Fang Freude auslöst. Frau Rothe und Herr Bödefeld waren anfangs skeptisch und ablehnend gegenüber dem als „kindisch" erlebten Spiel und hatten sich gegenseitig darin bestärkt. Mit dem kraftvollen Werfen und Parieren von Bällen in der großen Runde hat Herr Bödefeld an seine alten (beruflichen) Stärken anknüpfen können und die Freude am konkurrierenden Spiel erlebt. Er erinnert sich, wie er früher als Handballer ganz erfolgreich war. Frau Lucca ist unsicher auf den Beinen, sie möchte wieder laufen, aber Kraft und Dynamik sind noch sehr unkoordiniert. Sie erlebte, dass sie in der Konzentration auf die Bälle ihre Beschwerden für eine Zeitlang vergessen konnte.

**Reflexion:** Das Ballspiel wirkt auf verschiedenen Ebenen: auf der körperlichen Ebene ist gefordert, zuzugreifen, wenn ein Ball kommt, und ihn in passender Stärke und Richtung zu werfen. Fangen und Werfen sind elementare menschliche Formen, die Hände als Werkzeug zu nutzen. Sie sind bezogen auf ein Gegenüber, womit eine zweite Ebene angesprochen ist. Der Ballwurf schafft einen Kontakt zum Gegenüber, der gelingen kann, wenn beide wach, präsent und bereit sind, sich in ihren Bewegungen aufeinander einzulassen und so eine nonverbale Kommunikation zu beginnen.

Aber auch das Nichtgelingen kann sichtbar machen, welche kommunikative Schwierigkeit zwischen beiden besteht. Zu zweit, aber auch in der Gruppe, lassen sich Abstimmungsprozesse beobachten, wie etwa die Kraft des Wurfes modifiziert wird, je nach Fähigkeit des Gegenübers. Im sportlichen Ballspiel gibt es als dritte Ebene das Spielziel, also werfen, um zu gewinnen, während im Ballspiel hier der Beziehungsaspekt im Vordergrund steht.

Der Ball bewährt sich immer wieder als ein starkes Medium, das hohen Aufforderungscharakter hat, dem man sich kaum entziehen kann. So kommt als vierte Ebene der Einfluss des Spiels auf die Stimmung hinzu. Die meisten Patientinnen lassen sich vom Ball zumindest für die Zeit des Spiels aus einer depressiven oder antriebslosen Stimmung und aus Gedankenkreisen herausholen. Der gelungene Wurf lässt sich als eine Form von lustvoller Aggression bezeichnen. Aggression hier verstanden im Sinne des ad gredi (auf jemanden zu gehen), die im depressiven Modus gehemmt oder nach innen gewandt ist. Über den Wurf wird der andere angepeilt, getroffen, gemeint. Das erfolgreiche Fangen eines Balles, insbesondere wenn er scharf gespielt ist, stellt ein Erfolgserlebnis dar, das belebt und Selbstwert aufbaut.

Im Spiel ist es auch erlaubt, Grenzen auszuloten, den anderen herauszufordern oder zu locken. Also läuft auch eine symbolische Ebene mit, auf welcher der Ballwurf mehr Bedeutung bekommen kann, wie etwa ein (unbewusster) Wunsch nach Kontakt, nach gesehen werden, mitspielen wollen oder sich durchsetzen, den anderen treffen, fertigmachen oder ausschalten wollen. Im Ballspiel werden Beziehungsmuster sichtbar, die im Gespräch auf die aktuellen und auf frühere Beziehungen hin untersucht werden können.

Schließlich gibt es noch die fünfte Ebene der korrigierenden emotionalen Erfahrung. Für Menschen, die etwa Schläge in der Kindheit erlebt haben, und damals keine Möglichkeit hatten, sich dagegen zu schützen oder zu wehren, kann der Ball Erinnerungen an die Wucht, die damals auf sie zukam, auslösen. Aber sie können hier merken, dass sie den Ball fangen können, statt von ihm getroffen zu werden, dass sie zurückwerfen oder „Stopp“ sagen und aussteigen können, wenn es zu viel ist. Sie können sich als selbstwirksam erleben.

## 3. Stunde: Selbstwahrnehmung – Fremdwahrnehmung

In der heutigen Stunde wird es um Selbst- und Fremdwahrnehmung in Bewegung gehen. Dazu ist zunächst ein guter Bodenkontakt wichtig. Es verschafft Sicherheit, den Boden und den Halt, den der Boden gibt, zu spüren. Die Stabilität, die Festigkeit des Bodens ist hier ganz real gemeint, spricht aber auch den symbolischen „sicheren Grund“ an. In einem zweiten therapeutischen Schritt kann ein Kontakt mit den anderen Gruppenmitgliedern aufgebaut werden und die eigene Wahrnehmung mit der der anderen Gruppenmitglieder verglichen werden. Das ermöglicht eine leibhaftige Rückmeldung und den Beginn einer Gruppeninteraktion.

Mehrere Gruppenmitglieder berichten als Rückmeldung zur letzten Stunde, dass sie zwar in der Stunde aus dem Gedankenkreisen herausgekommen seien, dass dies aber nicht lange angehalten habe. Ihre Hoffnung auf sofortige dauerhafte Erleichterung war zunächst enttäuscht worden. Aber die Erfahrung, dass es zumindest kurzzeitig möglich ist, gab Ermutigung.

**Angebot:** „Gehen Sie achtsam durch den Raum. Richten Sie die Aufmerksamkeit auf den Boden. Was spüren die Füße vom Boden? Wie fühlen sich die verschieden Körperteile an? ... Wie ist die eigene Haltung beim Gehen, aufgerichtet oder zusammengesackt, offen oder verschlossen? ... Welche Stimmung ist spürbar? Erproben Sie nun verschiedene Haltungen und Gangarten: ganz aufrecht und überstreckt oder ganz zusammengesunken mit Blick zum Boden.“

Die Gruppenmitglieder entdecken, dass sich mit der Haltung die Stimmung verändern kann. „Ein neuer Versuch: Ein Gruppenmitglied wählt eine Gangart und die anderen machen sie nach.“ Heiterkeit begleitet das Erproben.

**Die Gruppe und Gruppengespräch:** Frau Langer beginnt und rennt mit großen Schritten los. Die anderen spiegeln ihr ihre Erfahrungen: „Ich komme außer Atem bei diesem Tempo.“ „Ich sehe gar nicht, wer mir entgegenkommt.“ Frau Langer erschrickt bei diesen Rückmeldungen und verschließt sich getroffen, beleidigt. Als dann Herr Bödefeld sehr aufrecht mit geschwellter Brust und männlichem Schritt losgeht, kommen die anderen ins Lachen: „Wie ein Gockel“, meint Frau Langer, aber andere auch: „Das könnte ich nicht, mir so viel Raum nehmen.“ „Das tut gut, so über alle zu schauen.“

Frau Lucca geht mit unsicheren Beinen los. Sie hat ihren Rollator vor der Tür stehen lassen und schlurft nun mühsam durch den Raum. Die Gruppe spürt im Mitvollziehen der Bewegung mit Betroffenheit die große Anstrengung, mit der bei dieser Gangart jedes Bein nach vorn geschleppt wird. Frau Lucca erinnert sich an die Rolle der Frau in ihrem Heimatland, „Lastesel, immer zwei Schritte hinter dem Mann“. Das wolle sie nicht mehr. In der Gesprächsrunde beginnt sie, ihre Lebensgeschichte als Migrantin zu erzählen.

Herr Steimer geht an der Wand entlang, mit kleinen Schritten, den Kopf gesenkt, abgewandt vom Raum und hört nach vier Metern schon wieder auf. Als die Gruppe ihm das teils in überzogener Weise spiegelt, erstarrt er. Er wirkt beschämt, so dass die Therapeutin schützend interveniert. Er wirft ihr einen erleichterten Blick zu und verschließt sich dann wieder und verstummt.

**Reflexion:** Durch die Fokussierung der Aufmerksamkeit auf die eigene Bewegung wird ein Wahrnehmungsprozess in Gang gesetzt, in dem alltägliches, nicht bewusstes Tun beachtet wird. Die Bewegungsmuster, die im Laufe der Lebensgeschichte entstanden sind, sind verleiblichte Erfahrungen, Vorbilder, Gewohnheiten und Beziehungsmuster. Durch die eigene und die gespiegelte Fremdwahrnehmung können ich-syntone Muster bewusst und hinterfragt werden.

Etwa Herr Bödefeld, der sich erinnert, dass er für seine Mutter immer der große, starke Junge sein musste, auch wenn er eigentlich ängstlich war. So hat er gelernt, seine Angst mit überstrecktem Körper und angehaltenem Atem zu unterdrücken. Er wird nachdenklich, während er das erzählt und gibt der Therapeutin am Schluss seine Beurteilung mit auf den Weg: „Gut gemacht heute". So konnte er seine Topposition wieder einnehmen, nachdem er sich hat anrühren lassen.

Die Spiegelung der Gruppe, wenn sie in einer wohlwollenden Art geschieht, eröffnet Erkenntnisräume, die in der therapeutischen Dyade schwerer zu erreichen sind. Gleichzeitig ermöglicht sie die Entwicklung einer körperlichen Einfühlung und Empathie mit anderen, die bei manchen Patienten verschüttet ist.

Sich anderen so zu zeigen, ist für manche Patienten auch sehr schambesetzt. Herr Steimer fühlte sich ausgelacht, karikiert, beschämt. Er will nicht darüber sprechen und verstummt für den Rest der Stunde. Für ihn war das Angebot sehr konfrontierend, seine sozialen Ängste wurden in der Gruppe aktualisiert. Andererseits erlebte die Therapeutin seinen Blick als dankbar für die Rettung und die positive Kontaktaufnahme.

Hier wird sichtbar, wie ein einfaches Bewegungsangebot vielschichtig aufgenommen werden und alte Muster, unbewusste Konflikte oder strukturelle Schwächen aufdecken kann.

### 4. Stunde: In das Unbekannte hineingehen

Der nächste Schritt in unbekannte Seelenlandschaften knüpft an der vorangegangenen Stunde an. Eine Wiederholung eines Angebotsteils festigt das Gelernte, eine neue Erfahrung kann sich daraus entwickeln.

**Angebot:** „Gehen Sie durch den Raum, spüren Sie ihre Befindlichkeit. Nehmen Sie ihren Körper wahr. ... Schließen Sie nun die Augen und gehen Sie weiter." Mit dieser kleinen Veränderung geschieht viel. Einzelne bleiben zunächst stehen, trauen sich nicht weiter, andere gehen im gleichen Tempo weiter, die Arme werden ausgestreckt als Tasthilfe, es wird still im Raum.

„Nutzen Sie alle Sinne (außer den Augen), um sich im Raum zu orientieren. Was hören Sie? Was spüren Sie unter den Füßen? Was tasten Sie? Was riechen Sie?"

**Die Gruppe:** Herr Steimer geht an der Wand entlang, angestrengt darauf bedacht, niemandem zu begegnen. Er bleibt stehen, wenn er jemanden kommen hört. Frau Hinrich bleibt in einer Ecke stehen, öffnet bald wieder die Augen, schaut die Therapeutin verärgert an. Frau Rothe geht mitten durch den Raum, ist erleichtert, wenn sie jemanden trifft und eine kurze Berührung geschieht.

„Gehen Sie weiter mit geschlossenen Augen und gehen Sie mit dem Nächsten, dem sie begegnen, ein Stück des Wegs gemeinsam."

Frau Rothe trifft Herrn Steimer, nimmt ihn an der Hand und beide gehen mit zunehmender Sicherheit zusammen weiter. Frau Hinrich bleibt allein stehen. Frau Sommer und Frau Lucca finden sich, Herr Zander und Herr Bödefeld ebenso. Frau Langer bleibt übrig und wird immer unruhiger, schließt sich dann als dritte an Herrn Zander und Herrn Bödefeld an.

„Trennen Sie sich nun voneinander, gehen eine Weile wieder alleine und suchen sich noch mal einen anderen zum Zusammengehen. ... Zum Abschluss dieser Erfahrung tun Sie sich mit allen zusammen und gehen weiter. Bleiben Sie schließlich in der Raummitte stehen und öffnen die Augen." Mit Heiterkeit wird mein Vorschlag aufgegriffen, sogar Frau Hinrich wird einbezogen. Überraschung, Erleichterung, ein Spannung lösendes tiefes Ausatmen beendet die Bewegungserkundung.

**Gruppengespräch:** Frau Rothe berichtet, wie verloren sie sich alleine im Raum mit geschlossenen Augen gefühlt habe, als ob sie völlig allein auf der Welt sei; Herzklopfen und Unwohlsein können wir als körperliche Symptome ihrer Angst verstehen. Sie war so erleichtert, als sie Herrn Steimer gefunden hatte, der wiederum seine Angst vor jeder Begegnung gespürt hat und sie jetzt benennen kann. Für ihn war es eine ganz neue Erfahrung, in Kontakt zu kommen, an die Hand genommen zu werden, die ihm nach dem ersten Schreck sogar zu gefallen beginnt. Es macht ihn verlegen, das auszusprechen und dann auch noch positive Rückmeldung von Frau Rothe zu bekommen.

Frau Hinrich schimpft mit der Therapeutin über die Zumutung des Angebots. Nähe zu einer Person könne sie gar nicht ertragen und die Augen schließen, wenn andere da sind, sei eine zu große Gefahr. Sie ist selbst überrascht, dass sie sich trotzdem auf ihre Weise, mit offenen Augen, auf die ganze Gruppe einlassen und für eine kurze Zeit mit dabei sein konnte.

**Reflexion:** Von allen Sinnen, die uns Orientierung in der Welt geben, ist der Sehsinn heutzutage der stärkste: Wir leben in einer optischen Welt, Bilder bestimmen stark den Alltag. Das Sehen ist ein Sinn der Ferne, er erlaubt von weitem die Lage einzuschätzen. Darin gleicht er dem Hören, während Riechen, Schmecken und Tasten Sinne der Nähe sind. Das Angebot, mit geschlossenen Augen in der Gruppe zu gehen und den Raum zu erkunden, stellt für die meisten Menschen zunächst eine Verunsicherung dar. Sie geben damit gewohnte eigene Kontrolle auf und lassen sich auf Ungewohntes ein. Auf diesem Weg können sich dann in der Therapie unbewusste alte Muster zeigen und Ängste sichtbar werden. Handelnd tauchen Körpersensationen auf, die als Gefühlsanteile verstanden werden können. So wurde etwa Frau Rothe, die sich von ihrem Mann trennen möchte, hier bewusst, dass sie es alleine gar nicht aushält und den anderen braucht, um sich sicher zu fühlen.

Auch Frau Hinrich fehlt eine Grundsicherheit in ihrem Leben, deshalb ist für sie eine zusätzliche Verunsicherung zu viel Belastung. Aber sie hält sich lieber von anderen fern. Sie hat für sich gesorgt, indem sie die Augen offen gelassen hat. So bietet das Angebot einen Weg an, auf dem dysfunktionale Muster handelnd erlebt und benannt werden können. Gleichzeitig lässt sich Selbstfürsorge üben. Ein Nicht-Mitmachen kann auch als Ressource verstanden und positiv konnotiert werden. Es gibt kein „richtig oder falsch“ im Erproben, sondern jede macht es auf ihre Weise, so wie es jetzt gerade möglich ist. Die Achtung vor den im Leben erworbenen Bewältigungsmechanismen ist Grundlage für eine vertrauensvolle Zusammenarbeit. Die Balance zwischen Problem- und Ressourcenorientierung ist in jedem Angebot auszutarieren.

### 5. Stunde: Rückhalt an der Wand

Körperliche Sicherheit zu gewinnen, ist ein Ziel der therapeutischen Arbeit. Eine gute Balance zwischen der Konfrontation mit Unbekanntem und dem Wahrnehmen der eigenen Ressourcen ist für den Gruppenprozess elementar. Nach der Verunsicherung durch das Gehen mit geschlossenen Augen, ist deshalb erst einmal wieder der sichere Pol zu beachten. Dafür eignet sich die Wand als realer fester Rückhalt und symbolischer (mütterlicher) Halt, der mit dem eigenen Körper im Stehen erkundet werden kann.

Frau Lucca kann heute kaum laufen, die Beine versagen ihr, sie setzt sich sofort und berichtet von einem Gespräch mit ihrer erwachsenen Tochter, die nicht bereit sei, sie zu versorgen, wenn sie aus der Klinik nach Hause komme. Sie ist sehr enttäuscht, dass die Tochter sich für den modernen

„mitteleuropäischen“ Weg der Individuation entscheidet, statt im traditionellen „südeuropäischen“ familienbetonten Sinne für die Mutter da zu sein. Ihre Gehschwäche heute könnte eine symbolische körperliche Reaktion auf diese Abweisung durch die Tochter sein. Sie merkt überrascht ihre Erleichterung, nachdem sie ihren Ärger und ihren Kummer ausgesprochen hat.

**Angebot:** „Wählen Sie sich stehend einen Platz an der Wand und legen Sie einen Tennisball in den Rücken zwischen sich und die Wand. Erkunden Sie den Rücken mit dem Tennisball durch leichte Bewegungen nach rechts und links, nach unten und oben.“
**Die Gruppe:** Die Gruppe lässt sich darauf auf ganz unterschiedliche Weise ein: Frau Lucca im Sitzen, die Übrigen im Stehen, manche mit geschlossenen Augen, ganz versunken, manche mit offenen Augen, stöhnend bei der Begegnung mit schmerzenden Stellen im Rücken.
„Lassen Sie an einer schmerzenden Stelle den Ball ruhen und schicken den Atem zu der Stelle. So kann sich ein verspannter Muskel lösen und der Schmerz nachlassen.“ Frau Langer merkt, dass sie immer gerade die Schmerzpunkte ganz kräftig bearbeitet, nicht fürsorglich mit sich ist. Frau Sommer genießt den sanften Druck des Balles, der ihr völlig unerwartet gegen ihre Schmerzen hilft. Herr Steimer hat sich so noch nie mit seinem Körper beschäftigt, er wundert sich, dass ihm das Abrollen gut tut. Herr Bödefeld ist überrascht, dass so eine kleine Sache ihm wohl tut. Er bewegt sich kraftvoll mit dem Tennisball im Rücken und fühlt sich richtig erfrischt hinterher.
Im zweiten Teil des Angebots wird auf die Wand im Rücken fokussiert: „Richten Sie die Aufmerksamkeit auf die Wand im Rücken. … Spüren Sie den Kontakt über den Ball. … Entfernen Sie dann den Ball und lehnen sich mit dem ganzen Rücken an. … Was verändert sich? … Wie fühlt sich das an im Rücken?“
Für Frau Rothe und Frau Sommer ist es eine Erleichterung, sich endlich richtig anlehnen zu können. Frau Hinrich dagegen fühlt sich bedrängt von der Wand, wie festgenagelt. Herr Bödefeld fühlt sich an die Wand gedrängt, als ob jemand vor ihm steht und er nicht mehr ausweichen kann.
Im nächsten Schritt regt die Therapeutin an, sich von der Wand zu lösen und auf den eigenen Füßen zu stehen und sich wieder anzulehnen. Mehrfach wechseln die Gruppenmitglieder von der Wand zum freien Stehen und beenden die Erkundung mit der Position, die sich stimmiger anfühlt.
Frau Rothe sackt zu Boden, das Stehen war ihr viel zu anstrengend, Frau Sommer hat einen guten Halt an der Wand gefunden. Frau Hinrich macht einen Schritt weg von der Wand, steht für sich, wirkt aber dabei sehr traurig und allein.

Herr Bödefeld steht auf eigenen Füßen, weg von der Wand, sehr aufgerichtet.
**Gruppengespräch:** Frau Lucca ärgert sich, dass ich nicht auf sie Rücksicht genommen habe, aber die Übung im Sitzen hat ihr gezeigt, dass sie auf ihre Weise dabei sein und mitmachen kann, ihre Rückenschmerzen sind zurückgegangen.
Frau Rothe merkt ihre eigenen hohen Leistungsansprüche an sich, sie möchte alles gut und richtig machen und verliert sich dabei. Ihre Lösung, sich zu setzen, obwohl Stehen angesagt war, ist ein erster Schritt auf dem Weg, die eigenen Impulse ernst zu nehmen und sich nicht zu überfordern.
Frau Sommer konnte die Rückenbehandlung genießen, ihre Schmerzen ließen nach und sie fühlt sich belebt. Sie hat in ihrem Leben zunächst als Kind in Sibirien als vertriebene Wolgadeutsche und später in Deutschland als Aussiedlerin immer schwer arbeiten müssen, der Körper sagt mit seinem Schmerz: „Ich kann nicht mehr". Und hier erlebt sie, dass sie für sich sorgen darf. Sie weint Tränen der Trauer um das nicht gelebte Leben und Tränen der Erleichterung, dass diese harten Zeiten jetzt vorbei sind.
Herr Bödefeld erinnert sich an berufliche Konflikte, in denen er sich vom neuen jungen Chef in seiner Kompetenz nicht geachtet und bedrängt fühlte. Er sucht direkt nach Lösungen: Wie könnte er sich aus dieser Klemme befreien?
Die Therapeutin schlägt ihm vor, diese Klemme in der Bewegung auszuprobieren. Er wählt Herrn Zander als Stellvertreter für seinen Chef. Er stellt sich noch mal so an die Wand wie vorhin und Herr Zander stellt sich ihm in 2m Abstand gegenüber. Herr Bödefeld fühlt sich unbehaglich, Rücken und Schultern verspannen sich, er schaut an Herrn Zander vorbei, versucht ihn zu ignorieren. Herr Zander geht einen Schritt näher, das Unbehagen wächst. Ja, genauso sei das mit dem Chef. Von der Therapeutin an das kraftvolle Körpergefühl bei seiner Rückenerkundung erinnert, geht er noch mal hinein und richtet sich merklich auf. Zum ersten Mal schaut er sein Gegenüber an und merkt, dass er gleich groß ist, auf Augenhöhe. Und er fragt sich, ob es auch mit dem Chef eine Ebene der Begegnung auf Augenhöhe geben kann.
Herr Bödefeld wirkt in der Begegnung zunächst wie ein Kind, das sich vor einer Gefahr von Vater oder Mutter schützen muss. Es könnte sein, dass im Verhältnis zum Chef eine solche Übertragung wirksam ist, die hier sichtbar wird. Zu dieser Deutung fällt ihm ein, dass der Vater an ihn als Kind hohe Anforderungen hatte, insbesondere bei den Schulleistungen. Er habe ihm stehend die Hausaufgaben vortragen müssen, er habe immer mit großen Versagensängsten und Angst vor der Verachtung durch den Vater gelebt. Und diese tauchten in der Begegnung mit dem Chef, so wie hier im Stehen an der Wand, wieder auf.

**Reflexion:** Das Gruppenangebot ist so gestaltet, dass jedes Gruppenmitglied für sich handelnde Erfahrungen macht. Im Miteinander oder im verbalen Austausch kann die eigene Erfahrung mit der der anderen verglichen werden. Damit kommen verschieden Wirkfaktoren zum Tragen: Nicht allein zu sein mit seiner Not, zu sehen, dass es anderen ähnlich geht, ist eine tröstliche Erfahrung. Es geht anderen noch schlimmer, das kann das eigene Leid relativieren oder bestätigen, wie schwer man es gehabt hat. Die Erfahrung, dass es andere Möglichkeiten und Lösungen als die bisher gewählten gibt, erweitert den Handlungsspielraum.

Aus einem aufwühlenden, verstörenden Erlebnis in der Gruppe kann ein Thema für eine vertiefende Einzelarbeit entstehen. Wenn die Gruppe bereit dafür ist, so kann sie ihr Mit-Gefühl dem Protagonisten zur Verfügung stellen und einen Rahmen für eine tiefenwirksame Leiberfahrung geben. Die aktuelle Befindlichkeit führt zum aktuellen Konflikt, in der Verkörperung wird der alte Konflikt der Kindheit spürbar und dann besprechbar. Eine Lösung taucht zunächst körperlich in veränderter Haltung, Tonus und Mimik auf, was von der begleitenden Gruppe häufig gut wahrgenommen und gespiegelt wird.

Das Angebot, sich an die Wand anzulehnen, dient zunächst dazu, symbolischen Rückhalt zu spüren, der für mütterlichen Halt stehen kann. Die Wand ist fest, stabil, sie hält mich aus, ich kann mich anlehnen, aufgehoben fühlen. Aber Symbole sind vieldeutig, und so kann bei mangelhaftem mütterlichem Halt die Wand als abweisend, kalt, hart erlebt werden (Frau Hinrich). Das ist ein diagnostischer Hinweis auf strukturelle Schwächen, auf mangelnde basale Sicherheit, die in der frühen Kindheit nicht ausreichend erfahren wurde und deshalb nicht abgerufen werden kann. Der somatische Marker ist negativ getönt. In diesem Fall ist es wichtig, nicht die symbolische, sondern die reale Ebene zu betonen, um neue Erfahrungen einzuverleiben. „Was nehmen Sie jetzt und hier wahr? … Gibt es Stellen am Rücken, die Rückhalt spüren? … Wann ist mehr, wann weniger Halt an der Wand zu spüren?“ Es geschieht so ein Neu- oder Wiedererlernen von Anlehnen und Anvertrauen, was zunächst mit Gegenständen wie der Wand weniger angstbesetzt ist, als mit anderen Menschen.

Wenn die Kraft zum Stehen nicht mehr ausreicht und der Sog zum Boden überwiegt, so lässt sich dahinter ein Wunsch nach Gehalten werden, nach Abhängigkeit vermuten, die Anforderung des Stehens, Durch-Stehens nicht mehr leisten zu können/wollen. Frau Rothe gab der Schwäche in den Beinen nach. Ob das ein regressiver Sog oder gute Selbstfürsorge gegen Überforderung ist, lässt sich nur im Gespräch klären.

Speziell für Schmerzpatientinnen ermöglicht die aktive Körperwahrnehmung in der Bewegung oft eine gute neue Erfahrung. Die Aufmerksamkeit wird auf andere Körperstellen gelenkt, als die, die sich üblicherweise schmerzhaft bemerkbar machen. Das konzentrative Spüren wird von den Patienten manchmal als „Ablenken" beschrieben, es ist aber ein Um- oder Hinlenken zu einem neuen Aufmerksamkeitsfokus mit der (Neben-)wirkung, dass die Schmerzen aus dem Zentrum der Aufmerksamkeit verschwinden.

### 6. Stunde: Einen ersten Körperkontakt wagen

Berührung findet in der Gruppentherapie auf symbolischer Ebene ständig statt: Die Gruppenmitglieder lassen sich voneinander anrühren. Berührung im körperlichen Sinne kommt in der Alltagswelt zwischen Fremden, Verwandten oder Freunden in Formen liebvoller Umarmung bis zu übergriffiger Nötigung vor. Berührung brauchen wir als Säuglinge, um unsere Körpergrenzen zu erfahren und unser Ich zu bilden. Berührung in der Kindheit vieler Patienten war unpassend für sie, denn zu wenig Berührung hat mit Vernachlässigung, zu viel Berührung mit Übergriffigkeit zu tun. Beides hat zur Folge, dass kein gutes Maß für wohltuende Berührung gefunden werden kann, aus Mangel an Erfahrung oder aus Angst vor Verletzung. Die Gruppe ist ein Ort der Neu-Erfahrung und des Erprobens, Berührung zuzulassen und zu genießen, oder auch sich bewusst abzugrenzen.

In einer langen Anfangsrunde (alle sitzen auf Sitzkissen im Kreis am Boden) berichten die Gruppenmitglieder, dass sie die letzte Stunde in der Gesprächsgruppe weiter besprochen haben. Es ist ihnen wichtig, dass die Therapeutin Bescheid weiß. Frau Rothe und Herr Steimer sitzen dicht nebeneinander, Frau Hinrich wie immer auf ihren Platz in einer Ecke weit weg von den anderen, Frau Lucca hat sich einige Sitzkissen geholt und sich ein bequemes Nest gebaut.

**Angebot und Gruppe:** „Tun Sie sich zu zweit zusammen und setzen sich auf den Boden, Rücken an Rücken." Schnell finden sich Frau Lucca und Frau Sommer, Frau Rothe und Herr Steimer, Herr Zander und Herr Bödefeld. Übrig bleiben Frau Hinrich und Frau Langer, die sich anschauen und das Wagnis eingehen.

„Einer schiebt die andere rückwärts durch den Raum, die andere hilft mit den Beinen mit, lässt sich schieben." Eine spielerische Atmosphäre kommt auf. Mit viel Lachen und Kraft wird die Partnerin/der Partner weggeschoben. Mit einem Wechsel jeweils am Ende des Raums erproben beide ihre Stärke. Frau Lucca überrascht mit viel Kraft, von der Unsicherheit in den Beinen ist

nichts zu sehen. Frau Hinrich konzentriert sich auf die Aufgabe und schiebt und lässt sich schieben.
„Jetzt wirkt der/die Geschobene nicht mit, sondern lässt sich passiv schieben ‚wie ein nasser Sack'". Jetzt wird es anstrengend. Passiver Widerstand ist jetzt leibhaftig spürbar. Herr Zander verausgabt sich bis an seine Grenzen, er möchte es sich und dem anderen beweisen, dass er stark ist und gegen den älteren Herrn Bödefeld ankommt. Im Wechsel dagegen hat er der Entschlossenheit des größeren und schwereren Herrn Bödefeld wenig entgegenzusetzen und wird von ihm problemlos durch den Raum geschoben. Frau Hinrich wird wütend über diese Aufgabe und gewinnt ihre Kraft aus der Wut, ist dann völlig überrascht, dass sie die andere vom Fleck bewegt hat.
Eine Atem- und Erholungspause ist angesagt, dann geht es weiter. In der dritten Runde erprobt die Gruppe den „aktiven Widerstand", also sich mit Kraft dem Druck des anderen zu widersetzen. Frau Hinrich und Frau Langer steigen direkt mit aller Kraft ein, sie kommen nicht von der Stelle, sondern sind kraftvoll ebenbürtig. In einem großen Lachen löst sich die Anstrengung auf, und sie sitzen beide schnaufend vergnügt da.
Bei Herrn Zander wächst der Ärger, dass er Herrn Bödefeld nicht Paroli bieten kann, als er dann bis an die Wand geschoben wird, nutzt er die Position und drückt sich mit aller Macht von der Wand ab und Herr Bödefeld, nicht auf den Überraschungsangriff vorbereitet, rutscht zurück. Herr Zander setzt nach und drückt weiter und kommt durch den halben Raum, bis Herr Bödefeld ihn bremsen kann. Mit einem anerkennenden: „Das hätte ich von Dir nicht erwartet", löst Herr Bödefeld die Spannung und sie können aufhören, ausschnaufen.
Derweil haben die übrigen ihren Krafteinsatz beendet und sitzen nun Rücken an Rücken und ruhen sich aus. Nach und nach kommen Atem und Herzschlag wieder zur Ruhe.
„An welchen Stellen berühren sich die Rücken? Wie fühlt sich der eigene/der andere Rücken an? Geben Sie Halt oder lehnen Sie sich an? Oder geht beides?" Mehrere haben die Augen geschlossen und scheinen es zu genießen, sich anzulehnen, Rückhalt zu spüren. Frau Rothe und Herr Steimer rutschen langsam zu Boden, so dass sie den Kopf jeweils auf der anderen Schulter lagern. Frau Hinrich und Frau Langer suchen nach einer bequemen Haltung, finden sie aber nicht und trennen sich voneinander. Sie lehnen sich an die Wand und spüren nach.
Herr Zander lehnt sich genüsslich an Herrn Bödefelds starken Rücken. Frau Lucca und Frau Sommer beginnen mit kleinen seitlichen schwingenden Bewegungen im Anlehnen und wirken entspannt und sehr bei sich.
Eigentlich wollte die Therapeutin eine weitere Anregung zur aktiven Erkundung geben, aber es ist nun eine so gelassene Ruhe eingetreten, dass auch sie ruhig wird und Raum für Wahrnehmen und Genießen lässt.

… „Lösen Sie sich in den nächsten Minuten vom anderen. … Spüren Sie nach, wie der Rücken sich anfühlt und finden dann einen Platz für sich allein." Mit Bedauern trennen sie sich und brauchen noch Zeit, bis sie bereit sind für den sprachlichen Austausch.

**Gruppengespräch:** Frau Sommer platzt heraus: Sie hat es so genossen, sich anzulehnen, nicht verantwortlich zu sein, obwohl sie sich erst um Frau Lucca sorgte, ob die überhaupt so eine Übung mitmachen könne. Ihr kommen die Tränen, denn sie war in ihrem Leben immer verantwortlich, für die Brüder, für den Ehemann, der eigentlich gar nicht nach Deutschland wollte und hier arbeitslos ist und trinkt, für die beiden erwachsenen Söhne, die sie finanziell unterstützt. Sie weint und weint, Frau Lucca legt einen Arm um sie, und sie fließt aus mit der ganzen Enttäuschung über das Leben als Aussiedlerin, die Missachtung und Heimatlosigkeit erlebt. Die Gruppe ist still und angerührt. „So viel hast Du noch nie von Dir erzählt", erfährt sie. Nach den Schmerzen gefragt, merkt sie, dass die im Augenblick weg sind. Indem die Trauer, Enttäuschung, Wut sich einen Weg gebahnt hat und die Gefühle Worte und Gehör gefunden haben, lösen sich die (psychosomatischen) Schmerzen.
Nun bleibt keine Zeit mehr, die Erfahrungen der anderen zu besprechen. Die Gruppe geht zusammen, ruhig, nachdenklich.

**Reflexion:** Körperliche Symptome wie Schmerzen können symbolischer Ausdruck (Somatisierung) eines ganz anderen Schmerzes sein, z. B. von lebensgeschichtlicher Überforderung, Entbehrung, Enttäuschung. In der Gruppe können die vertrauensvolle Begegnung sowie die Möglichkeit, sich anzulehnen und Rückhalt leiblich zu spüren, Spannungen lösen und mit dem Fluss der Affekte auch alte Erinnerungen auftauchen lassen. Die Emotionen zu spüren, zu zeigen und dabei in einem geschützten Rahmen zu sein, führt über das kathartische Ausbrechen weiter zum Aussprechen. Die Gruppe wirkt als Resonanzraum, sie gibt Feedback und auch Schutz. Solche Erlebnisse in einer Gruppenstunde haften stark im Gedächtnis, da sie nicht nur gesprochen, sondern handelnd erlebt sind. Korrigierende emotionale Erfahrungen, insbesondere leibbasierte Erfahrungen, sind ein wichtiger Wirkfaktor der KBT wie aller erlebnisorientierten Verfahren. Sie verändern die impliziten Gedächtnisinhalte und haben akut eine Symptom lösende Wirkung. Diese hält nicht unbedingt sofort dauerhaft an, aber sie vermittelt die Erkenntnis, dass die Schmerzen mit der Lebensgeschichte zu tun haben und veränderbar sind. Insbesondere für Patienten mit einem eher somatischen Krankheitsverständnis können Erfahrungen wie die von Frau Sommer eine Tür zu einem neuen Verständnis öffnen.

Das Angebot dieser Stunde war zunächst für einige andere Schwerpunkte geplant, aber was im Gruppenprozess entsteht, ist nicht immer vorhersagbar und erfordert Flexibilität der Therapeutin, das aufzugreifen, was spontan auftaucht. Körperkontakt stand am Beginn der Stunde. Für viel Patienten ist körperliche Berührung mit ziemlich fremden Menschen zunächst unvorstellbar. Sie haben in ihrem Leben schlechte Erfahrung mit Berührungen gemacht, die übergriffig waren, also zu viel oder sexualisiert und gegen den Willen, oder haben Berührung nur in Form von Schlägen erfahren. Andere haben zu wenig an liebvoller Berührung erlebt. Sie sind misstrauisch und haben gelernt, sich zu schützen. Über die Berührung in einer kraftvollen Begegnung lässt sich die Scheu vor Kontakt oft leichter überwinden als in einer zarten Berührung. Im Kräftemessen erleben sie die Stärke ihres Gegenübers leiblich, es ist eine klare, deutliche Berührung, kein Streicheln oder Tätscheln. Die Grenzen zwischen beiden sind spürbar. Darauf konnte sich auch Frau Hinrich einlassen.

Wichtig ist bei allen Angeboten, dass jede/r jederzeit aussteigen kann, wenn es zu viel ist oder unerträglich. So hat Frau Hinrich sich ein wenig hineingewagt in die Begegnung, aber die anschließende ruhige Erkundung war zu viel. Hier wird nicht forciert oder gedrängt, weiterzumachen, sondern ihre Entscheidung, sich zu trennen als selbstfürsorglicher Schritt positiv konnotiert. Im weiteren Verlauf der Gruppe ist dann vielleicht als nächster Schritt möglich, auch ruhige oder zarte Begegnung zu erproben.

Herr Zander hat sich einen Mann als Übungspartner gewählt. Er wird später berichten, dass er in ihm einen Vater gesehen hat, der ihm seit dessen frühen Tod, als er zehn Jahre alt war, fehlte. Väterlichen Rückhalt vermisste er als Junge und erlebt hier etwas davon in dem starken Rücken des Herrn Bödefeld. Für Männer ist es in der Gruppe zunächst oft schwer, eine Übung mit anderen Männern zu machen, da Körperkontakt unter Männern gesellschaftlich noch mehr verpönt ist als unter Frauen. Auch hier hilft der Zugang über die kraftvolle Begegnung, in der wie im Sport Männern Körperkontakt erlaubt ist. Eine latente Homophobie macht es Männern oft schwer, zarte Berührung zu probieren.

In der KBT geht es darum, all die unterschiedlichen Berührungsqualitäten auszuprobieren, die es außer der erotischen Berührung gibt (Kap. 3.9: „Berührung"): der frühe mütterliche Halt, der väterliche Rückhalt, geschwisterlicher Kontakt im Spiel, in der Bewegung und in Ruhe.

Wenn Frau Rothe und Herr Steimer am Schluss der Rückenerkundung liegen, den Kopf jeweils auf der Schulter der/des anderen, so ist das eine sehr nahe Begegnung. Es kann einfach erholsam sein, aber in dieser Stunde hat es für die Therapeutin die Anmutung eines liebenden Paars. Haben sich die beiden verliebt? Die Therapeutin spürt ihre Ambivalenz: Sie wünscht ihm, aus seiner Isolation herauszukommen, eine erfahrene Frau zu finden, und sie wünscht es ihr nicht, da sie in ihrer Ehekrise damit vor der anstehenden Auseinandersetzung flüchten würde. In der Gegenübertragung taucht das Bild des Zauberlehrlings auf, der mächtige Kräfte herbeiruft, sie dann aber nicht mehr bändigen kann.

Sich Verlieben ist eine Nebenwirkung von Psychotherapie in Gruppen, wo Gefühle geweckt und bearbeitet werden, meistens negative Gefühle von Wut und Trauer, aber die positiven Gefühle kommen dann auch mit. Hier hilft Teambesprechung und Supervision.

Es gibt das Regelwerk der Hausordnung, das bei sexuellen Beziehungen unter Patienten eine Entlassung vorsieht. Einzeltherapeuten können Zweierbeziehungen thematisieren, oder auch in der Gesprächsgruppe kann es öffentlich werden. Für das Paar selbst, um Klarheit zu gewinnen, ob Gefühle oder Übertragungen im Spiel sind, für die übrigen Gruppenmitglieder, die alle möglichen Gefühle dazu haben können, z.B. Neid, Ärger, Sehnsucht oder Eifersucht.

## 7. Stunde: Körperreise

In der Entwicklung der Gruppe gibt es Angebote auf den körperlichen Ebenen Stehen, Sitzen oder Liegen. Das Liegen lädt zu einer tieferen Selbstbesinnung ein, so wie es in der Entwicklung des Säuglings die erste Erfahrung ist. Damit Liegen in der Gruppe möglich ist, muss eine gewisse Sicherheit gegeben sein, die Gruppenmitglieder brauchen ein Gefühl von Aufgehoben sein und Zutrauen zur Therapeutin. Gleichzeitig bietet das Liegen auch eine Rückzugsmöglichkeit vom interaktiven Gruppenprozess.

Zu Beginn der Stunde haben mehrere Gruppenmitglieder sich schon eine Decke geholt und sich eingewickelt auf den Boden gesetzt. Es wirkt wie ein Signal, nicht weiter über die vergangene Stunde zu sprechen, sondern für sich zu bleiben. So ist eine vertiefte Körpererfahrung für sich alleine im Liegen das Angebot der Wahl.

**Angebot und Gruppe:** „Suchen Sie sich einen guten Platz im Raum, um eine Decke auszubreiten und sich für eine Körperreise hinzulegen." Erwartungsvolle Zustimmung bei mehreren, Frau Hinrich will sich nicht hinlegen und richtet sich in ihrer Ecke einen etwas bequemen Sitzplatz ein.

Die Körperreise ist eine Wanderung mit der Aufmerksamkeit durch den ganzen Körper von den Zehen bis zum Kopf, wobei nach Gewicht und Temperatur des jeweiligen Körperteils, Deutlichkeit im Spüren und nach dem Tonus gefragt wird, bis der ganze Körper erkundet ist.

„Gehen Sie jetzt mit der Aufmerksamkeit zu einer Körperstelle, mit der Sie zufrieden sind, die Sie mögen. Manchmal finden Sie die nicht sofort, nehmen Sie sich Zeit. Erkunden Sie diese Körperstelle genau. Wie groß ist sie, welche Form, welche Farbe, welche Konsistenz, welche Empfindung, welches Gefühl, welche Erinnerung taucht dazu auf?"

Nach einer längeren Phase des ruhigen Nachspürens wird das Ende der Körperreise angeleitete: „Spannen Sie die Hände, die Füße, die Arme und die Beine an, und lösen Sie die Spannung wieder, öffnen Sie die Augen und kommen Sie allmählich wieder zum Sitzen."

**Gruppengespräch:** Lange ist es still, bis Frau Langer beginnt und sagt, dass es schrecklich für sie gewesen sei. Sie habe keine gute Lage für sich gefunden. Der Rücken tat die ganze Zeit weh, sie spürte Unruhe in den Beinen und ärgerte sich über die Geräusche von anderen im Haus, die sie in der Stille der Gruppe überdeutlich hörte. Zu sich oder zur Ruhe kommen konnte sie überhaupt nicht. Das kenne sie schon immer, dass sie wachsam sein müsse, was um sie herum passiere, schon als Kind habe sie deshalb schlecht einschlafen können. Ihr fällt ein, dass sie immer drauf gehorcht habe, ob der Vater wieder betrunken aus der Wirtschaft heimgekommen sei, weil es dann häufig zu gewaltsamen Auseinandersetzungen zwischen den Eltern gekommen sei. Sie hatte keine sichere Umgebung, in der sie beruhigt einschlafen konnte.

Herr Zander dagegen bedauerte, dass es nicht länger gewesen wäre, er sei eingeschlafen, die Beine habe er noch wahrgenommen, und habe endlich mal richtig gut und tief geschlafen. Schließlich seien ja die anderen da gewesen, und hätten auf ihn aufgepasst.

Frau Sommer konnte der Körperreise gut folgen und fand ihre Hände als gemochte Körperteile. Dazu fiel ihr ein, dass sie als Kind schon schwere Arbeit mit den Händen tun musste, wie Wasser vom Brunnen holen, dass aber ihre Hände immer zuverlässig waren und sie hand-lungsfähig ist.

Frau Rothe hat sich geborgen gefühlt durch den Klang der Stimme. Es war ihr gar nicht wichtig, was die Therapeutin sagte, sondern dass die Stimme sie einhüllte und sie an nichts mehr denken brauchte, sie fühlte sich einfach nur wohl. Das habe sie so noch nie erlebt.

**Reflexion:** Die Körperreise ist keine Entspannungsübung, es geht um Wahrnehmung, aber sie bewirkt oft Entspannung. Das, was ist, darf sein, so werden z.B. Anspannung in den Schultern oder Herzklopfen spürbar. Schon die Aufmerksamkeit oder Achtsamkeit allein bewirkt oft eine Veränderung. Der Herzschlag beruhigt sich, die Spannung in der Schulter gibt nach. Wenn aber der Gruppenraum nicht als sicher erlebt wird, so kann die Beunruhigung eher wachsen, weil sie nun bewusster wahrgenommen wird. Schon allein das Angebot, in der Gruppe auf dem Boden auf einer Decke zu liegen, ist für manche Gruppenmitglieder eine zu hohe Anforderung an das Vertrauen in die Gruppe bzw. die Therapeutin.

Es ist eine Einladung zur kontrollierten Regression, die auch Ressourcen hervorbringen kann, so wie bei Frau Sommer die bisher verschüttete positive Kindheitserinnerung. Häufig schlafen Einzelne ein. Hier ist im Gespräch zu erkunden, ob sie real übermüdet waren, ob es sich um eine Abwehr gegen die Beschäftigung mit sich handelt, oder ob es ein Hinweis auf ein Gefühl der Sicherheit und Geborgenheit ist. Die therapeutische Haltung lässt sich als eher gewährend und achtsam mit den seelischen Gegebenheiten der Patientinnen umgehend beschreiben. Etwa wenn sie sehr streng mit sich sind und sich das Einschlafen übelnehmen, wird ihnen die Erlaubnis zum Schlafen gegeben. Für Herrn Zander ist die Beschäftigung mit sich und seinem Körper wohl so ungewohnt und befremdlich, dass er sich dem nur stückchenweise annähert, aber den Gruppenrahmen als Halt gebend erlebt.

Die Körperreise kann in ein Erleben von früher Geborgenheit führen, die vor den biografisch schwierigen Erfahrungen lagen und so an Ressourcen anknüpfen, die im Körper gespeichert sind.

Für Menschen mit traumatischen Erfahrungen oder mit starken ichstrukturellen Schwächen kann liegen und spüren bedrohlich sein. Sie fühlen, dass der Boden unter ihnen schwankt oder sie in ein schwarzes Loch hinein sinken. In diesem Fall – wie für jedes Angebot – gilt, dass ein Aussteigen jederzeit möglich ist: Die Augen zu öffnen und sich aufzusetzen, hilft aus den unerträglichen Körpersensationen heraus. Sich gar nicht erst hinlegen, wie Frau Hinrich, lässt sich in diesem Sinne gleichzeitig als Widerstand und als Schutz vor unerträglichen Gefühlen verstehen.

## 8. Stunde: Vom Liegen zum Sitzen kommen

Nun ist die Gruppe vertraut miteinander, sie vertraut sich Schmerzliches an und sie lässt sich auf Erfahrungen ein. Auch nähert sich die Behandlungsmitte, von der Gruppendynamik her die Zeit der tiefsten Regression. Arbeit im Liegen evoziert frühe Erinnerungen und ermöglicht auch neue gute Erfahrungen mit sich. Wenn damals die Eltern nicht gut für das Kind gesorgt haben, so kann der Erwachsene jetzt in der Gruppe erproben, selbst gut für sich zu sorgen.

**Angebot und Gruppe:** „Nehmen Sie sich zwei Decken, auch Kissen bei Bedarf. Suchen Sie sich einen guten Platz im Raum und breiten dort eine Decke aus, legen sich darauf und decken sich mit der zweiten Decke zu."
Der Platz im Raum wird knapp bei acht ausgebreiteten Decken, aber die Therapeutin ermutigt alle, sich genug Raum zu nehmen, und nicht, wie Frau

Sommer es zuerst tun will, die Decke kleiner zu falten. „Erkunden Sie nun im Liegen mit Händen und Füßen den Raum, den Sie sich jetzt genommen haben. … Machen Sie sich nun ganz klein unter der Decke, rollen Sie sich zusammen. Wenn Sie mögen, hüllen Sie sich ganz mit Kopf und Füßen in ihre Decke ein. Spüren Sie die Wärme, die Hülle der Decke, das Eingehüllt sein und die Geborgenheit."

Es ist ganz still im Raum, manche rücken sich noch zurecht, es sind nur noch Decken zu sehen, unter denen etwas verborgen ist. Frau Hinrich lässt den Kopf draußen, schaut die Therapeutin zwischendurch ärgerlich an, sonst entsteht eine wohlige Stille. … „Beginnen Sie allmählich, sich unter der Decke zu bewegen, erkunden Sie die Zwischenräume zwischen Decke und Kleidung, den Bewegungsspielraum. Ist es angenehm oder unangenehm? … Nehmen Sie auf Ihre eigene Weise den Kopf wieder aus der Decke heraus, schälen Sie sich nach und nach aus der Decke und kommen allmählich vom Liegen zum Sitzen."

**Gruppengespräch:** Frau Hinrich sitzt sofort, Herr Zander taucht mit einem hochroten Kopf aus der Hülle auf, seufzt erleichtert: „Endlich!" Er hat Herzrasen und Platzangst unter der Decke bekommen, sich aber nicht getraut, sie weg zu legen. Frau Rothe rührt sich gar nicht. Nach einigem Warten und Wiederholen der Bitte, aus der Decke zu kommen, regt sie sich ganz wenig und schaut aus einer kleinen Öffnung der Deckenhülle zur Therapeutin, wirkt gerührt, glücklich mit Tränen im Gesicht.

Was war geschehen? Frau Rothe, die immer vernünftige, gebremste und sachliche Frau, hat sich in ihrer Deckenhülle geborgen und von der Stimme eingehüllt gefühlt. Sie hat einen Moment der Sicherheit und des Aufgehobenseins erlebt, wie sie ihn in der Kindheit vermisst und in der Ehe beim Mann gesucht hat, der ihr das nicht geben konnte. Der Sinn der Worte war nicht wichtig, sondern die Tonlage und der Klang. So erlebte sie gleichzeitig eine gute neue Erfahrung und konnte im Gespräch erkennen, dass ein Aspekt ihres Ehekonflikts ist, dass sie diese schmerzlich vermisste frühe Geborgenheit fälschlich beim Mann sucht. Biografisch fällt ihr später dazu ein, dass sie mit einem Jahr eine Schwester bekommen habe, die viel krank gewesen sei, und sie als Ältere, nach Schilderungen der Mutter, immer ganz still und vernünftig gewesen sei. Ihr Körper- und Selbstgefühl lässt sich als implizite Erinnerung an ihr erstes Lebensjahr verstehen, als die Mutter noch genügend Zeit und Sorge für sie gehabt hatte.

Herr Zander erholt sich langsam während des Gesprächs. Für ihn war die ganze Übung nur furchtbar. Dunkelheit und Enge ängstigen ihn, er fühlte sich wie erdrückt von der Decke und bekam keine Luft mehr. Als symbolische Bedeutung liegt nahe, dass er sich von Mütterlichem erdrückt fühlt, da die Mutter ihn nach dem Tod des Vaters sehr eng an sich gebunden hatte.

Aber ihm fällt gar nichts dazu ein, er ist nur geladen, dass die Therapeutin so ein schreckliches Angebot gemacht habe, das ihn so in Angst und Schrecken versetzt hat. Er schimpft und gerät immer mehr in Rage. Die Therapeutin fühlt sich in einer Mutterübertragung als die drängende, ihn in Liebe knebelnde Mutter, die ihm die Luft nimmt und bekommt selbst keine Luft mehr. Hier ist möglicherweise eine Szene entstanden, wie er sie auch auf der Arbeit erlebt, dass er sich lange Vieles gefallen lässt, und für sich keine Grenze setzen kann, wann es genug ist. In der Einzeltherapie beschwert er sich über die KBT-Therapeutin, dort gelingt es dann, diese Verwicklung und ihre symbolische Bedeutung zu benennen.

**Reflexion:** Angebote im Liegen laden zu frühen Körpererinnerungen ein, die aus der präverbalen Zeit stammen können. Im Körper sind Erfahrungen gespeichert, die noch keine Worte haben. Diese frühen Erfahrungen formen das Körperselbst, das Bild vom Körper entsteht in der leiblichen Interaktion zwischen Mutter (und Vater) und Kind. Eine Mutter, die sicher im Umgang mit dem Kind ist, wird ihm einen guten Halt geben, während eine ängstliche oder überforderte Mutter etwas von ihrer Unsicherheit weitergeben wird.

In einer guten Übertragung zur Therapeutin und zur Gruppe können diese frühen Erfahrungen gespürt und jetzt als Erwachsene mit Worten beschrieben werden sowie die Gefühle benannt werden. Die Sehnsucht oder die Angst bekommt eine Bedeutung und einen Sinn. Damals war sie angemessen und notwendig, heute dagegen ist die Realität eine andere. Die alten Gefühle brauchen ihre Würdigung. Dann lässt sich herausfinden, welche Bedürfnisse (z.B. nach Halt und Geborgenheit) heute angemessen sind, und wie sie sich umsetzen lassen.

In der Klinik ist immer gut abzuwägen, ob die Erinnerungen, die geweckt werden, auch verträglich sind. Je mehr Gruppenmitglieder traumatische Erfahrungen in ihrem Leben gemacht haben, umso leichter können in dieser Arbeit auch Trauma-Erinnerungen geweckt werden, die zu verstörend für die Einzelnen und die Gruppe sind. Auch zeigen die Erfahrungen mit traumaspezifischen Ansätzen in den letzten Jahren, dass eine Überflutung durch traumatische Erinnerungen nicht hilfreich ist, sondern dass es eher darum geht, Methoden zu lernen, diese zu bannen.

Für Frau Hinrich, die schon langjährige Therapieerfahrungen hat, war direkt klar, dass sie das Risiko, sich hinzulegen und sich der Therapeutin anzuvertrauen, nicht eingehen wollte. Ihr half es, sich in Abgrenzung zu begeben, und für sich eine passende Lage/Haltung im Sitzen zu finden. Im Neinsagen zu dem Angebot konnte sie sich strukturieren. Das Ablehnen ist für Erwachsene wie für Kinder ein erster Schritt, um zu den eigenen

Wünschen zu finden, vor allem, wenn die vielleicht noch gar nicht gespürt werden können.

### 9. Stunde: Spielen als Weg zu Phantasie und Kreativität

Herr Zander eröffnet die Gruppe und entschuldigt sich bei der Therapeutin, dass er in der letzten Stunde so wütend auf sie gewesen sei. Er habe durch die Einzelstunde und die Gesprächsgruppe verstanden, dass er in ihr etwas von seiner Mutter gesehen habe; die Wut seiner Mutter gegenüber könne er nicht äußern, aber hier sei das irgendwie gegangen. Sie nimmt seine Entschuldigung an. Die Gruppe findet, er müsse sich nicht entschuldigen, das gehöre doch dazu. Ihm wird es unangenehm, so viel Raum mit seinem Thema einzunehmen. Nach einer Weile traut er sich, „Stopp“ zu sagen und ist ganz zufrieden, dass er eine Grenze gezogen hat.

Das Angebot heute soll nicht so tief und schwer wie das der letzten Stunde werden und langsam wieder aus den ganz frühen Erfahrungen herausführen zu einem nächsten Entwicklungsschritt.

**Angebot:** „Nehmen Sie sich viele Stücke von *einer* Sorte des Materials, viele Bälle, Decken, Stäbe usw. Jede/r hat seine eigene Sorte von Gegenständen. … Schauen Sie sich um, was die anderen haben, welches Material zusammen passen könnte, und tun Sie sich zu zweit oder zu dritt zusammen und bauen mit den Materialien etwas.“ Steine, große Holzklötze, Igelbälle, Seile, Decken, Stäbe, Murmeln und Schaumstoffkissen werden gewählt.

**Die Gruppe:** Herr Bödefeld hat Holzklötze und fragt Frau Sommer mit ihren Steinen. Frau Langer mit den Igelbällen kommt noch dazu. Die zweite Gruppe besteht aus Herrn Steimer mit Stäben, Frau Rothe mit Seilen und Frau Lucca mit Decken.

Frau Hinrich mit einer Kiste voller Glasmurmeln und Herr Zander mit acht großen Schaumstoffkissen stehen ratlos da.

Nach und nach wird die Gruppe von einer kreativen Atmosphäre ergriffen. Es wird beraten, ausprobiert, umgeändert, schließlich sind alle drei Gruppen fertig und tauchen wieder auf aus dem schöpferischen Prozess.

Aus den Stäben, Seilen und Decken haben die drei ein Indianer-Tipi gebaut, die Stäbe, mit Seilen oben verbunden, zum Zeltgerüst aufgestellt, die Decken mit Hilfe der Seile als Zeltwände befestigt, drinnen ist es weich, gemütlich und groß genug, dass sie zu dritt hineinpassen. Frau Lucca wird es unbequem, sie setzt sich vors Zelt, Frau Rothe und Herr Steimer bleiben zu zweit verborgen im Inneren, was leicht anzügliche Kommentare der Übrigen auslöst.

Herr Bödefeld hatte eine klare Vorstellung, was er bauen wollte: einen Turm, so hoch wie möglich, und hatte sich über Frau Langer mit den Igelbällen geärgert, die nicht in sein Konzept passten. Sie wollte einen Irrgarten gestalten, und beide hatten es schwer, sich von ihrer Vorstellung zu lösen. Da war Frau Sommer hilfreich, die begann, den Turm in eine Landschaft von Steinen und Bällen einzubetten. „Bundesgartenschau", war Herrn Bödefelds Kommentar. „Tundra und Taiga", fiel Frau Sommer ein.
Schließlich Frau Hinrich: Sie wollte gar nichts mit jemanden tun, saß mit ihrer Kiste voller Murmeln in ihrer Ecke. Herr Zander begann, aus seinen Kissen eine Art Kugelbahn zu bauen, und lud Frau Hinrich ein, dort ihre Murmeln rollen zu lassen. Mit anfänglichem Grummeln tut sie das und wird immer lockerer. Er rollt ihr die Kugeln zurück und sie lässt sie über die Bahn hüpfen. Sie lassen sich in ihrem Spiel auch gar nicht von den anderen stören, die wie gebannt zuschauen. So vergnügt haben sie Frau Hinrichs noch nicht erlebt. Nach und nach beginnen die anderen mitzuspielen und rollen die Murmeln einander zu. Mit viel Lachen und Vergnügen wird der ganze Raum zum Murmelspielfeld. Auch Frau Rothe und Herr Steimer kommen mit rotem Kopf aus dem Tipi und mischen sich ein. Nach einer längeren Spielphase klingt es langsam aus, und alle sitzen da und spüren und sinnen nach.
Es ist nicht einfach, aus einer intensiven Phase der Kreativität und des Spiels wieder herauszugehen und die Ebene zum reflektierenden Gespräch zu wechseln. Das positive Körpergefühl und die Gruppenstimmung von Verbundenheit wieder der Sprache zu opfern, wird als zerstörender Schritt erlebt. Auch könnte Frau Hinrich sich dann sofort wieder zurückziehen. So ist die passende Gesprächsebene jetzt eine Beschreibung des aktuellen Gefühls und keine Suche nach tiefer gehenden Zusammenhängen. Aber es kommt anders, als die Therapeutin dachte.
**Gruppengespräch:** Frau Rothe und Herr Steimer schauen sich an, sie nickt ihm ermutigend zu, und er eröffnet dann der Gruppe, dass die Witze über sie da im Tipi schon stimmten: Er habe sich in Frau Rothe verliebt. Sie möge ihn auch. Schweigen in der Gruppe. Die Therapeutin spürt eine Kaskade von Gefühlen in der Gruppe und bei sich: Freude, Stolz, Neid, Eifersucht, Ärger und Wut. Freude, dass Herr Steimer aus seiner Isolation herauskommt, Stolz wie eine Mutter, die sieht, dass ihr Kind gut gerät, Neid und Eifersucht bei der Gruppe, dass die beiden etwas tun, was man auch gerne hätte, Ärger und Wut über die Störung der Gruppe.
So gemischt sind dann auch die Reaktionen der anderen. Mit einer Erläuterung der Stationsregeln (keine sexuellen Beziehungen mit Mitpatienten während des Aufenthalts) endet die Stunde.

**Reflexion:** Spielen ist ein Weg zum Unbewussten, im Spielen wird Kreativität geweckt und es setzt Phantasie frei (Kap. 3.9: „Spiel und Phantasie"). Die Materialien haben ganz unterschiedlichen Aufforderungscharakter. Die großen Glasmurmeln sind beweglich, sie verlocken zum Spielen und in Bewegung kommen. Sie wecken oft auch Erinnerungen an kindliches Murmelspiel: „Es gab immer nur einen Glaser. Wir spielten mit Tonknickern." Eine ganze Kiste voll Glaser ist in der kindlichen Welt eine ungeahnte Fülle. Die Gegenstände erlauben es, in Kontakt zu kommen, ohne sich nah sein zu müssen, Murmeln überbrücken Abstände, was Frau Hinrich ermöglichte, sich auf das Spiel einzulassen. Als dann die anderen unerwartet und ohne Aufforderung der Therapeutin ihr Spiel aufgriffen, war sie auf einmal mittendrin in der Gruppe und wirkte gelöst. Sie danach zu fragen, hätte möglicherweise wieder ihre Abwehr mobilisiert, und sie hätte alles als Kinderkram entwertet. Deshalb war es an dieser Stelle wichtig, das Handeln selbst wirken zu lassen.

Gemeinsames Gestalten weckt den Spieltrieb, aber auch Kooperation kann geübt werden. Herr Bödefeld hatte einen Plan für sich, bei dem ihn eigentlich die anderen störten, aber im gemeinsamen Tun entstand etwas Neues und Vielfältigeres.

Es zeigen sich auch die Beziehungen in der Gruppe miteinander in dieser Stunde. Wer wählt wen? Wer lässt sich wählen? Wer bleibt übrig? Welche Zusammenarbeit gelingt, welche gelingt nicht? Frau Lucca hatte sich von sich aus dem Paar Rothe/Steimer angeschlossen, das half ihnen zu einer „unverfänglichen" Gestaltung, aber handelnd zeigte sich das Paar dann wie Verliebte im Sommerurlaub. Mit Herrn Steimers Erklärung war das Thema, das sich schon in den Stunden zuvor angedeutet hatte, dann offen ausgesprochen. Die therapeutische Aufgabe ist dann, die Paarbildung im Team zu besprechen, um zu klären, ob eine weitere Therapie sinnvoll und möglich ist, oder ob beide zu sehr abgelenkt sind und nicht von der Therapie profitieren können. Beide sagen zu, dass sie keine sexuelle Beziehung während des Aufenthaltes ausleben und so entschließt sich das Team, weiter mit beiden in dieser Offenheit zu arbeiten.

### 10. Stunde: Abgrenzen und Anvertrauen I

Es lassen sich eher konfliktorientierte von eher ressourcenorientierten Angeboten unterscheiden. Die Formulierung kann im Detail ein Angebot in die eine oder andere Richtung wandeln. Bei dem Thema der heutigen Stunde, „Abgrenzen und Anvertrauen", kann etwa geübt werden, sich deutlich sichtbar abzugrenzen und darüber hinaus für die Grenze einzustehen. Das wird möglich in der Zweierübung, in welcher die andere von außen die Grenze erkundet oder auch in Frage stellt oder übertritt. So kann die Abgrenzende sich in ihrer Wirkung auf andere erleben.

**Angebot:** „Tun Sie sich zu zweit zusammen mit jemandem, mit dem Sie sonst wenig zu tun haben. ... Eine/r von beiden legt ein langes Seil um sich herum auf dem Boden als Markierung der eigenen Grenze und achtet gut auf seine Grenze. Die/der Zweite kommt von außen auf die Grenze zu und erkundet die Grenze. ... Wie fühlt es sich an, wenn ein anderer an Ihre Grenze kommt, sie achtet oder sie berührt oder übertritt?"
**Die Gruppe:** Frau Langer kommt auf Herrn Steimer zu, umrundet sein Seil schnell und überschreitet lachend die Grenze hinter seinem Rücken. Er dreht sich um und ist empört und schiebt sie mit beiden Händen wieder heraus aus seinem Raum. Sie lacht weiter und wiederholt ihren Übertritt an einer anderen Stelle, Herr Steimer wird immer wütender, schiebt sie wieder hinaus. Sie, leicht dahin: „Was hast Du denn? Ich will dir doch nur nah sein." Er, energisch: „Lass' mich in Ruhe und respektiere meine Grenzen! Ich will Dich nicht hier drin haben." Da erst realisiert sie seine Wut und rennt davon, in die letzte Ecke des Raumes, gekränkt und verletzt.
Die anderen hören auf mit ihren Erkundungen und schauen, was da los ist. In diesem Moment hat die Störung und ihre Besprechung Vorrang (im Sinne von Ruth Cohn) vor der Fortführung des Angebots. Frau Langer hört, dass sie die Grenze von Herrn Steimer nicht ernst genommen hat, aber die Therapeutin habe doch gesagt, sie solle die Grenze übertreten! Das habe sie nur gemacht. Erst als Herr Steimer richtig wütend wurde, habe sie sich gekränkt zurückgezogen. Ihr fällt dann ein, dass es ihr oft auch so wie ihm gehe, dass die Menschen ihr zu nahe kämen. Sie hat gar keine Idee davon, dass sie (oder ihr Gegenüber) eine Grenze definieren und auch dafür sorgen könnte, dass die eingehalten wird. Herr Steimer ist erschrocken über seinen Ausbruch, will sich erklären: „Du gehst mir auf die Nerven mit deiner lauten Art. Und dann trampelst du noch in mein Wohnzimmer." Jetzt ist Frau Langer richtig empört und wendet sich an die Therapeutin: „Sehen Sie, was Sie hier angerichtet haben. Ich habe doch nur getan, was Sie gesagt haben. Und jetzt werde ich so beschimpft. Das lasse ich mir nicht gefallen." Sie steht auf und verlässt die Gruppe mit Türenknallen.
**Gruppengespräch:** Die Gruppe sitzt sprachlos da. Schließlich benennt die Therapeutin, was da gerade geschehen ist. Frau Langer hat die Einladung zur Grenzerkundung und -übertretung wörtlich genommen und umgesetzt, ohne auf ein Signal ihres Gegenübers zu warten. Er hat sich dagegen gewehrt und kam dann von der konkreten Situation weg zu einer allgemeinen Anschuldigung. So eskalierte der Streit und aus der Erkundung im

Erlebnisraum wurde Ernst, den sie nicht mehr therapeutisch spalten und auf der Reflexionsebene des „Als-ob“ betrachten konnte. Im klinischen Setting gibt es in solchen Situationen die Hilfe durch eine dritte Person: Frau Langer kann ins Stationszimmer zur Pflegekraft gehen und dort ihren Ärger äußern, bis die Erregung abgeebbt ist. Die Gruppe wird als ein Übungsfeld verstanden, in dem die Gruppenmitglieder alte Konfliktmuster entdecken und neue Bewältigungsmöglichkeiten erproben können. Die Therapeutin muss aber immer wieder entscheiden, welches Ausmaß an Konflikt für die Gruppe bekömmlich ist.
Die Gruppenmitglieder sprechen jetzt über ihre Gefühle der Hilflosigkeit und des Ärgers. Sie lösen sich aus der Erstarrung und besprechen ihre Erfahrungen mit dem Angebot des Abgrenzens.

**Reflexion:** Gerade im Zweierangebot sind Konflikte möglich. Zwei Menschen mit unterschiedlichen Wünschen, Vorstellungen und Handlungen begegnen sich und setzen das Angebot auf ihre persönliche Weise um. Die Begegnung findet in der „Als-ob-Ebene“ des Erprobens statt, aber die Affekte und Empfindungen sind nicht „Als-ob“, sondern echt in diesem Moment. Patientinnen mit emotionaler Instabilität oder emotionalen Regulationsproblemen haben es schwer, die Ebenen zu trennen und sich nicht von den Affekten überrollen zu lassen. Ziel in der KBT ist es, die Gefühle in Worte zu fassen, statt in alte dysfunktionale Muster zu verfallen.

### 11. Stunde: Einen akuten Gruppenkonflikt bearbeiten

Im Team wurden die Folgen des Gruppenkonflikts der KBT-Stunde zusammengetragen. Frau Langer hat sich heftig bei ihrer Bezugsschwester beschwert, in der Gesprächsgruppe ist die Atmosphäre verstockt gewesen. Frau Langer hat nichts sagen wollen, und Herr Steimer hat demonstrativ abweisend in der Runde gesessen. In dieser Situation ist es hilfreich, den Konflikt zwischen den beiden in der nächsten KBT-Gruppe zum Thema zu machen und mit einem Angebot nach Lösungsmöglichkeiten zu suchen.

**Angebot:** „Sind Sie bereit, die Schwierigkeiten der letzten Stunden noch mal anzuschauen und nach Lösungen zu suchen?“ Herr Steimer stimmt zu, Frau Langer zögert lange, aber entschließt sich dann doch. „Nehmen Sie sich Materialien und teilen Sie damit den Raum zwischen sich auf, in ihre und seine Hälfte. Die anderen sitzen drum herum und begleiten das Geschehen innerlich.“

**Die Gruppe:** Herr Steimer beginnt, mit großen Schaumstoffwürfeln und Kissen eine Art Mauer quer durch den Raum zu bauen. Frau Langer holt sich die Seile und legt sie auf ihrer Seite daneben aus. Die Mauer ist in der Mitte so hoch, dass beide sich nicht mehr sehen können. Er setzt sich und lehnt sich mit dem Rücken an die Mauer. Sie steht vor der Mauer, von der Wut ist nichts mehr zu spüren, sie wirkt wie ein trauriges verlorenes Kind. Auch sie setzt sich, mit Blick auf die Wand. Beide beschreiben nacheinander ihre Empfindungen und Gefühle. Er: „Jetzt bin ich sicher, geschützt, aber auch einsam." Sie: „Ich fühle mich abgelehnt, verlassen, wie als Kind mit 6 Jahren, als meine Eltern sich getrennt haben und ich ins Heim kam." Die Schwere und Einsamkeit verbreitet sich im Raum, Frau Rothe und Frau Lucca weinen leise. Da hat Frau Sommer die Idee: „Lehn dich doch auch an die Mauer an, Cilly, da hast du es etwas bequemer." Frau Langer stutzt und probiert und lehnt nun genau an der Stelle, wo Herr Steimer ihr von der anderen Seite Rückhalt gibt. Sie sehen sich nicht, aber beide können sich anlehnen. Schließlich bemerkt er, dass die oberen zwei Reihen der Mauer jetzt viel zu hoch seien, er nimmt sie runter, und nun lehnen sie Rücken an Rücken mit einem 50cm hohen und dicken Würfel zwischen sich. Es tritt Ruhe ein. Nach einigen Minuten stellt sie fest: „Jetzt ist es genug." Er stimmt zu und beide lösen sich und beenden die Erfahrung, nicht ohne dass sie noch *gemeinsam* die Materialien wieder wegräumen.
**Gruppengespräch:** Die beiden Protagonisten bleiben noch eine Weile bei sich, jetzt ist es erst einmal Zeit für die anderen, sie geben Feedback und/oder berichten, wie es ihnen ergangen ist. Frau Lucca war ihre eigene Einsamkeit als Kind eingefallen. Die Eltern waren als Gastarbeiter nach Deutschland gegangen, sie wuchs bei den Großeltern auf und wurde mit sechs Jahren nachgeholt. Sie weinte um den Verlust der Heimat und die Trennung von den Großeltern. Frau Rothe spürte die Einsamkeit bei beiden und litt mit ihnen. Frau Sommer war froh, eine Veränderungsidee gefunden zu haben, mit der sie beiden helfen konnte.
Frau Langer konnte schließlich sagen, dass sie doch auch eifersüchtig auf Frau Rothe gewesen sei, dass die und Herr Steimer sich so gut verstehen, das wollte sie doch auch haben. Seine Abweisung in der letzten Stunde hatte sie so tief gekränkt, und gleichzeitig tauchten jetzt die alten Verlassenheitsgefühle auf, wie sie als Kind ins Heim musste.
Herr Steimer ist völlig überrascht, was er für eine Bedeutung in der Gruppe bekommen hat. Als stiller Außenseiter seit der Schulzeit sei ihm das noch nie passiert. Das Leben hat ihn gestreift und er blüht auf.

**Reflexion:** Wenn sich Konflikte zwischen Gruppenmitgliedern verhärtet haben, so ist eine inhaltliche Klärung und Versöhnung häufig (noch) nicht möglich. Stattdessen lässt sich möglicherweise eine Metaebene finden, der beide zustimmen können. Mit dem gemeinsamen Aufteilen des Raumes etwa machen die Kontrahenten zusammen etwas, was ihre Unterschiede betont. „Wir sind uns einig, dass wir uns nicht einig sind". Dieser Kunstgriff eröffnet einen neuen Raum der Verständigung. Gleichzeitig werden Affekte und Empfindungen spürbar, die mehrdeutig als Gefühle zu der aktuellen Situation, aber auch zu alten ähnlichen Situationen verstanden werden können.

Die Gruppe ist dabei tragender Grund und Schutz zugleich. Sie wacht darüber, dass die Begegnung nicht entgleist, sie empfindet mit und findet Lösungen, die den Protagonisten selbst nicht einfallen. Korrigierende emotionale Erfahrungen sind jetzt in der Gruppe möglich. Neue Verhaltensweisen können im Schutz der Gruppe erprobt werden. So hat Herrn Steimer, der in einem kargen und schweigsamen Elternhaus aufwuchs, in der Gruppe Zugang zu seinen lebendigen emotionalen Seiten bekommen, die er nie gezeigt und für die er keine Worte gehabt hatte. Frau Langer dagegen lernt, sich zu regulieren und Zwischentöne zu finden. Zwischen ganz dicht zusammen und Rausrennen gibt es befriedigende Möglichkeiten der Begegnung, die man aushandeln kann.

### 12. Stunde: Nonverbale Symbolisierung: Gestaltung der Herkunftsfamilie

Nun ist schon häufiger in den KBT-Erfahrungen auf biografische Erlebnisse Bezug genommen worden, Familiensituationen wurden angedeutet. Die Gruppe kennt sich und hat einige Konflikte durchgestanden. Die Zeit scheint reif, die Herkunftsfamilien in den Blick zu nehmen. Dazu bewährt sich ein gestalterisches Angebot, die Darstellung der Familie mit Hilfe von Gegenständen. Damit wird das eigene Bild der Familie nach außen sichtbar, die Gegenstände bekommen eine symbolische Bedeutung, die oftmals über die bewusste Wahl hinausgeht. Die fertige Gestaltung lässt sich aus einem Abstand betrachten und ggf. auch verändern.

**Angebot:** „Stellen Sie ihre Herkunftsfamilien mit Gegenständen in einer Skulptur dar. Breiten Sie eine Decke als Ihren Bilderrahmen aus und verteilen Sie darauf Gegenstände, die für die verschiedenen Familienmitglieder stehen. Vergessen Sie sich selbst nicht. Stellen Sie die Figuren so zueinander, wie Sie es in der Kindheit erlebt haben."

**Die Gruppe:** Einige sind schnell im Wählen von Materialien, andere etwas ratlos, nach und nach breitet sich eine ruhige, kreative Atmosphäre aus. Die kreative Spannung ist spürbar, die im Fertigstellen der Gestaltungen ihren Abschluss findet.

**Gruppengespräch:** An dieser Stelle empfiehlt sich ein sehr strukturiertes Gruppengespräch, da die Gruppenzeit sonst nicht ausreicht, um alle zu Wort kommen zu lassen. Die Beschreibung hier ist ausführlich, da implizit die Biografien und Konflikte der Patientinnen dargestellt werden.

Frau Rothe: zwei blaue Bälle für Mutter und Schwester liegen dicht beieinander. Ein roter Igelball (sie selbst) liegt abseits, ganz in der Ecke. Ein Holzklotz (Vater) zwischen ihr und der Mutter. „So habe ich mich gefühlt: Ich kam an die Mutter nicht ran, weil die mit der Schwester beschäftigt war. Der Vater war ein harter Klotz."

Herr Zander: Ein langes Seil umschlingt einen kleinen Holzwürfel. So hat er sich und seine Mutter erlebt. Den Vater stellt er erst auf Nachfrage dazu, einen großen Holzklotz, nah bei ihm. „Wie wären die Verhältnisse, wenn sie gut für Sie wären?" Ohne Zögern legt er das Mutter-Seil außen neben den Vater-Klotz: „So wäre ich nicht mehr so gefangen."

Frau Lucca: Ihr Bild ist zunächst sehr unübersichtlich, 15 Gegenstände liegen da in vier Reihen. Sie erklärt, sie habe außer Eltern, Großeltern und Geschwistern auch zwei (getrennte) Ehemänner und zwei Töchter dargestellt: oben vier Bälle – die Großeltern, dann zwei Steine für Mutter und Vater, in der nächsten Reihe fünf Steine für sie und ihre Geschwister, dazu ihr gewalttätiger erster und ihr zweiter Mann (Sandsäckchen), in der vierten Reihe schließlich zwei Igelbälle (ihre Töchter vom ersten Mann). Sie ist eine von vielen in der Reihe, als mittleres Kind mit den jüngeren Geschwistern bei den Großeltern in Portugal geblieben, als die Eltern nach Deutschland gingen. Die Familie als Ganzes ist ihr Halt, so wie sie es als Kind gelernt hat. Heute wollen ihre Töchter, die in Deutschland aufgewachsen sind, nicht mehr die traditionelle Rolle einnehmen und sich um die Mutter kümmern, wenn sie das braucht, sondern ihren Berufen nachgehen. In diesem Konflikt zwischen traditionellem und modernem westlichen Familienbild wirkt ihr Symptom des Nicht-mehr-laufen-könnens wie ein körperlich verstärkter Hilferuf nach einer, laut der Tradition berechtigten Versorgung durch die Familie. Als sie die große Anzahl von Figuren sieht, fällt ihr auch auf, welche Last es sein kann, sich um so viele zu kümmern.

Frau Hinrich: Sie ist die ganze Zeit unentschlossen, wählt Gegenstände und legt sie wieder weg, schließlich bleiben wenige: ein raues Stück Holz (sie selbst), ein altes schmuddeliges Sandsäckchen (Mutter), ein glänzender glatter Steinquader (Vater), zwei Holzkegel (Stiefeltern). Alle liegen weit auseinander auf der Decke. Es wirkt einsam und verloren. Sie schämt sich, diese Herkunft zeigen zu müssen, redet dann aber ganz schnell: „Mein Vater wollte nichts mit mir zu tun haben. Meine Mutter war allein mit mir und

begann zu trinken und starb, als ich sechs Jahre alt war. Tante und Onkel haben mich mit Strenge und Schlägen aufgezogen, damit ich nicht Trinkerin werde wie die Mutter. Ich habe einmal meinen Vater getroffen und habe eine Weihnachtskarte von ihm bekommen. Das ist alles."
Herr Steimer: Auf seiner Decke liegen drei kleine Steine, weit auseinander, im Dreieck. „Ich habe keine Großeltern, Onkel oder Tanten, keine Geschwister. Wir waren immer nur Vater, Mutter und Kind. Es wurde wenig geredet zu Hause. Mein Vater arbeitete als Postbeamter, meine Mutter war Hausfrau, das Geld war gerade ausreichend. In der Schule konnten sie mir nicht helfen, dass ich aufs Gymnasium kam, war ihnen unheimlich. Der Mathe-Lehrer hat mich unterstützt, dass ich Abitur machen und dann studieren durfte." Die Kargheit dieser Familie spiegelt sich in der Kargheit der Gestaltung.
Frau Sommer: In einem Kreis liegen zwei große und drei kleine Holzkugeln: Die Familie, die in der Fremde zusammenhalten musste. Ihre Eltern waren während des Zweiten Weltkrieges als Wolgadeutsche nach Sibirien verbannt worden, sie musste als Kind schon früh harte Arbeit leisten, z.B. die Tiere füttern und den Stall ausmisten. Zwei ältere Brüder haben sie immer geärgert. Spielen kannte sie nicht.
Herr Bödefeld: Dicht vor einer dicken Holzrolle von 50 cm Höhe und einem gleich hohen roten Pezziball stehen eine kleine Rolle von 15 cm Höhe und ein ebenso hoher Ball. An den vier Ecken der Decke noch zwei mittelgroße Rollen und Bälle. „Eine wohlhabende protestantische Familie – wir lebten im Haus der mütterlichen Eltern. Mein Vater hat die Tochter des Firmenchefs geheiratet und war als Partner in die Firma eingestiegen. Alle wollten mich als einzigen Sohn zu seinem Nachfolger machen. Meine Schwester interessierte sich viel mehr für die Firma. In der Jugend rebellierte ich und studierte in Berlin Psychologie. Schließlich bin ich dann über verschiedene Beratertätigkeiten doch anderswo im Firmenmanagement gelandet, während meine Schwester das Familienunternehmen weiterführt."
Frau Langer: Ein schwarzer Stein liegt neben ihrem Bilderrahmen. Ein schlapper Luftballon, eine Murmel und ein großer Stein, der auf der Murmel liegt, mehr ist nicht in ihrem Bild: „Mein Vater ist schon lange tot, den will ich nicht in meinem Bild haben. Er hat geschlagen und das Geld der Familie versoffen. Meine Mutter hat sich nie gegen ihn gewehrt, wie ein schlapper Luftballon. Sie konnte auch meinen sieben Jahre älteren Bruder nicht im Zaume halten. Er hat sich an mir vergriffen, und ich hatte niemandem, der mir half." Sie weint bitterlich. Die Gruppe ist erschrocken, entsetzt, berührt. Die Massivität im Bild des Steins auf der Murmel hat jetzt einen Namen bekommen. Die Therapeutin bleibt bei der Skulptur und fragt Frau Langer nach der Murmel: „Wo wäre die Murmel besser aufgehoben?" Sie zögert nicht lange, nimmt sie aus der Skulptur und steckt sie in die Tasche. „So kann ich

auf die Kleine aufpassen." Die Gruppe ist erleichtert. Frau Langer nimmt die Murmel bis zur nächsten Stunde mit.

**Reflexion:** Die Familienskulptur ist einerseits, wie jede freie Gestaltung, eine Ausdrucksform des Unbewussten, andererseits ermöglicht sie, sich Beziehungen von außen anzuschauen und Veränderungen in verwickelten Konstellationen im Außen der Gegenstände zu erproben. Das innere Bild wird nach außen gesetzt und kann hier verändert werden. Das hat eine Rückwirkung auf die inneren Bilder. Die erwachsene Frau kann das innere Kind jetzt schützen. Damit werden neue innere Strukturen geschaffen. Die Gegenstände erhalten eine symbolische Bedeutung, die in Sprache gefasst wird. Damit dieser Prozess der Symbolisierung gelingen kann, muss die Gruppe ein gewisses Vertrauen zueinander und zur Gruppenleiterin aufgebaut haben.

Das Risiko besteht, dass alte Traumata in der Gestaltung ihren Ausdruck finden und traumaspezifische Reaktionen wie Dissoziation oder Flashbacks die Patientin überfallen. Auf der anderen Seite besteht in der Arbeit mit der Skulptur die Möglichkeit einer dosierten Bewältigung, unter Erhaltung der Handlungsfähigkeit. Frau Langer nimmt ihr Kind-Ich-Symbol an sich und übernimmt als Erwachsene dafür Verantwortung. So kommt sie aus der kindlichen Hilflosigkeit heraus.

### 13. Stunde: Abgrenzen und Anvertrauen II

Im Team berichten die Einzel- und Gruppentherapeuten, dass die letzte Stunde viel Gesprächsbedarf erzeugt hat. Die Gestaltung der Herkunftsfamilie und ihre Beschreibung öffnet Wege, die aktuellen Konflikte und strukturellen Schwächen vor dem Hintergrund der alten Familienmuster zu verstehen, und gelegentlich auch, neue Lösungen und Verhaltensmuster zu erproben. Frau Langer bringt ihre Murmel mit in die Stunde und bittet darum, sie noch länger behalten zu können. Sie habe sie die ganze Zeit in der Tasche gehabt und immer wieder danach getastet und sie warm gehalten. So sorgt sie symbolisch für sich bzw. das missbrauchte Kind in ihr. Wir verabreden, dass sie die Murmel bis zur letzten Gruppenstunde behalten kann.

Unter dem Stichwort „für sich sorgen" steht mein heutiges Angebot zum Thema Abgrenzen und Anvertrauen auch. Die Körpergrenze als der Ort des Körpers, wo Kontakt entstehen kann, soll deutlich gemacht werden.

**Angebot:** „Tun Sie sich zu zweit zusammen und nehmen Sie sich einen Igelball. Eine/r rollt dem/der anderen den Rücken mit dem Igelball ab. Prüfen Sie, welche Rolle Sie zuerst einnehmen wollen und welche Lage oder Haltung als Behandelte dafür für Sie stimmt. Sie können sich auf eine Decke auf den Boden legen oder auf ein Kissen auf den Boden setzen. Die Behandelnden setzen sich daneben oder dahinter und sorgen auch für eine gute Sitzposition für sich. ... Wenn beide bereit sind, beginnen die Behandelnden und platzieren den Igelball auf dem Rücken der/s anderen und nehmen Kontakt auf. Nach und nach rollen Sie den Igelball über den ganzen Rücken. Spüren Sie, welches Tempo, welcher Krafteinsatz passt. ... Als Behandelte verfolgen Sie mit Ihrer Aufmerksamkeit den Weg des Igelballs auf Ihrem Rücken. Spüren Sie, was Ihnen gut tut, was nicht so gut tut. Welche Körperstellen brauchen kräftigeren Druck, welche zarteren? Wo sollte der Ball länger verweilen, wo kürzer? Teilen Sie dem Behandelnden mit, was Sie brauchen."

**Die Gruppe:** Die Paare finden sich schnell. Für Herrn Bödefeld und Frau Sommer sowie Herr Steimern und Frau Rothe ist Liegen möglich, Herr Zander und Frau Lucca sowie Frau Langer und Frau Hinrich wählen eine Sitzhaltung. In der tätigen Ruhe hört man leise die Signale der Behandelten. Die Gruppenmitglieder haben untereinander Vertrauen gewonnen, so dass sie sich auf Nähe, Berührung, Kontakt einlassen können. Etwa zehn Minuten sind sie so tätig. Auch die Verabschiedung aus einer dichten Begegnung braucht eine Form.

„Beenden Sie das Abrollen in den nächsten Minuten und verabschieden sich durch eine Geste vom anderen. Spüren Sie beide noch eine Weile nach, wie sich der Rücken anfühlt, die Hände, der ganze Körper. ... Setzen Sie sich dann auf und wechseln die Rollen."

Frau Hinrich will sich nicht abrollen lassen, sie lehnt im Sitzen gegen die Wand und rollt so selbst den Igelball ihren Rücken entlang. Frau Langer bedauert es, nichts tun zu können, wickelt sich dann aber in ihre Decke und ruht aus. Die anderen wirken zufrieden mit der Aufgabe.

**Gruppengespräch:** „Wenn meine Frau das wüsste", ist lachend Herrn Bödefelds erster Kommentar und Frau Sommer errötet verlegen: „Auf so eine Idee käme mein Mann nie." Beide haben sich liebevoll um den Rücken der/s anderen gekümmert und haben die zärtliche Fürsorge genossen. Die erotische Konnotation seines Spruchs klingt wie Abwehr der fürsorglichen Nähe. Herr Steimer ist noch ganz verträumt: „So was habe ich noch nie erlebt, so nah an mir war noch keiner. Zuerst war ich ganz verspannt, aber dann konnte ich es genießen." Und Frau Rothe gibt ihm Rückmeldung: „Zuerst warst Du viel zu vorsichtig, ich spürte den Ball gar nicht. Aber nach und nach trautest Du Dich mehr und half es mir gut, meinen verspannten Rücken zu spüren, und jetzt fühlt er sich frei an."

Frau Luccas Rückenschmerzen sind weniger geworden. Herr Zander war abgelenkt von den anderen, er konnte sich nicht auf sich konzentrieren. Frau Langer fühlte sich gut behandelt von Frau Hinrich, hat aber nun ein schlechtes Gewissen, dass sie nichts zurück geben konnte.

**Reflexion:** In der zweiten Hälfte der Behandlung geht es darum, neue Erfahrungen zu machen und neuen Verhalten zu erproben. Dazu gehören der Kontakt mit dem eigenen Körper und der leibliche Kontakt mit anderen. Wenn die Erfahrungen als Kind nur negativ waren, also übergriffig, schmerzvoll oder zu wenig an Berührung, so ist es in der Gruppe möglich, neue andere Berührungen zu erleben. Die neue Qualität wohlwollender Versorgung des Rückens durch einen anderen kann Anstöße geben, auch mit sich selbst wohlwollend umzugehen.

Der Igelball ist ein Hilfsmittel, das durch seine Stacheligkeit zunächst den Rücken als Grenze des Körpers betont. Damit ist einem zu schnellen Verschmelzen mit dem anderen vorgebeugt, wie es etwa die Behandlung des Rückens mit der eigenen Hand anregen könnte. So wird das dialektische Verhältnis von Abgrenzen und Anvertrauen erfahrbar.

Ein weiterer Aspekt bei dieser Zweierübung ist das wechselseitige Geben und Nehmen. Der Liegende nimmt die Behandlung entgegen, aber er gibt dem Behandelnden auch sein Vertrauen. Der Behandelnde gibt seine Aktivität und Zuwendung, er bekommt aber auch das Vertrauen geschenkt.

Die Gruppe ist nun schon vertraut damit, dass jedes Angebot der Therapeutin modifiziert und den eigenen Möglichkeiten angepasst werden kann.

Mit der scherzhaften Erwähnung der Ehefrau wird erstmals in der Gruppe auch auf die aktuellen Partnerschaften hingewiesen. Damit deutet sich ein möglicher neuer Themenbereich an: Wie sehen die aktuellen Beziehungen und Beziehungskonflikte aus? Häufig werden zu Beginn der Behandlung Körpersymptome oder berufliche Konflikte als behandlungsrelevant genannt, die Ehe oder Partnerschaft wird als gut bezeichnet.

Akute Konflikte brechen an den Wochenenden aus, wenn die Patientinnen für eine Nacht nach Hause fahren und mit ihrer veränderten Aufmerksamkeit in die alten Rollenerwartungen zurückkommen. Auch können die Partner zu Hause eifersüchtig auf die Mitpatientinnen werden, mit denen die Kranke sich so gut versteht, und denen sie mehr von sich erzählt als zu Hause.

## 14. Stunde: Führen und Folgen

Um die Aufmerksamkeit auf aktuelle Beziehungen zu richten, sowohl die in der Gruppe als auch die zu Hause, schlage ich vor, sich im Stehen zu zweit zusammen zu tun, und zwar mal mit jemandem, mit der/dem sie sonst weniger zu tun haben. Mit etwas Murren: „Warum nicht im Liegen?", lässt sich die Gruppe drauf ein. Das Angebot ist in vier Stufen strukturiert: A führt B, B führt A, keine/r führt, Partnerwechsel und Stufe 3 nochmal.

**Angebot:** „Verabreden Sie, wer zunächst die Rolle der Führenden übernimmt und wer folgt. Gehen Sie dann durch den Raum, eine/r führt den anderen, mit einem Zwischenraum zwischen den Händen von 5–10cm. *Keine Berührung!* Probieren Sie aus, welche Bewegungen, Drehungen, Tempo, Höhe, Tiefe etc. möglich sind. Nehmen Sie wahr, wie es Ihnen in der jeweiligen Rolle körperlich zu Mute ist. Sind Sie vorsichtig mit dem/r Folgenden oder forsch? ... Genießen Sie die Führung zu haben, oder ist es unangenehm? ... Können Sie sich anvertrauen, oder möchten Sie lieber selbst führen? ... Was geschieht zwischen den Handflächen?"

**Die Gruppe:** So erkunden die Paare, zu führen, zu folgen und schließlich zusammen durch den Raum zu gehen, ohne dass die Rollen festgelegt sind. Der Partnerwechsel gibt noch eine Vergleichsmöglichkeit im Umgang mit verschiedenen Gruppenmitgliedern.

Herr Steimer und Frau Sommer gehen flott und spielerisch. Herr Bödefeld und Frau Hinrich haben einen halben Meter Abstand, sie geht zögernd hinter ihm her, bzw. schiebt ihn vor sich her. Frau Rothe und Frau Lucca gehen vorsichtig, Frau Lucca ist unsicher auf den Beinen, aber die Hand ihrer Partnerin scheint ihr Halt zu geben. Frau Langer und Herr Zander nehmen Tempo auf. Sie führt ihn mit Vergnügen in die Irre, er revanchiert sich mit Lachen.

Als keine Rollen mehr vorgegeben sind, entstehen ganz eigene Bewegungsgestaltungen. Frau Rothe und Frau Lucca stehen sich gegenüber und beginnen einen gemeinsamen Tanz mit den Händen, sie stimmen sich ein und genießen die synchronen Bewegungen. Frau Langer und Herr Zander haben entdeckt, dass eine Gebärde des „Stopp" neue Möglichkeiten birgt und experimentieren damit. Herr Steimer und Frau Sommer kommen ins Tanzen miteinander und umeinander. Frau Hinrich hält ihren Abstand zu Herrn Bödefeld, kommt aber nicht umhin, manchmal zu lächeln.

**Gruppengespräch:** Von den vielfältigen Erfahrungen (als Führende, als Folgende, in der freien Begegnung, im Vergleich von zwei verschiedenen Partnern) wird vor allem der Vergleich wichtig. Die Gruppenmitglieder erhalten zwei verschiedene Rückmeldungen und geben sie an zwei Partner weiter.

Unterschiede zwischen den Partnern, aber auch Ähnlichkeiten, werden benannt. So kommt ein Kreisgespräch in Gang, dass alle einbezieht, und die Beziehungsmuster in dieser konkreten Übung kommen zur Sprache. Beispielhaft sei Herr Steimer genannt, der von sich selbst überrascht ist, dass er so lebhaft mit Frau Sommer war, auch Vergnügen an der Führungsrolle hatte. „Dass sich dann so ein Tanz daraus entwickelt, hätte ich nie gedacht. Ich merke, wie vergnüglich es sein kann, in Kontakt mit anderen zu kommen." Auch mit Herrn Zander tanzt er dann weiter, und der lässt sich drauf ein. Und er bekommt die Rückmeldung, dass er überzeugend in seiner Führung gewesen sei.

Frau Hinrich bemerkt, dass sie es mit Herrn Bödefeld gut geschafft hat, „sich den Mann vom Leib zu halten". Er ist auf ihr Abstandssignal eingegangen, und trotzdem ist ein gemeinsames Gehen möglich. Er bemerkt: „Und es hat dir doch auch ein bisschen Freude gemacht oder?" Sie nickt fast unmerklich, wendet sich dann aber ab, als ob das schon zu viel an Kontakt gewesen ist. Er wird nachdenklich und bekümmert: „Meine Frau und ich haben auch so einen großen Abstand zueinander. Erst war ich immer so viel unterwegs und fehlte ihr. Jetzt möchte ich ihr gerne näher kommen, aber sie lässt mich nicht." Da bekommt er von Frau Rothe, seiner zweiten Partnerin, zu hören: „Du bist dann auch viel zu stürmisch. Ich hätte mehr Zeit gebraucht, dann hätte ich mir einen Tanz mit dir vorstellen können."

**Reflexion:** Das „Berührungsverbot" ist eine Hilfe, um das Beziehungsmuster leichter erfahrbar zu machen. Der Kontakt, der zwischen zwei Händen entsteht, die sich aufeinander beziehen, aber nicht berühren, wird oft verglichen mit magnetischer Kraft, es ist wie ein Kraftfeld, das ständig ausbalanciert werden muss. Eine Spannung entsteht, die nach Auflösung drängt, die aber, wenn sie gehalten werden kann, eine intensive tänzerisch-spielerische Begegnung ermöglicht.

„Führen und Folgen" ist ein Grundmuster in Beziehungen jeder Art. Hier wird es in seine Anteile zerlegt, so dass jeder Pol erst einmal in seinem Extrem gespürt werden kann. Die Überzeichnung hilft einerseits, sich hineinzubegeben, ohne gleich sein eigenes schwieriges Muster darstellen zu müssen, sie macht es leichter, sich auch ungewöhnlich oder „unerwünscht" zu geben, es nimmt die Über-Ich-Kontrolle raus. Das führt häufig zu lustvollem Handeln, da die eigenen moralischen Grenzen mal übertreten werden dürfen („Den anderen mal nach meiner Pfeife tanzen zu lassen").

Aber manche Gruppenmitglieder entdecken, dass sie sich gerne führen lassen, ihnen die Verantwortung des Führens zu groß ist, auch wenn das mit einem modernen Frauenbild nicht übereinstimmt. So können Wünsche und Sehnsüchte im spielerischen Tun entdeckt werden, ohne dass sie gleich „ernsthafte" Konsequenzen haben müssen. Wenn der Erfahrungsraum und der Raum für therapeutisches Gespräch (Kap. 3.9) getrennt sind, so können sich im ersteren kindliche, alte oder pathologische Muster entfalten, die dann im Gespräch benannt und verstanden werden können. Aber auch neue Entwicklungen und Veränderungen werden gesehen (wie das Lächeln der Frau Hinrich) und ausgesprochen. Hier geschieht Entwicklung. Sie kann nicht mehr daran vorbei, dass es etwas in der Begegnung gab, dass ihr Freude gemacht hat. Die Rückmeldung von Gruppenmitgliedern ist sehr wertvoll für die Einzelnen, da sie direkt, spontan und ohne therapeutische Distanz ausgesprochen werden. Die Aufgabe der Therapeutin ist es, das Gespräch so zu moderieren, dass die Rückmeldungen verträglich sind.

### 15. Stunde: Selbstbild-Fremdbild

„Was haltet Ihr eigentlich von mir? Sagt mir doch bitte mal ganz offen, was Ihr blöd an mir findet." Mit dieser Aufforderung kommt Frau Langer in die nächste Stunde. Schweigen. Die Therapeutin versucht zunächst mit ihr zu klären, wie sie gerade jetzt auf diese Frage kommt, und was sie von den Antworten erwartet. Nach und nach kommt heraus, dass Frau Rothe in der Gesprächsgruppe genau diese Fragen gestellt und viel konstruktive Rückmeldung bekommen hatte. Das möchte Frau Langer jetzt auch haben, fragt aber nach kritischen Kommentaren.

Das wirft ein Licht auf die Zusammenarbeit von Gesprächsgruppe und KBT. Direkt auf die Frage einzugehen, hätte einen Methodenwechsel bedeutet und die KBT zur Gesprächsgruppe gemacht. Die besonderen Möglichkeiten der KBT wären vertan gewesen. Gruppendynamisch ist an Eifersucht/Rivalität der Frauen zu denken, womit die Gruppe sich nicht auseinandersetzen will, deshalb Schweigen. Mit dem heutigen Angebot besteht die Chance, das vorgeschlagene Thema „Fremdbild" zu erweitern und in einen Handlungsdialog zu übersetzen.

**Angebot:** „Tun Sie sich zu zweit zusammen und nutzen Sie die Seile, um nacheinander gegenseitig einen Umriss des Körpers auf dem Boden auszulegen. Füllen Sie den Umriss mit Materialien aus, so wie Sie ihr Gegenüber erleben. Gestalten Sie so Ihr Bild vom anderen."

**Die Gruppe:** Die Gruppe geht darauf ein und kommt in eine kreative Gestaltungsphase. Manche Umrisse werden der Anatomie folgend ausgefüllt, Arme, Beine, Hände, Füße dargestellt. Einige werden mit bunten Tüchern, Sandsäckchen, Bällen gefüllt. Dann wächst die Neugierde auf die Darstellung der eigenen Person und alle wenden sich „ihrer" Figur zu. Nachdenklich, fragend, vergnügt oder misstrauisch.

**Gruppengespräch:** Das Gruppengespräch ist dieses Mal strukturiert. Zunächst beschreibt die Dargestellte, was sie in dem Bild erkennt, dann erläutert die Darstellende ihre Bedeutung. Frau Rothe hat Frau Langers Umriss mit einem dicken Tau gestaltet und mit zarten Seidentüchern ausgefüllt, ein Stein liegt am Platz des Herzens. Frau Langers Selbstinterpretation: „Ich habe ein steinernes Herz", widerspricht Frau Rothe: „Nein, Du hast das Herz am rechten Fleck, hast ein empfindliches Inneres mit einer rauen Schale". Frau Langer hält inne, schaut erstaunt und ungläubig auf Frau Rothe. So eine positive Rückmeldung hatte sie nicht erwartet, sie will es gleich wegwischen und dagegen reden, aber die Therapeutin unterbricht sie und ermutigt, das Gehörte wirklich aufzunehmen. Eine Zeitlang ist es einfach still in der Gruppe, ein Moment des therapeutischen Wandels ist spürbar.

**Reflexion:** Veränderungen eines negativen Selbstbildes sind schwer. Die Patientin hat einerseits in der Gesprächsgruppe miterlebt, wie gut ein Feedback der Gruppe sein kann, andererseits zeigt sie ihr altes Muster, sowieso nur Kritik zu erwarten. Wenn nun die Mitpatientin positive Eigenschaften nicht nur beschreibt, sondern darstellt, so kann die Patientin eine korrigierende emotionale Erfahrung machen. Dieser Erfahrung muss in der Gruppe Raum gelassen werden, damit sie bewusst werden kann. Dafür ist eine stille Zeit, eine Redepause nötig, damit sich der vertraute somatische Marker „Ich werde nur abgelehnt" umwandeln kann in „Ich habe liebenswerte Seiten". Diese leibhaftige Erfahrung muss erst einmal gespürt werden und kann dann in Worte gefasst werden.

### 16. Stunde: Traumreise „Gute Begegnungen"

In der psychodynamisch orientierten Psychotherapie geht es darum, ein Verständnis für die Konflikte, die aktuellen Beschwerden zugrunde liegen, zu bekommen. So ist der Blick oft auf Schwierigkeiten im Umgang mit sich und anderen gerichtet. Aus der systemischen Therapie ist bekannt, dass die Ressourcen eines Menschen gleichermaßen bewusst werden müssen und eine gelungene Therapie beide Elemente vereint.

Ein Angebot lässt sich eher konflikt- oder eher ressourcenorientiert gestalten. Welche Seite beim Patienten dann anklingt, ist nicht immer vorherzusagen. Die Traumreise (oder Imagination) ist eine Technik, die in beide Richtungen gestaltet werden kann. Aus der Traumatherapie (Luise

Reddemann) sind Imaginationen bekannt, die den sicheren Ort oder gute innere Helfer evozieren. In der tiefenpsychologischen Arbeit können Bilder angestoßen werden, in denen wichtigen Personen begegnet wird, und offene Fragen in der Imagination geklärt werden. Mit einer Traumreise findet ein Ebenenwechsel von der Fokussierung auf den Körper und die Körperwahrnehmung zur Fokussierung auf innere Bilder statt. Der Bewusstseinszustand bei einer Traumreise lässt sich beschreiben als auf der Grenze zwischen Wachen und Schlafen; in entspannter konzentrativer Haltung ist ein Kontakt mit dem Unbewussten möglich, ähnlich wie im Traumzustand. Nach C. G. Jung ließe sich der als aktive Imagination bezeichnen.

**Angebot:** „Wählen Sie einen guten Platz und eine gute Lage auf der Decke am Boden. Spüren Sie den ganzen Körper von den Füßen bis zum Kopf. Welche Stellen sind angespannt, welche sind entspannt? … Stellen Sie sich vor, Sie würden aufstehen und sich im Raum umsehen. … Stellen Sie sich vor, Sie würden eine Tür sehen, die sonst nicht da ist – eine Tür in die Welt der Träume und der Phantasie. Gehen Sie durch diese Tür und beginnen Sie Ihre Zeitreise zurück. Begeben Sie sich zu einer Begegnung in der Zeit des Klinikaufenthaltes, in der Sie sich gut und wohl gefühlt haben. Erkunden Sie die Situation mit allen Sinnen. Was hören, sehen, riechen, schmecken, tasten Sie? … Mit welchen Personen sind Sie zusammen? … Wo sind Sie? … Was tun Sie miteinander? … Wie fühlt es sich an? …"

Auf diese Weise werden die Patienten in der Zeit zurück zu guten Begegnungen in der Klinikzeit, vor der Klinikzeit, in der Jugend und in der Kindheit geführt und schließlich wieder zurück in den Gruppenraum und aus der vertieften Versenkung zurückgeholt. Um die Stimmung noch länger zu halten und zu vertiefen, erhält jeder Papier und Stifte (z. B. Ölpastellkreiden) und wird gebeten, die Begegnungen aufs Blatt zu bringen, als Bild, als Text, konkret oder abstrakt.

**Die Gruppe und Gruppengespräch:** Die Gruppe ist still während der Traumreise und auch beim Zeichnen. Eine kreative gute Stille. Es bleibt noch etwas Zeit für einen Austausch, eher für einen kurzen Bericht mit Hilfe der Bilder. Frau Sommer hat eine Skizze mit Blumen gestaltet. Sie erinnerte sich an die Kindheit, wo sie sechsjährig morgens auf einer wunderschönen sommerlichen Blumenwiese in ihrer sibirischen Heimat saß, aber alleine. So findet sie für sich die Begegnung mit der Heimat, mit der Natur als Ressource, aus der sie schöpfen kann.

Frau Lucca dagegen zeichnete als Wichtigstes einige Strichmännchen als Bild für die Mitpatientinnen, von denen sie in der Klinikzeit so viel Ermutigung bekommen hat.

Herr Bödefeld wird verlegen, als er die Jugendbegegnung erzählt. Seine erste heimliche Liebe zu einem Mädchen, das von den Eltern nicht akzeptiert wurde, und das ihn dann verlassen hat.

**Reflexion:** Die Gruppe kennt sich nun gut. Sie ist bereit und in der Lage, sich zu öffnen und ganz persönliche, bedeutsame Erfahrungen miteinander zu teilen. Die Traumreise ist zunächst ganz innerlich, die Gestaltung im Bild hilft, die Erfahrung nach außen zu setzen und sich damit zu zeigen. Gerade bei den guten Begegnungen ist es wichtig, einen vertrauensvollen Rahmen zu halten, um Beschämung zu vermeiden. Und wenn in der Kindheit kein Bild von einer guten menschlichen Begegnung auftaucht, so kann doch die Natur, die Heimat symbolisch für den mütterlichen Grund stehen.

Geht es vielfach zunächst um die Körper- und Gefühls*wahrnehmung*, so ist hier der polare Aspekt des *Ausdrucks* angesprochen. Sowohl in der Bewegung als auch in der Haltung, aber auch in der Gestaltung mit Gegenständen oder im Bild ist nonverbaler Ausdruck möglich. An dieser Stelle überschneiden sich KBT und Kunsttherapie sowie Tanztherapie, die beide mehr den Ausdruck des Fühlens und Erlebens betonen. Die Patientinnen gehen in der Regel sehr erfüllt aus einer solchen Stunde und vertiefen die Erinnerungsspuren an positive Begegnungen. Mit einer Erinnerung an eine positive Begegnung in der Klinik zu beginnen, ist für viele hilfreich, da sie in dieser nährenden Umgebung nach langem Rückzug in der Erkrankung sich erstmals wieder auf Menschen einlassen oder überhaupt bewusst positive Beziehungen erleben. Deshalb sind die Therapiegruppe und die Stationsgemeinschaft so wichtig und können nicht durch Einzeltherapie ersetzt werden.

### 17. Stunde: Die Zukunft in den Blick nehmen

Nach dem Rückblick der letzten Stunde, in dem sich die Patientinnen ihrer Ressourcen bewusst geworden sind, nähert sich nun der Abschied. Es wird Zeit, den Blick nach vorn zu wenden und die Zukunft ins Auge zu fassen. So wie Kinder vom sicheren Hafen der Bindung zur Mutter aufbrechen können, die Welt zu erkunden, so können die Patientinnen jetzt vom sicheren Hafen der Gruppe aus Neugier entfalten und in die Welt aufbrechen. Das Kind kann dann bei Gefahr zurück zur Mutter und ihrer Sicherheit. Das wird in der Stunde symbolisch mit dem Rückhalt an der Wand erprobt.

**Angebot:** „Stellen Sie sich mit dem Rücken an die Wand und lehnen sich an. Finden Sie einen bequemen Stand für sich und spüren den Rückhalt. … Schauen Sie sich nun im Raum um und fassen einen Gegenstand oder etwas im Raum ins Auge. … Lösen Sie sich von der Wand und gehen Sie auf das Ziel zu. … Welches Tempo ist passend? … Wie fühlt es sich an auf dem Weg? … Wie fühlt es sich an, wenn Sie angekommen sind? … Wohin geht Ihr Weg weiter – wieder zurück oder dort bleiben oder anderen begegnen oder …?"
**Die Gruppe:** Die Gruppe beginnt mit dem Vertrauten. Die Wand im Rücken haben sie schon mal erkundet, dieses Mal aber mit dem Hinweis, den Rückhalt wahrzunehmen. In ganz unterschiedlichen Tempi machen sie sich auf den Weg. Frau Hinrich bleibt lange in ihrer Ecke stehen, macht dann einen Schritt vorwärts und geht schnell wieder zurück. Herr Steimer schlendert vergnügt quer durch den Raum und bleibt vor einer Steckdose stehen. Herr Zander stellt sich neben ihn und schaut auch auf die Steckdose. Beide schauen sich an und prusten lachend los.
**Gruppengespräch:** Für Frau Hinrich war alles zu viel, sie konnte sich nicht vorstellen, durch den Raum zu gehen, sie fand keinen Gegenstand, der sie so neugierig gemacht hätte, dass sie hätte durch den Raum gehen können. Für sie sind der Abschied und das Ende der Therapie bedrohlich, sie hat keine Hoffnung auf Besserung gefunden. Einen Schritt macht sie der Therapeutin zuliebe, aber kehrt direkt wieder um.
Herr Steimer fühlt sich befreit im Vergleich zum Beginn der Therapie, er traut sich, quer durch den Raum zu gehen, sich zu zeigen und initiativ zu sein. Auch spielt er mit dem Angebot und wählt die Steckdose, um die Therapeutin zu verblüffen/veräppeln. Herr Zander dagegen fragt sich, warum hier eine Steckdose auf Augenhöhe angebracht ist. Er nimmt es nicht symbolisch, sondern naturalistisch, lässt sich aber vom Vergnügen des anderen anstecken.

**Reflexion:** Gegen Ende der Behandlung können die Angebote freier werden, die freie Bewegungsassoziation (Kap. 3.7) kommt jetzt zum Tragen. Jedes Gruppenmitglied handelt und bewegt sich auf seine spezifische Weise und setzt das offenere Angebot der Therapeutin auf seine Weise um. Dabei ist auch Raum für die Inszenierung von Übertragungen oder Gestaltung der Bewegung in Bezug auf die Therapeutin. Frau Hinrich zeigt, dass die Anforderung an sie zu hoch ist und löst damit in der Gegenübertragung auch Ärger bei der Therapeutin aus: Sie sollte doch jetzt mal Schritte nach vorn machen! Diesen unausgesprochenen Erwartungen der Therapeutin stellt sie ihren Rückzug entgegen.

Herr Zander tut sich immer noch schwer mit der Symbolisierung, während Herr Steimer das Vorgehen der KBT und der Therapeutin verstanden hat und, da er seine Schüchternheit in der Gruppe auflösen konnte, mit den

Sprachspielen zu jonglieren beginnt. Die Therapeutin spürt ihren Stolz auf die Entwicklung des jungen Mannes.

### 18. Stunde: Ein Gruppenhaus bauen

In der Phase des Abschieds wird die Gruppe bedeutsam als Ort, an dem sich alle auf ihre Weise geöffnet und ihre Schattenseiten gezeigt haben, aber auch gute neue Erfahrungen miteinander gemacht haben. Im kreativen Handeln können nun Verbundenheit, Kraft, Selbstwirksamkeit und Konfliktfähigkeit erprobt werden. Hier bietet sich die Gruppengestaltung an in Form eines unstrukturierten Angebots, dass der Phantasie und Gestaltungsfreude Raum gibt.

**Angebot:** Nutzen Sie den Raum und die Materialien, um gemeinsam ein Gruppenhaus zu bauen, in dem Sie alle Platz haben.
**Die Gruppe:** Die Gruppe lässt sich ein und nach und nach entsteht aus ganz unterschiedlichen Ideen ein gemeinsames Werk. Es werden Wände aus den großen Sitzkissen, eine Dachkonstruktion aus Bambusstäben und ein Dach aus Tüchern und Decken gebaut, ein Vorgarten mit Blumen und Tieren, ein symbolisches Lagerfeuer in der Mitte. Die Männer sind eher mit der Konstruktion beschäftigt, die Frauen mit der Dekoration. Schließlich finden alle einen Platz in dem Haus, die Therapeutin ist draußen, hat keinen Einblick. Es wird ruhig, ab und zu ein Kichern, die Stimmung ist vergnügt, lustvoll, entspannt. Nach einigen Minuten wird eine Spannung spürbar – dann wird die Therapeutin eingeladen, mit ins Haus hineinzukommen. Sie setzt sich in die Tür. Im Gruppenhaus ist es warm, eng, dicht, die Gruppe lehnt sich aneinander an. Zeit für phantasievolle Geschichten. In Form eines Märchens, zu dem reihum jede/r einen Satz hinzufügt, entsteht die Geschichte der Gruppe noch einmal in symbolischer Form. „Es war einmal ein König und eine Königin, die hatten drei Söhne und fünf Töchter …" Irgendwann wird es der ersten zu unbequem, zu warm, zu eng, Frau Heinrich verlässt das Gruppenhaus und atmet draußen tief durch. Die anderen folgen und nehmen ihr Werk von außen nochmals wahr. „Das bleibt jetzt für immer hier stehen", wird der Wunsch nach Endlosigkeit in Worte gefasst. Die Therapeutin ruft aber zum Aufräumen auf, ein bewusstes Abbauen des Werkes, bis der Raum wieder ganz leer ist.
**Gruppengespräch:** Im Gruppengespräch werden Vergleiche mit dem Anfang (einen Raum für sich einrichten) gezogen. Der Umgang miteinander bei der Gestaltungsaufgabe wird reflektiert, eigene Anteile und Verhaltensmuster benannt und die Erkenntnis, dass die gute Erfahrung miteinander sich als

Bild, als Körpererfahrung, als Stimmung ins Gedächtnis einprägt und in Zukunft bei Bedarf wieder abgerufen werden kann.

**Reflexion:** Eine Gruppe, die das Handwerkszeug der KBT, den Körper wahrzunehmen, handelnd die Umgebung zu erkunden und sich auf spielerisches Miteinander einzulassen, kennengelernt hat und nutzen kann, kann in der freien Bewegungsgestaltung die Phantasie und Kreativität entfalten. Die Gruppe erlebt gleichzeitig die Ernte der intensiven Gruppenarbeit und die Freude, die eigenen Ressourcen zu entdecken und zu nutzen. Konflikte können jetzt angemessen thematisiert werden. So wird etwa der Vorwurf von Frau Langer, Herr Bödefeld habe die Bauleitung an sich gerissen, von ihm gekontert mit: „Ihr habt sie mir auch überlassen, und ich war stolz, dass meine Ideen bei Euch ankamen." Vergleiche zum Gruppenbeginn können die Entwicklung und Veränderung verdeutlichen, wo dieser Dialog in aufgeregter Empörung und gekränktem Rückzug geendet hätte.

Die Materialien und die handelnde Gestaltung helfen dabei, eine Metakommunikation zu führen. Der Erfahrungsraum wird von allen geteilt und über das gemeinsam Erlebte kann reflektiert werden. Es geht nicht um draußen und damals, sondern um das Hier und Gerade eben.

Um nicht in einer Idealisierung und Gruppeneuphorie verhaftet zu bleiben, ist die Auflösung der kollektiven Regression wichtig. Die Impulse zu merken, wann das dichte Miteinander genug ist und sich zu erlauben, ihnen zu folgen und sich wieder zu individuieren. Und schließlich kommt die Endlichkeit des Lebens bzw. der Gruppe in Form des Auftrags, das Haus wieder abzubauen, in die Aufmerksamkeit. Manchmal möchten Patientinnen dann zur Erinnerung ein Foto des Werkes machen. Mit dem Hinweis, dass sie die Erinnerung leibhaftig in sich tragen, ist das dann gar nicht mehr nötig. So werden viele Kanäle des Leibgedächtnisses angesprochen und gute Erinnerungsspuren für die Zukunft geschaffen.

### 19. Stunde: Alleine – zu zweit – in der Gruppe

Seile bietet ein breites Spektrum an Nutzungs- und Symbolisierungsmöglichkeiten. Ihre Bedeutung geht vom Kinderspielzeug (Springseil) über die Schifffahrt (Taue und Knoten) bis zum Galgen und dem Seil, mit dem man sich aufhängen kann. Seile schaffen Verbindung und können fesseln. Das freie Angebot, sich mit einem Seil vertraut zu machen, kann diese und viele unterschiedliche Assoziationen hervorrufen. Am Ende einer Gruppe sollen aber nicht nochmals tiefe Prozesse angestoßen werden, deshalb empfiehlt sich ein zunächst strukturiertes Angebot zur Körperwahrnehmung.

**Angebot:** Nehmen Sie sich ein (Spring-)seil legen es etwa auf 1m Länge zusammen und nehmen es in beide Hände und rubbeln damit den Rücken ab (ähnlich wie mit einem Badetuch). ... Setzen Sie das fort am Gesäß, den Rückseiten der Beine, den Vorderseiten der Beine, der Körpervorderseite. ... Spüren Sie die Belebung durch das Seil, die Wärme und die Kraft. ... Wählen Sie dann einen Partner und verknoten die Seile zu einem Ring und lehnen sich beide hinein, so dass Sie sich gegenseitig über die Seilverbindung halten. Welche Be-Ziehung entsteht da zwischen Ihnen? ... Stellen Sie nun Verbindungen zu allen Gruppenmitgliedern über die Seile her und erkunden Sie die Gruppen-Be-Ziehungen.

**Die Gruppe:** Die Gruppe nutzt das erste Angebot zur Eigenerkundung und Belebung. Alle werden munter. Zu zweit erproben sie vor allem, sich auszubalancieren und gegenseitig Halt zu geben. Erst im Gruppenmiteinander kommt mehr Bewegung auf. Die Seile werden zu einem Netz verknüpft und verschlungen. Zug und Gegenzug werden erprobt und es einwickelt sich ein kraftvolles Hin und Her von Ziehen und Gezogen werden, alle gegeneinander oder vier gegen vier. Es ist verbunden mit viel Lachen. Frau Hinrich hat ihr Seil sehr lang gelassen, so dass sie zwar verbunden ist, aber nicht in das wilder werdende Gezerre verwickelt ist. Frau Lucca steht strahlend zwischen allen Gruppenmitgliedern und kann ihre Beine nutzen und setzt sich kraftvoll ein. Zum Abschluss bekommt die Gruppe ein langes dickes Endlosseil, bildet einen Kreis und alle können sich an das Seil anlehnen. Die Gruppe hält.

**Gruppengespräch:** Im Vordergrund steht der Vergleich mit dem Gruppenbeginn. Verschiedene hätten sich nicht vorstellen können, sich so auf sich und auf einen anderen oder die ganze Gruppe verlassen zu können. Durch die gemeinsame Arbeit an Körperwahrnehmung, Konflikten und Erinnerungen hat sich in der Gruppe ein Vertrauen entwickelt, das nun benannt werden kann.

**Reflexion:** Während zu Beginn eines Gruppenprozesses in der Arbeit mit den Seilen eher die Konflikt aufdeckenden Aspekte betont werden oder auftauchen können, geht es am Ende einer Gruppe darum, das Gelernte zu vertiefen, zu festigen und als gute Erfahrung zu verankern. Der erste Abschnitt der direkten Körperarbeit mit dem Seil dient zunächst dem Selbstbezug, der Aufmerksamkeit für sich und dem Erproben einfacher hilfreicher Körperinterventionen, die auch zu Hause für sich immer möglich sind.

Der zweite Abschnitt ist ein Beziehungsangebot im wahren Wortsinn. Feste oder lockere, verwickelte oder unverbindliche, abhängige oder autonome Beziehungen können mit dem Seil bildlich dargestellt und erlebt werden, auch Ähnlichkeiten zur eigenen Partnerbeziehung.

Schließlich zeigt sich im dritten Abschnitt im Netzwerk mit den anderen die eigene Rolle in der Gruppe zu diesem Zeitpunkt (z. B. Mittelpunkt,

Strippenzieher, Mitläufer, Außen vor). Die Freude am kraftvollen Spiel miteinander wird geweckt. Es darf gegeneinander sein, ohne zu zerstören. Es darf miteinander sein, ohne zu verschmelzen. Die Abschlussrunde im Seil macht jedem Gruppenmitglied spürbar, wie weit es sich auf die Gruppe einlassen und verlassen will und kann und ermöglicht Unterschiede, ohne dass die Gruppe zerfällt. Gruppenmitglieder erleben das häufig wie ein „Auftanken". Da es ein gegenseitiges Halten und Gehalten werden ist, symbolisiert es auch die Option der wechselseitigen Unterstützung, statt nur entweder Halt zu suchen oder zu geben.

### 20. Stunde: Abschied

Der der Gruppenprozess in den letzten beiden Stunden schon reflektiert wurde, geht es in der letzten Gruppenstunde um den Therapieprozess der einzelnen Gruppenmitglieder.

**Angebot und Gruppe:** „Stellen Sie den Weg in die Klinik, den Weg in der Klinik und den Weg aus der Klinik mit Gegenständen dar. … Gehen Sie dann zum Anfang des Wegs und spüren nach, wie Sie sich damals gefühlt haben. … Dann zur Mitte und dann zum heutigen Zeitpunkt. Nehmen Sie die Veränderung leiblich wahr."
Die Gruppenmitglieder gestalten ihren Weg und erkunden ihn, nachdenklich und konzentriert.
**Gruppengespräch:** Im Gruppengespräch ziehen sie ihr persönliches Resümee, das hier zusammengefasst wird:
Frau Rothe hat verstanden, dass sie sich zugunsten der Familie aufgegeben hatte, wie sie als Kind zurückstehen musste hinter der kranken jüngeren Schwester. Die Zuneigung zu Herrn Steimer hat ihr in der Klinik Aufschwung gegeben, aber die Perspektive ist ihr noch nicht klar.
Herr Steimer hat die Anregungen und das wachstumsfördernde Klima der Gruppe genutzt, um seine unentwickelte emotionale Seite zu entfalten. Er ist lebendig und kontaktfreudig geworden. Die erste Liebe tat ihr Übriges dazu.
Frau Hinrich ist kaum aus ihrer Abwehrhaltung herausgekommen. Sie hat nur einen kleinen Schritt dargestellt, den sie der Therapeutin zuliebe in der Gruppe gemacht hat, aber sie ist wieder zum Ausgangspunkt zurückgegangen.
Frau Langer hat ihr schwieriges Beziehungsmuster vor dem biografischen Hintergrund der Heimerfahrung und der Übergriffe durch den Bruder und fehlenden elterlichen Schutz verstanden. Sie hat sich in der Gruppe nach

einigen Konflikten geborgen gefühlt. Sie stellt sich nun eine (zu)rosige Zukunft vor, wofür sie sicherlich noch einige Zeit ambulanter therapeutischer Begleitung braucht.
Frau Sommer hat Resonanz in der Gruppe gefunden und begonnen, für sich zu sorgen. Sie hat mit ihrem Mann gesprochen, der nach Russland zurückkehren möchte und überlegt, ihn gehen zu lassen. Sie fühlt sich erleichtert und hat deutlich weniger Schmerzen.
Frau Lucca braucht den Rollator nicht mehr, sie geht mit einem Stock. Sie hat die symbolische Bedeutung der Gehstörung verstanden, dass sie Hilfe von der Familie wünschte, die die Tochter nicht bereit ist zu geben.
Herr Zander hat etwas von seinen Autonomiewünschen gespürt, er hat in der Übertragung zur Therapeutin seinen Ärger auf die Mutter erlebt und benannt und mit den Männern in der Gruppe seine Vatersehnsucht entdeckt. Er kann sich noch nicht vorstellen, zu Hause auszuziehen. Er wird zur Mutter zurückkehren.
Herr Bödefeld staunt immer noch, wie er in der KBT mit so kleinen Mitteln zu wichtigen Erkenntnissen gekommen ist, etwa wie die Mischung aus Leistungsanforderungen und Verachtung der Eltern ihn angestachelt haben und er sich dem als junger Mann entzogen hat, aber innerlich nun sich selbst forderte und verachtete. Er wird nach dem Hamburger Modell mit reduzierter Stundenzahl in die Firma wieder einsteigen und erst nach und nach auf volle Stundenzahl erhöhen.

## 4.5 Hinweise zu speziellen Krankheitsbildern

Aus der bisherigen Darstellung ist deutlich geworden, dass die KBT ursprünglich nicht störungsspezifisch für spezielle Diagnosen entwickelt wurde, sondern dass die Behandlung vom Menschen und seinen individuellen Konflikten oder strukturellen Schwächen und Ressourcen ausgeht. Sie versteht sich als Behandlung und Begleitung des ganzen Menschen in seiner so gewordenen Leiblichkeit. Dieses Verständnis hat Einfluss auf den Umgang mit Indikationen und Kontraindikationen.

Nach der folgenden Übersicht zu Indikationen und Kontraindikationen werden für einige Krankheitsbilder Schwerpunktthemen angeben, die typischerweise in der Behandlung beachtet werden müssen. Ausführliche Darstellungen finden sich im „Lehrbuch Konzentrative Bewegungstherapie“ (Schmidt 2006).

## Indikation und Kontraindikation

Hamacher-Erbguth et al. (2013) fassen in ihrem Übersichtsartikel die aktuellen Indikationen für die KBT zusammen:

> „Indikationen zur Krankenbehandlung mit KBT sind psychosomatische Erkrankungen, Essstörungen, Schmerzerkrankungen, neurotische Störungen, depressive Störungen, Belastungsstörungen, Traumafolgestörungen, Suchterkrankungen, Persönlichkeitsstörungen und Entwicklungsstörungen. [...] Neben der Krankenbehandlung findet KBT Anwendung zur Bearbeitung von Lebenskrisen, Paarkonflikten, zur Prävention und Gesundheitsförderung sowie in Supervision und Coaching." (Hamacher-Erbguth et al. 2013, S. 155)

Es gibt kaum Literatur zur Diskussion, für welche Patienten KBT geeignet bzw. ungeeignet ist, da sich die Grundideen in jeder Behandlung individuell anpassen lassen. Becker (2001) hat als erster Überlegungen dazu angestellt, die in vielen Punkten heute noch gültig sind.

Zunächst sind die therapeutischen Gegebenheiten zu beachten, ob es sich um ambulante oder stationäre Behandlung handelt, um Einzel- oder Gruppentherapie, um ausschließliche KBT oder eine kombinierte Therapieform von KBT mit verbaler Therapie. Hinzu kommt die Vielfalt der Grundberufe: Physiotherapie, Psychologie, Medizin oder Pädagogik, um nur die häufigsten zu nennen.

Das am meisten angewandte Setting, KBT-Gruppe kombiniert mit einer verbalen psychodynamischen Gruppe in der Klinik, wurde in den 1970er Jahren für Patientinnen entwickelt, die von analytischer Therapie alleine nicht profitierten. Es handelte sich um Patientinnen mit frühen Störungsanteilen (heute würde man es strukturelle Schwächen nennen) sowie mit ausgeprägtem Abwehrverhalten wie Intellektualisieren, Agieren, Symptomfixierung oder Alexithymie, die in einer klassischen analytischen Behandlung nicht gut zu erreichen waren. Bei psychosomatischen und funktionellen Beschwerdebildern, bei Phobien, bei Körperschemastörungen sowie bei Unterschichtpatienten (Becker 1981) bewährte sich der leibbezogene Ansatz der KBT.

Kontraindikationen ergeben sich entsprechend zu den Indikationen aus Setting, Ausbildungshintergrund der Therapeutin und Störung der Patientin. Zunächst schien die KBT für Patientinnen mit Borderline-Störungen oder Psychosen nicht geeignet. Inzwischen sind Modifikationen entwickelt worden, die bevorzugt mit der Realitätswahrnehmung, Ich-Stützung und Abgrenzung arbeiten, so dass die Indikation auch für diese Patientinnen erweitert werden konnte (Bayerl 2006, Franz 2006). Pokorny et al. (2001) nennen narzisstische und Borderline-Störungen sowie präpsychotische und psychotische Zustände ausdrücklich als Indikationen für KBT. Dagegen sehen sie eine relative Kontraindikation bei schweren hysterischen Neurosen, hirnorganischen Abbauzuständen, sexuellen Verhaltensabweichungen sowie bei traumabedingter Depersonalisations- und Derealisationssymptomatik. Hier ist KBT inzwischen für spezialisierte KBT-Therapeutinnen im geeigneten traumatherapeutischen Setting möglich.

Becker (2001) diskutiert die KBT mit körperbehinderten Menschen und macht die Indikation vom Therapieziel abhängig, ob eher eine „Minderheitenidentität" oder eine Integration von behinderten und nichtbehinderten Menschen angestrebt werde. Auch ist zu unterscheiden, ob eine angeborene körperliche Andersartigkeit vorliegt, oder ob sie krankheits- oder unfallbedingt später entstanden ist. Einmal geht es um das Körpererleben, das möglicherweise ganz anders ist, wenn das Kind mit seiner Behinderung von der Mutter nicht angenommen wurde und das Körperbild sich nicht positiv entwickeln konnte. Im anderen Fall geht es um die Bearbeitung von Verlust, Krankheit, Trauer und Abschied vom gesunden Körper (etwa nach Verlust eines Arms oder eines Beins) mit der Perspektive: „Wenn es so nicht mehr geht (z. B. laufen), wie geht es dann?"

Nach einer Expertenumfrage (Jedletzberger 2011) bietet die KBT ein breites Spektrum an Möglichkeiten, um mit behinderten Menschen zu arbeiten, wenn das Setting entsprechend angepasst wird. Es kann interaktiv und systemisch gearbeitet und über die gesunde Seite Kontakt zur behinderten Person aufgenommen werden. Auch Gestaltungs- und Symbolisierungsarbeit bieten sich an. Angebote zur Wahrnehmungsdifferenzierung, zum Umgang mit Emotionen, Berührung, Atem, Kraft und Bewegung sind möglich. Übertragung, Gegenübertragung und Körperresonanz stehen der KBT-Therapeutin zur Verfügung. Grenzen der Anwendungsmöglichkeit werden je nach Einschränkung bei der Arbeit am Boden, Aufrichten, Stehen oder Gehen gesehen, auch gibt es ungeeignete Gegenstände.

Heute gibt es KBT neben den traditionellen Anwendungsgebieten der Psychosomatik im weiteren Sinne unter anderem in der Forensik (Heinz 2004) sowie in der Therapie von Folteropfern (Karcher 2000). Neue Konzepte zur der Behandlung von Kindern und Jugendlichen wurden entwickelt(Weixelbaumer 1999).

Über die Krankenbehandlung hinaus ist der Ansatz der KBT für die Selbsterfahrung in der therapeutischen Weiterbildung, für Beratungen in Lebenskrisen, in der Supervision und im Coaching geeignet.

Auch hilft die berufsspezifische Fortbildung in KBT z. B. in der Krankengymnastik, um neben der physiologisch ausgerichteten Behandlung

Aspekte des Körpererlebens und der Beziehungsgestaltung in der Arbeit zu beachten.

Die Methode ist dabei ihren Wurzeln in der Weise treu geblieben, dass es zunächst immer wieder die Praktikerinnen waren, die sich auf neue Behandlungsgebiete eingelassen haben und im Tun mit neuen Patientinnengruppen Erfahrungen sammelten, die dann später in Konzepte gefasst wurden.

Exemplarisch seien hier Besonderheiten der KBT bei den Krankheitsbildern Depressive Störung, Traumafolgeerkrankung, Chronischer Schmerz und Essstörung dargestellt.

### Depressive Störung

Aus psychodynamischer Sicht steht der depressive Grundkonflikt im Zentrum einer depressiven Störung. Wöller und Kruse (2005) beschreiben depressive Patientinnen als Menschen, denen in der frühen Kindheit ein verlässliches Gegenüber, das ihre Bedürfnisse feinfühlig beantwortet hat, gefehlt hat.

> „Diese Erfahrung des Verlassenwerdens und des Verlustes sind für den Patienten emotional unerträglich und mobilisieren den Wunsch, geliebt, versorgt und wertgeschätzt zu werden bei gleichzeitiger Überzeugung, dass die eigenen Wünsche und Bedürfnisse enttäuscht werden." (Wöller/Kruse 2005, S. 306)

Die Entwicklungsaufgaben für Menschen mit depressiven Störungen hat Lechler (2006b) in ihrer Ausprägung in der KBT zusammengestellt, die ich hier zusammenfasse:

1. Stärkung des Selbstwertgefühls durch die Arbeit an der Körperkontur, am Körperbild und Körperschema und der leiblichen Selbstwahrnehmung
2. Ermöglichung einer Über-Ich-Entlastung
3. Entlastung von Schuld-, Minderwertigkeits- und Schamgefühlen (Patientin Rothe in der 8. Gruppenstunde)
4. Ermöglichen von Affektentlastung, insbesondere von aggressiven Affekten
5. Fördern von Autonomie und Selbstsicherheit durch aktives Handeln und Entscheiden
6. Förderung neuer Beziehungserfahrungen durch Sicherheit in der therapeutischen Beziehung und in der Gruppe

Es ist inzwischen bekannt, dass Bewegung im Sinne von Ausdauersport (Joggen, Nordic Walken) für Menschen mit Depressionen hilfreich ist. Sie kommen aus dem Grübeln und den Gedankenkreisen heraus und erleben sich wieder als handelnde Personen. Über die Stimmung aufhellende Funktion von Bewegung hinaus, die in der KBT auch genutzt wird (2. Stunde: „Aus dem depressiven Gedankenkreisen herauskommen"), bieten die Angebote die Möglichkeit der Affektwahrnehmung und des Affektausdrucks. Beim Ballspiel einen kraftvollen „Zweikampf" auszutragen, kann Wut auslösen oder Ausdruck einer vorhandenen Wut sein. Trifft man auf ein Gegenüber, das standhält und angemessen antwortet, so ist dies eine neue Beziehungserfahrung im Gegensatz zum fehlenden Gegenüber in der frühen Kindheit. Der Affekt, der nicht mehr gegen sich selbst gerichtet ist, wird aufgenommen und angemessen zurückgegeben. In diesen Handlungen lässt sich Selbstwirksamkeit erleben, ganz anders als früher, wo das Rufen und Schreien des Kindes keine Reaktion hervorrief.

Eindrucksvoll haben Christine Gräff (Therapeutin) und Maria L. (Patientin) (2005) protokolliert, wie der Entwicklungsweg „aus dem Tunnel der Depression" in ihrer gemeinsamen ambulanten Einzeltherapie von 285 Stunden in acht Jahren verlaufen ist. Gräff fasst rückblickend ihre Gedanken über diese lange Behandlung zusammen:

> „‚Darf ich kommen', ‚Darf ich überhaupt da sein' ist in der Beziehung zu ihrer Mutter die zentrale Frage, die sie lebenslang beschäftigt hat. Das Zutrauen zu ihrer Existenzberechtigung wuchs mit ihrer Lebensgestaltung, in der sie ihre Fähigkeiten zum Ausdruck brachte. Die zunehmende leibliche Bewusstwerdung hat ebenfalls dazu beigetragen, ihr das Gefühl zu vermitteln: ‚Ich bin ich, und das ist gut so.' Vieles, das ihr ein sicheres Empfinden verschaffte, musste regelrecht eingeübt und auf verschiedene Weisen durchgespielt werden, um zu einem wirkungsvollen Resultat zu kommen." (Gräff, Maria L. 2005, S. 285)

## Traumafolgeerkrankung

Seit den 1990er Jahren wurden von einigen Kolleginnen spezifische Konzepte der KBT zur Behandlung von traumatisierten Menschen entwickelt, z.B. von Sylvia Karcher, die im Berliner Zentrum für Folteropfer Einzel- und Gruppentherapie mit Menschen, die gefoltert worden waren, durchführte (Karcher 2000). Ulrike Schmitz (2004) entwickelte für das Traumatherapiekonzept am Klinikum Nürnberg Adaptationen des handlungsorientierten KBT-Ansatzes, der auf die Besonderheiten traumatisierter Menschen eingeht.

Eine zentrale Grundvoraussetzung in der Behandlung traumatisierter Menschen ist, Retraumatisierungen zu verhindern. Schmitz weist darauf hin, dass gerade der leiborientierte Ansatz geeignet sei, Körpererinnerungen dem Erleben zugänglich zu machen (Schmitz 2006). Sie sieht darin zugleich eine große Chance und eine besondere Gefahr. Die Therapie muss darauf ausgerichtet sein,

> „diesen ‚Erinnerungsvorgang' sorgsam zu handhaben, ihn eventuell zu begrenzen oder gar zu unterbinden oder ihn bewusst aufzusuchen, um Erinnerungsfragmente zu integrieren, je nach den Erfordernissen der einzelnen Therapiephasen" (Schmitz 2006, S. 233).

Sie fasst folgende Bedingungen für eine leiborientierte Traumatherapie zusammen: Die Therapeutin muss Möglichkeiten schaffen, dem Auftreten von Flashbacks entgegenzusteuern bzw. diese zu begrenzen. Sie muss Möglichkeiten zur Selbstregulation anstoßen, damit die Patientin aus Zuständen hoher Erregung oder stumpfen Desinteresses herauskommen kann. Eine Traumaexposition ist über den handlungsorientierten Ansatz der KBT möglich, sie ist aber nicht immer sinnvoll und auch nicht notwendig. Die Therapeutin muss Möglichkeiten schaffen, der unbewussten Wiederholung traumatischer Beziehungsgestaltung entgegenzuwirken. Wenn die Arbeit am Körperbild und der Körperwahrnehmung gut dosiert und das Übertragungsgeschehen sorgsam beachtet wird, kann die KBT auch für traumatisierte Menschen bekömmlich gestaltet werden.

Schmitz (2006) unterteilt in ihrem traumatherapeutischen Ansatz vier Phasen des Therapieprozesses, die sie bezeichnet mit:

1. sich ein Bild machen,
2. den Weg in beiden Richtungen beschreiten lernen,
3. sich dem Schlimmen noch einmal stellen,
4. mit der Tatsache leben.

Auf diesem Weg werden Handlungs- und Wahrnehmungsmuster bewusst gemacht, die im körperlichen Erleben gespeichert sind, und die das traumatische Erleben bisher unterhalten haben. Die schrittweise Veränderung führt nach Schmitz (2006) zu einer Erweiterung der Handlungsfähigkeit und macht eine Bewältigung der traumatisch erlebten Ereignisse möglich. Die Behandlung bewegt sich zwischen zwei Polen: sich den schwierigen Erinnerungen annähern und sich reflektierend distanzierend davon entfernen. Der sorgfältige und annehmbare Wechsel von Annähern und Entfernen kann über die Verwendung von Materialien gestaltet werden, die der Symbolisierung des Unnennbaren dienen. So ermöglicht z. B. die Aufteilung des Therapieraums in einen sicheren Raum und einen Raum als ein Symbol für das Traumatische, Patientin und Therapeutin, beide Seiten zu erkunden und sich immer wieder in den sicheren Raum zurückzuziehen.

Diese Arbeit findet vor allem in der Einzeltherapie statt. In der Gruppenarbeit liegt die Betonung auf der Erkundung von Ressourcen, der Schaffung eines sicheren Ortes und der Erfahrung, dass die Gruppe einen stützenden und schützenden Rahmen gewähren und Zeugenschaft geben kann. Die Patientin ist nicht mehr, wie sonst immer, allein mit ihren Erinnerungen, ihr wird geglaubt und sie wird „wahr"-genommen.

Die Patientin mit den starken Verlassenheitsängsten (Kap. 3.10: „Abgrenzen und Verbinden") hat nicht ihr Trauma in der Gruppe durchgearbeitet, sondern sie hat im Hier und Jetzt neue Beziehungserfahrungen gemacht, indem sie den Halt gebenden Schutz der Therapeutin (und der Gruppe) angenommen hat. Sie konnte ihre Ängste in einen biografischen Zusammenhang stellen, auch wenn kein Detail ausgesprochen war.

In der Gruppe muss die Therapeutin auch balancieren, was für die anderen Mitglieder zumutbar ist. Andere können durch die Szene auf eigene Erinnerungen stoßen oder es nicht aushalten. Für sie ist es im Sinne der Selbstfürsorge sinnvoll, die Gruppe kurzzeitig zu verlassen, anders als im traditionellen Setting der Gruppentherapie.

## Chronischer Schmerz

Schmerzen sind jedem Menschen bekannt. Ein Kind, das stürzt und sich die Knie aufschlägt, weint vor Schmerz. Wenn die Mutter kommt und es liebevoll tröstet, wird der Schmerz bald verschwinden. Wird es dagegen abgespeist mit einem: „Stell dich nicht so an", so wird das Kind länger schluchzen und Vorwurf oder Angst erleben. Schmerz ist von Anfang an neben dem Warnsignal ein Erleben, das mit der Affektverarbeitung, der Beziehung zu anderen und der sozialen Situation verbunden ist. Hält beim Erwachsenen nun ein Schmerz länger als sechs Monate an, so wird von chronischem Schmerz gesprochen. Die „Somatoforme Schmerzstörung" ist charakterisiert durch die anhaltende Schmerzsymptomatik, zu deren Beginn sich eine psychosoziale Belastungssituation, ein kritisches Lebensereignis oder ein innerer Konflikt finden lässt.

Wie erlebt die KBT-Therapeutin Patientinnen mit chronischem Schmerz, was beobachtet sie? Zu Beginn der Behandlung wird die Klage über den Schmerz ausführlich vorgetragen. Die Bewegungsmöglichkeiten der Patientin sind eingeschränkt. Sitzen auf dem Sitzkissen auf dem Boden geht nicht, Aufstehen ist eine Qual, der Schmerz ist stärker als alle anderen Körpersensationen, er beherrscht die Wahrnehmung. Ein Zusammenhang von körperlichem und seelischem Schmerz kann nicht gesehen werden, der Ruf nach invasiven Behandlungen ist drängend. Für die Patientin ist der Ausbruch der körperlichen Symptome der Beginn einer Möglichkeit, zu klagen, anzuklagen und zu fordern, was sie vielfach vorher nicht getan hat. Jetzt kann sie über Lieblosigkeit oder ungerechte Behandlung klagen, was sie sich lange versagt hat.

Wenn die Therapeutin sich mit der Patientin zusammen auf die Suche nach der Bedeutung ihres Schmerzes begibt, hilft eine Vorstellung davon, welche Qualitäten der Schmerz haben kann und was diese Qualitäten ausdrücken können. Der Schmerz kann Bild für biografische erlebte Schmerzen sein, er kann eine Bedeutung in den aktuellen Beziehungen haben oder er kann anstelle eines Affektausdrucks getreten sein.

Kütemeyer (2006) unterscheidet in der Bildersprache des Schmerzes verschiedene Typen von Metaphern, die auf die Genese des Schmerzes schließen lassen: Je metaphernreicher der Schmerz beschrieben wird, desto mehr ist biografisches Leiden gemeint (wie gerädert, wie ausgelaugt). Ein organischer Schmerz dagegen wird nüchtern, bilderarm und anatomisch nachvollziehbar geschildert, etwa die Beschwerden beim Karpaltunnelsyndrom. Überwiegend seelisch bedingter Schmerz folgt nicht neurologischen, sondern affektiven Mustern. Kütemeyer (2006) unterscheidet invasive trauma-reinszenierende Metaphern (wie Messerstiche) und anorganische Abwehr-Metaphern (wie ein Klumpen, wie ein Stein) sowie Anfalls-Metaphern (explodierend).

Organische Schmerzen, die in invasiven oder explosiven Metaphern beschrieben werden, verweisen häufig auf eine doppelte Last. Neben der organischen Erkrankung transportieren sie z. B. Kriegstraumata oder andere seelische Belastungen.

Schmerzpatienten kommen meist mit einer organischen Krankheitstheorie in die Klinik. Ein zu rasches Ansprechen seelischer Mitbeteiligung geht an ihrem Krankheitsverständnis vorbei. Eine Aufgabe der KBT ist es daher, den Zusammenhang von seelischer Belastung und Körperschmerz erlebbar zu machen, indem über das Anspüren von Körperempfindungen die symbolische Bedeutung des Schmerzes gesucht wird.

**Beispiel:** Frau B., Anfang 50, eine berufstätige Mutter von vier Kindern, kam wegen Depressionen und langjährigen Kopfschmerzen in die Klinik. Suizidgedanken belasteten sie, sie hielt sich selbst für uninteressant und wertlos.

In der ersten Gruppenstunde saß sie blass und verhärmt, offensichtlich gequält von ihren Kopfschmerzen und konnte bei Körperwahrnehmungsübungen hinterher nur von den Schmerzen berichten. In der nächsten Stunde ging es nach einer kurzen Körperwahrnehmung im Liegen darum, in einer Imagination sich an gute Beziehungen in verschiedenen Lebensabschnitten zu erinnern und diese in inneren Bildern auszugestalten und danach mit Pastellkreiden zu zeichnen. Sie berichtete zunächst in ihrer Art, sie könne nicht zeichnen und wie das Bild aussähe, aber dann ging ein kleines Leuchten über ihr Gesicht, als sie von den Spielen auf den Wiesen mit vielen Kindern bei den Großeltern erzählte. Von der Krankenschwester hörte die Therapeutin am nächsten Tag im Team, dass Frau B. völlig überrascht zu ihr gekommen war und berichtet hat, dass die Kopfschmerzen nach der Gruppenstunde weg waren. Das blieb leider nicht dauerhaft so, aber es war zunächst ein Hoffnungsschimmer, dass die Stunde irgendetwas bewirkt hat.

Gegen Ende der Behandlung, nachdem in der Gruppe viel an ihrer Tendenz zur Selbstentwertung gearbeitet worden war, konnte sie den Zusammenhang beschreiben. Sie hat sich seit der Kindheit mit einer streng fordernden Mutter immer für unkreativ und langweilig gehalten. Sie wollte mit ihren Kindern anders umgehen und geriet mit dem Mann zusammen in einen antiautoritären Erziehungsstil mit dem Ergebnis, dass ihr die Kinder auf dem Kopf herum tanzten und sie wieder die ganze Hausarbeit machen musste, wie schon als Kind. Und sie durfte sich nicht einmal darüber ärgern. In der Gruppenstunde hatte sie entdeckt, dass sie doch kreativ ist, ihre eigenen Bilder von guten Beziehungen waren ihr eingefallen, und sie hatte sie ausgestaltet. Diese Entdeckung hatte sie vorübergehend von den Kopfschmerzen befreit.

Im Laufe der Behandlung konnte sie die Kopfschmerzen auch als ihre Form, Ärger auszudrücken, verstehen.

In der Behandlung chronischer Schmerzen wird es immer wieder auch darum gehen, den Zusammenhang von Schmerz, Muskelspannung und Befinden zu erleben und zu verstehen, etwa dass dauerhaft erhöhter Muskeltonus Schmerzen hervorrufen kann, Schmerz wiederum Tonuserhöhung bewirkt. Um aus diesem Teufelskreis herauszukommen, wird die elementare Körperwahrnehmung im Liegen, Sitzen oder Stehen oder die Wahrnehmung des Körpers etwa über das Abrollen mit einem Igelball vorgeschlagen. Mit den Fragen nach Temperatur, Gewicht, Tonus, Intensität des Empfindens jedes einzelnen Körperteils wird die Patientin angeregt, ihre Aufmerksamkeit darauf zu lenken, wie sie sich gerade in ihrem Körper empfindet.

Es geht um Bestandsaufnahme, nicht um Veränderung wie beim Autogenen Training. Eine Wirkung dieses Vorgehens besteht in einer Verschiebung der Aufmerksamkeit. Nicht nur das schmerzende, sondern auch alle übrigen Körperstellen werden beachtet. So können Stellen entdeckt werden, die nicht schmerzen, und andere „gute" Körperstellen in die Aufmerksamkeit kommen. Daran anschließend kann die Therapeutin auch nach Gefühlen und Bildern fragen, die einen Hinweis auf lebensgeschichtlich bedeutsame schmerzhafte Beziehungserfahrungen geben. Das oben skizzierte Vorgehen dient mehreren Zielen:

1. Differenzierung des Körperschemas und des Körperbildes,
2. Verteilen der Aufmerksamkeit vom schmerzenden Körperteil hin zu gesunden Stellen (Ressourcenorientierung),
3. Wecken und Bearbeiten alter Körpererfahrungen,
4. eine libidinöse Widerbesetzung des Körpers und einen achtsamen Umgang mit sich,
5. Erweiterung der Wahrnehmungs- und Handlungsfähigkeit,
6. Bewältigung von Krankheit und Schmerz durch den Abschied vom unversehrten Körper und den Umgang mit dem kranken Körper.

Wenn es der Patientin deutlich wird, dass Teile der Schmerzen unangenehme, bisher unbenannte körperliche Affektanteile sind, so führt dies erst einmal zu einer Beruhigung, lange bevor eine symbolische Bedeutung erkennbar bzw. ansprechbar ist. Sie kann sich im Schutz der Gruppe den unerträglichen, ungenannten Gefühlen annähern und sie mit Hilfe der Therapeutin klarifizieren. Breitenborn (2006) unterscheidet die Therapieziele für chronische Schmerzpatienten in der Kurz- und Langzeittherapie: In der Kurzzeittherapie geht es vor allem um Symbolisierungsfähigkeit, Selbstwertstabilisierung, Wahrnehmung des eigenen Körpers jenseits des Schmerzes, es geht um individuationsfördernde Angebote, darum, wieder Spaß zu haben und lachen zu können, außerdem um das Erleben von Gruppenkohäsion.

Ziele in der langfristigen Behandlung beziehen sich auf eine Differenzierung von Selbst- und Fremdwahrnehmung, auf die Bearbeitung der Rollenübernahmen vor dem biografischen Hintergrund, auf Ressourcenaktivierung und nicht zuletzt auf die Verbesserung der Lebensqualität in Alltag (z. B. Aktivierung der Passiven, Pausen einführen bei den Rastlosen).

Die Perspektive der KBT bei chronischem Schmerz lässt sich als eine Entwicklung „von der Fixierung zur Werdelust" (Breitenborn 2004) beschreiben. Der Fixierung, dem somatisch fixierten Leidensdruck, dem Festgehaltenen, wird in der Gruppe ein Erproben des Gegenpols entgegengestellt. Unter „Werdelust“ (ein Ausdruck, der nach Breitenborn Lou Andreas-Salomé zugeschrieben wird) versteht Breitenborn (2004) die Lust des Kindes am Werden und Wachsen, unter „Wiederfindelust“ die Sehnsucht nach einer geglückten Beziehung mit der Mutter.

> „In der KBT können sich die Patienten ihrem Schmerz aus der Perspektive der Werdelust annähern, so eröffnet sich ihnen der Zugang zu neuen kreativen Erfahrungen mit sich selbst und anderen, was einen Ausgleich zu ihren gewohnten leistungsbezogenen Bewertungen schafft.“ (Breitenborn 2004, S. 9)

## Essstörungen

Unter psychogenen Essstörungen werden Störungen des Essverhaltens bezeichnet, deren Funktion es ist, intrapsychische Konfliktspannungen zu vermindern und Einfluss auf zwischenmenschliche Beziehungen zu nehmen (Kluck-Puttendörfer 2006, S. 196). Die Anorexia nervosa (Magersucht) ist die älteste unter den beschriebenen Essstörungen, die Adipositas (Fettsucht) wird kulturabhängig ganz unterschiedlich bewertet, die Bulimia nervosa (Ess-Brech-Sucht) taucht als Diagnose erst in der 1980er Jahren auf. Hier seien exemplarisch einige Anmerkungen zur Anorexia nervosa gemacht. Zu ihr wie zu den anderen beiden Krankheitsbildern finden sich ausführliche Hinweise bei Kluck-Puttendörfer (2006).

In der Anorexie wird das komplexe Miteinander von Körper, Seele und Außenwelt aufgespalten, so dass ein Gleiten zwischen diesen drei Bereichen nicht mehr möglich ist. Es wird versucht, den Körper zu eliminieren, den Körper als bedürfnislos zu definieren und damit die a priori gegebene Leiblichkeit zu leugnen. Die Patientinnen haben die Fähigkeit verloren, Körperreize wahrzunehmen und zu interpretieren: Weder Hungersignale noch eigene Gefühle werden gespürt. Sie erleben sich nur als reagierend, haben Angst vor Veränderung. Sie zeigen eine gestörte Körper-Wahrnehmung, sowohl bezüglich der Körpermaße als auch der Körpersignale und -empfindungen. Sie sind sich unsicher bezüglich der Geschlechtsidentität und haben eine negative Beziehung zu ihrem Körper. Über eine Patientin, die mit einem Seil ihr Körperbild riesig groß, wie ein Monster, auf den Boden legte und sich in die Kontur hineinlegte und die Differenz ihrer Körperkontur und ihres Bildes davon nicht glauben wollte, schreibt Kluck-Puttendörfer (2006, S. 199):

> „Das Körperbild vermittelt die negative Beziehung zu sich, unförmig, hässlich, unstrukturiert zu sein. Der Körper ist ein Ding, dem sie sich ausgeliefert fühlt, wenn sie ihn nicht diszipliniert. Sie bewohnt nicht ihren Körper, sondern sie muss Macht über ihn ausüben. Er ist der Feind, der bekämpft werden muss, mit dem sie nichts zu tun haben will."

Wenn Selbstverwirklichung und Selbstberuhigung durch Nahrungsverweigerung versucht wird, erkämpft die Patientin die Autonomie auf Kosten des eigenen Körpers. Im Kampf gegen den Körper wird Macht und Kontrolle erlebt, während in den Beziehungen zu anderen das Gefühl der Wirkmächtigkeit verloren gegangen ist. Schwerpunkte der KBT-Behandlung nach Kluck-Puttendörfer (2006) sind:

1. Körperwahrnehmung: Arbeit an den Körpergrenzen, Selbst- und Fremdberührung, Bewegen, Bewegt werden, Sinneswahrnehmung üben, Rhythmen und Polaritäten erleben.
2. Beziehung: Es wird das Nachholen und Wiederholen früher Beziehungserfahrungen wie etwa Geben und Nehmen, Behalten, Festhalten und Loslassen ermöglicht.
3. Selbstausdruck: Gestalten eigener Themen mit Gegenständen.
4. Angst vor Veränderung: den Unterschied von selbst verändern und verändert werden erleben, etwas aufbauen und wieder zerstören und neu aufbauen.
5. Körpersignale und Bedürfnisse wahrnehmen: alle möglichen Bewegungen und Fortbewegungen ausprobieren, zwischen extremen Polen pendeln, Spielräume ausloten, Grenzen setzen und verändern, sehen und gesehen werden, halten und gehalten werden, berühren und berührt werden.
6. Körpererleben – Körperbild: ein Körperbild mit Gegenständen darstellen, sich im Spiegel sehen, von anderen gespiegelt werden.
7. Identitätsentwicklung: Ich-Erfahrungen mit dem eigenen Namen, der Stimme, eigener Standort, Ich und Du, Ich und Wir, ich als Frau bzw. ich als Mann.

Die Behandlung von Patientinnen mit Anorexie ist eine große Herausforderung, speziell in der KBT kann die Konfrontation mit dem abgelehnten Körper schnell viel Widerstand hervorrufen. Aber die Versöhnung mit sich, mit dem eigenen Körper und mit den Elternfiguren, aber auch Mitgefühl mit sich und anderen wird mit der Zeit möglich.
Hier nicht besonders erwähnt sind die speziellen Rahmenbedingungen, die zum Standard der Anorexie-Behandlung gehören, wie z. B. Motivations-

klärung, Gewichtsverträge oder das Einbeziehen der Familie. Dieses Standards sind natürlich in jeder KBT-Behandlung zu beachten.

### Weitere spezielle Krankheitsbilder

In den Arbeitsfeldern in psychiatrischen, psychosomatischen und psychotherapeutischen Kliniken entwickelten die KBT-Praktikerinnen Konzepte für eine ganze Reihe von Erkrankungen. Braun (2006) stellt die Praxis der KBT bei psychosomatischen Erkrankungen dar. Phänomenologie und Behandlung von Patientinnen mit Borderline-Persönlichkeitsstörung finden sich bei Franz (2006). Auch für Suchterkrankungen (Eulenpesch 2006) und für die Schizophrenie (Bayerl 2006) sind spezifische modifizierte Konzepte entwickelt worden. Schreiber-Willnow (2009) hat ein Konzept für Patientinnen mit psychogenen Bewegungsstörungen entwickelt.

## 4.6 Spezielle Settings und Anwendungsfelder

Meine langjährige Erfahrung mit stationärer Gruppentherapie spiegelt sich in den Fallbeispielen wider. KBT wurde zunächst als Gruppenmethode entwickelt, heutzutage gibt es darüber hinaus einen reichen Schatz an Erfahrungen und Konzepten für stationäre und ambulante Einzeltherapie.

### Geschlossene und halboffene Gruppen

In der klinischen Praxis werden aus organisatorischen Gründen Patientinnen selten – wie im beschriebenen Gruppenprozess – in geschlossenen Gruppen behandelt. Der Alltag sieht eher so aus, dass alle ein bis zwei Wochen eine „alte" Patientin geht und eine „neue" kommt. Somit ist von der Gruppe und der Gruppenleitung ein hohes Maß an Integrationsfähigkeit gefordert. Beide müssen sich immer wieder auf neue Mitglieder einstellen und sich von den alten verabschieden. Die Themen „Abschied" und „Neuanfang" sind eigentlich immer im Raum und modulieren den Gruppenprozess. Manche neue Gruppenmitglieder fügen sich unauffällig ins laufende Geschehen ein, andere fordern viel Aufmerksamkeit zu Beginn in ihrer Skepsis oder ihrer Angst vor der Gruppe. Die Abschiede bewirken auch Verlassenheitsgefühle bei den Bleibenden, vor allem wenn sie produktiv zum Gruppengeschehen beigetragen haben.

Positiv wird in halboffenen Gruppen erlebt, dass die erfahrenen Gruppenmitglieder weitergeben können, wie sie ihr Thema oder ihr Problem bearbeitet haben und wie sie sich im Vergleich zum Anfang verändert haben. „So ängstlich wie Du war ich am Anfang auch. Aber jetzt kann ich in der Gruppe reden, ohne Herzrasen zu bekommen.“ Rückmeldungen dieser Art machen den Neuen Mut, sich auf das Wagnis des Gruppenprozesses einzulassen, und zeigen gleichzeitig den Alten, welche Veränderungsschritte sie schon gemacht haben.

Die Therapeutin muss die Wahl ihrer Angebote balancieren, um die Neuen nicht zu überfordern, z. B. durch zu frühe Nähe- oder Berührungsangebote. Auch darf sie die Alten nicht unterfordern, indem sie Konflikte in der Gruppe nicht anspricht oder zu vorsichtige Angebote macht.

Es gibt wenige Untersuchungen zu der Frage, welches Gruppenformat zu besseren Ergebnissen führt. Eine eigene Studie (Mattke/Schreiber-Willnow 2002) verglich eine geschlossene kombinierte Gruppe (Analytische Gruppe + KBT) mit einer halboffenen kombinierten Gruppe (Analytische Gruppe + KBT) und einer halboffenen KBT-Gruppe kombiniert mit Einzeltherapie. Es ließen sich keine signifikanten Unterschiede im Behandlungserfolg finden. Vermutlich ist in der stationären Psychotherapie das gesamte Behandlungsprogramm mit allen Komponenten bedeutsam für den Erfolg der Patientinnen, so dass die Frage des Gruppenformats alleine nicht von entscheidender Bedeutung ist.

## Einzeltherapie

KBT als Einzeltherapie wird gelegentlich in Kliniken durchgeführt, vor allem aber findet sie in der ambulanten Praxis statt. Sie wird als Beratung von wenigen Stunden, als Kurz- oder Langzeittherapie angeboten (Schwarze 2006). Wie schon bei der Frage nach den Indikationen erwähnt, hängt die Art der Einzeltherapie vom Grundberuf ab. Eine ärztliche/psychologische oder Kinder- und Jungendlichen-Psychotherapeutin kann Elemente der KBT in ihre Psychotherapien einfließen lassen. Ambulante KBT-Behandlungen von Therapeutinnen mit anderen Grundberufen werden in der Regel auf der Basis des Heilpraktiker-Gesetzes (für Psychotherapie) durchgeführt. Patientinnen zahlen diese Behandlungen selbst. Die Dauer liegt zwischen wenigen Stunden und vielen Jahren.

In der Einzeltherapie stellt sich die Therapeutin viel mehr als in der Gruppe mit ihrer eigenen Körperlichkeit zur Verfügung. Beziehungserfahrungen, die Gruppenmitglieder miteinander machen, wie Nähe und Distanz regulieren oder Kräfte messen, werden nun zwischen Patientin und

Therapeutin erprobt. Das erfordert eine besondere Achtsamkeit für das Übertragungs- und Gegenübertragungsgeschehen, denn die Therapeutin ist nicht nur als „gleiches Gegenüber“, sondern auch als Übertragungsfigur anwesend.

Erprobt ein Patient etwa, in welchen Abstand von der Therapeutin er im Raum stehen möchte, so kann es geschehen, dass er ihr so nah kommt, dass sie sich bedrängt fühlt. Sie muss in dieser Situation entscheiden, ob sie ihrer Körperwahrnehmung folgt und den Abstand von sich aus vergrößert, bis sie sich wieder wohl fühlt, oder ob sie in der für sie zu großen Nähe bleibt und ihn mit Worten bittet, etwas mehr Abstand zu nehmen. Sie muss die Qualität des Zu-nah-Seins erspüren. Ist es ein erotisches Spiel, ist es ein kindlicher Wunsch danach, von der Mutter in den Arm genommen zu werden oder ist es ein Machtspiel? Sie muss für sich sorgen und einen Abstand herstellen, der stimmt, und dann auf die Metaebene wechseln und besprechen, welche Empfindungen, Gefühle und Wünsche das Handeln des Patienten geleitet haben.

Verwicklungen sind möglich, nicht nur im Gespräch, sondern im Tun. Eine gründliche Selbsterfahrung in der Weiterbildung ist nötig, um die eigenen Verwicklungsmuster zu erkennen und sie von denen des Patienten zu unterscheiden. Ver-wicklungen sind aber auch nötig, um Beziehungsmuster leibhaftig erlebbar zu machen und gemeinsam Wege zu finden, sich zu ent-wickeln.

Die therapeutische Haltung lässt sich als partiell abstinent und partiell offen bezeichnen. Sie spürt ihr Unbehagen und gibt es in gefilterter, in verträglicher Form zurück: „Für mich war das gerade zu dicht. Ich fühlte mich bedrängt. Kennen Sie das möglicherweise auch als Reaktion bzw. Rückmeldung von anderen?“ „Ja, das passiert mir immer wieder: Ich möchte der Frau nahe sein, nehme meinen Mut zusammen und gehe auf sie zu, und sie weicht zurück und lässt mich im Regen stehen.“ Dann ist ein klärendes Gespräch über sein Beziehungskonfliktmuster hilfreich und ggf. ein erneutes Ausprobieren sinnvoll.

Eine klare therapeutische Haltung wird vor allem dann wichtig, wenn auch Berührung Teil der Behandlung wird (Kap. 3.9: „Berührung“).

## Kinder- und Jugendlichentherapie

Weixelbäumer (1999) hat aus der KBT ein Konzentratives Bewegungstraining für Kinder entwickelt, das sich nicht an Störungen und Defiziten orientiert, sondern als Präventionsverfahren ressourcenorientiert arbeitet. Es geht darum, dem Kind viele Entscheidungswege offen zu halten, seine

Flexibilität zu stärken und es vor Erstarrung in bestimmten Verhaltensmustern zu bewahren. Kinder werden in sozialen Lernsituationen abwechselnd auf den verschiedenen Ebenen Körpererfahrung, Gefühlslage und verbale Reflexion angesprochen. Auf dem Hintergrund der Entwicklungspsychologie von Piaget bietet das Konzentrative Bewegungstraining Kindern die Möglichkeit, entsprechend ihrer Entwicklungsstufe ihre emotionalen, kognitiven und körperlichen Kräfte optimal zu entfalten und so in Krisensituationen leichter ihr Gleichgewicht zu halten.

Eberl (1999) beschreibt Bespiele der therapeutischen Anwendung der KBT bei Kindern, die in schwierigen Lebenssituationen mit Symptomen wie starken Aggressionen, Bettnässen oder somatischen Beschwerden reagieren. Sie hält dann eine Einzeltherapie mit KBT für indiziert, wenn das Kind z. B. durch aggressives Verhalten Aufmerksamkeit der Erzieherinnen im Kindergarten zu erhalten versucht, und es schon viel in Gruppenbetreuung ist. In der Behandlung von Kindern steht insbesondere der handlungsorientierte Ansatz der KBT im Vordergrund, die Symbolisierungsmöglichkeiten im Spielen und der Wechsel von spielerischem Handeln und Besprechen werden genutzt.

In Fallbeispielen stellt Eberl (1999) die Behandlungen von Kindergarten- und Grundschulkindern dar, die auf die Trennung der Eltern, auf Überforderung einer alleinerziehenden mehrfachen Mutter, auf sexuellen Missbrauch durch den Vater oder auf Kriegs- und Fluchterfahrungen mit heftigen Symptomen reagiert hatten. Im Laufe von einem Jahr Behandlung wurde bei den meisten Kindern ein Erleben von Sicherheit und Vertrauen wieder aufgebaut.

Eberl (2006) fasst die Bedeutung des Spiels in der Arbeit mit Kindern zusammen: Das Kind stellt im Spiel sein inneres Erleben auf der Handlungsebene symbolisch dar. Die Therapeutin kann es diagnostisch nutzen, um die Not des Kindes zu verstehen. Im Prozess des Spielens kann das Kind seine inneren Konflikte verarbeiten. Eine Sensibilisierung der Wahrnehmung ist möglich. Das Kind macht neue leibliche Erfahrungen, es erprobt neue Verhaltensweisen, im Rollenspiel auch Verhalten in Beziehungen.

Baier (1999) entwickelte eine KBT-basierte Bewegungstherapie-Gruppe mit motorisch- und „verhaltens"-auffälligen Kindern. In einem zehnwöchigen Programm lernen Vorschulkinder in der Gruppe, die eigene Balance zu finden. Die passende Dosierung von Bewegung und Ruhe, laut und leise, Aktivität und Passivität, gemeinsam und alleine sein, fällt diesen Kindern schwer. Über ein Laufspiel können sie ihre zu hohe Spannung abbauen oder ihre zu niedrige Spannung aufbauen. In thematischen Spielen („Zirkus") können die Kinder sich ausprobieren, zusammen und alleine spielen, Handlungsalternativen finden und ihr Bewegungsrepertoire erweitern. Sie lernen, Regeln zu beachten, sich zu zeigen und ihr Selbstkonzept zu verbessern.

Theoretisch bezieht sich Baier auf die Idee des Gestaltkreises. Über Anregungen im Gestaltkreis „Bewegen und Wahrnehmen“ wird der Gestaltkreis „Denken und Sprechen“ ebenfalls gefördert. Wichtig sind die Unterstützung der Eigenaktivität des Kindes und die Wertschätzung individueller Lösungen für die gestellten Aufgaben.

Die KBT mit Jugendlichen nutzt die Konzepte der Kindertherapie. Allerdings unterscheidet sie sich, da Jugendliche z. B. schon im Erstgespräch häufig ihr Problem selbst sprachlich schildern können. In der Arbeit mit Jugendlichen bezieht die Therapeutin also die Sprache wie bei den Erwachsenen mit ein. Diese Arbeit berücksichtigt die spezifischen Entwicklungsaufgaben, wobei manchmal ein Zurückgehen in kindliche Spielmuster hilfreich ist und manchmal ganz neue Bewegungsformen wie Klettern oder Bogenschießen ins Repertoire der Therapeutinnen Eingang gefunden haben. Als notwendig hat sich die Anschlussfähigkeit an die Welt und die Denk- und Erlebensweisen der Jugendlichen herausgestellt.

## Erwachsenenbildung

In der Erwachsenenbildung sind mit Hilfe des wahrnehmungs- und bewegungsorientierten Ansatzes der KBT sowohl themen- als auch selbsterfahrungsorientierte Programme entwickelt worden.

Thematische Schwerpunkte wie etwa „Grenzen wahrnehmen und Grenzen setzen“ oder „Kraft gewinnen statt sich zu erschöpfen“ werden mit spezifischen KBT-Angeboten ausgelotet. Auch in studentischen Seminaren an der Hochschule hat sich dieser Zugang bewährt (Offergeld 2006). Selbsterfahrung mit KBT findet in Einzel- und Gruppenarbeit in diversen Praxen oder Einrichtungen der Erwachsenenbildung statt. Eine aktuelle Übersicht findet sich im Jahresprogramm des DAKBT (www.dakbt.de).

## Prävention

So wie für Kinder das Konzentrative Bewegungstraining als Präventionsprogramm entwickeln worden ist, gibt es auch Programme, die den Ansatz der KBT im Bereich der Prävention bei Erwachsenen nutzen. So hat die Projektgruppe „Gesundheitsförderung und Prävention“ des DAKBT ein Konzept zur Stressbewältigung mit KBT entwickelt (Ammermann et al. 2013). In zehn Modulen mit unterschiedlichen KBT-Angeboten ist die

Körperwahrnehmung in Ruhe und Bewegung ein Basiselement. Ziele der Prävention sind eine Steigerung des Selbstempfindens und des Selbstvertrauens. Stress soll besser bewältigt werden, indem eine Motivation zur körperlichen Betätigung gestärkt und die Fähigkeit gefördert wird, durch eine bewusste Körperwahrnehmung auch im Arbeitsalltag körperlich und geistig beweglich zu werden und zu bleiben. Weiteres Ziel ist, die individuellen Stressreaktionsmuster kennenzulernen, Stressoren angemessen zu begegnen und persönliche Bewältigungskompetenzen zu entwickeln.

## Supervision

Rose Brand und Brigitte Urban (1989) haben ein Supervisionskonzept auf Basis der KBT entwickelt, das zunächst für die leibbbezogene Reflexion der eigenen Arbeit im Sinne einer Fallsupervision gedacht war. Inzwischen hat es sich aber auch in anderen Arbeitsfeldern bewährt, wie z.B. in der Teamsupervision mit Pädagoginnen oder in der Supervision mit Sozialpädagoginnen in unterschiedlichen Einrichtungen (Franz 2006).

Das ursprüngliche Konzept geht von einer Fallschilderung in einer Supervisionsgruppe aus. Die Supervisandin schildert zunächst die Patientin in ihrem Erscheinungsbild, der Biografie und der Krankengeschichte und stellt das konkrete Problem und die Supervisionsfrage dar. Die Gruppe gibt ihr eine systematische Rückmeldung in drei Rückmeldungsrunden. Zunächst beschreiben die Mitglieder, was sie gesehen und gehört haben, in einer möglichst sachlichen und nicht deutenden Sprache. Dann werden eigene Körperwahrnehmungen berichtet, also was die Zuhörerinnen körperlich gespürt haben. Schließlich ergänzen sie ihre Gefühle, Bilder und Phantasien. Ggf. folgen noch Sachfragen an die Supervisandin.

Im nächsten Schritt entwickelt die Supervisorin aus dem Material ein KBT-Angebot, in dem die Gruppe einen Aspekt der Thematik vertiefen kann. Gruppenmitglieder können sich in die Rolle der Kollegin oder der Patientin einfühlen und sie handelnd erkunden und ganz verschiedene Ebenen und Aspekte des Themas verleiblichen. So erprobte eine Teilnehmerin in einer Supervisionsgruppe die Lage einer querschnittgelähmten Patientin, legte sich auf den Boden und zog sich zentimeterweise mit den Händen nach vorne. Die anderen waren erschrocken und bekümmert über diese minimale Bewegung. Die ausprobierende Teilnehmerin aber erlebte in der Identifikation mit der Patientin einen großen Stolz darüber, vorwärts gekommen zu sein.

In der abschließenden Reflexionsphase werden die Eindrücke der Gruppe gesammelt und führen zu einer Einordnung der Frage und der

Antwort der Gruppe. Die Supervisandin kann auf diese Weise zu einem vertieften Verständnis des therapeutischen Geschehens gelangen.

## 4.7 Risiken und Nebenwirkungen

Lange Jahre wurde dem Thema der Risiken und Nebenwirkungen in der Psychotherapie keine Aufmerksamkeit geschenkt. Therapeutinnen gingen davon aus, dass sie durch die gründliche Aus- und Weiterbildung, Fallbesprechungen und Supervisionen gute Behandlungen machten. Gründe für Verschlechterungen, negative therapeutische Reaktionen oder Abbrüche wurden nur bei der Patientin gesehen oder als Widerstand interpretiert. Mit der Änderung der Grundhaltung, dass Therapie ein Beziehungsgeschehen ist, zu dem beide, Therapeutin und Patientin, beitragen, hat sich allmählich ein differenzierteres Bewusstsein für negative Verläufe entwickelt. Strauß et al. (2012) unterscheiden Erfolglosigkeit oder Nebenwirkungen einer angemessenen Therapie, Erfolglosigkeit oder Nebenwirkungen durch unprofessionelle Ausübung der Behandlung sowie mangelnde Passung einer Psychotherapeuten- und einer Patientenpersönlichkeit. Darüber hinaus sind Fälle von Schädigung der Patientin (meist weiblich) durch unethisches Verhalten des Therapeuten (meist männlich) bekannt geworden.

Für die Körperpsychotherapie im Allgemeinen haben Seidler und Schreiber-Willnow (2011) spezifische Risiken und Fallstricke benannt:

1. das Risiko der Retraumatisierung durch das Wecken von Körpererinnerungen im Prozess des körperlichen Anspürens von Bewegungen, Gegenständen oder Beziehungsmustern;
2. Schädigung durch missbräuchliche Berührung;
3. Schädigung infolge eines Durchbrechens der Abwehr und mangelhafte Reintegration;
4. Schädigung durch unangemessene oder maligne Regression.

Seidler und Schreiber-Willnow (2011, S. 52) fassen für die Körperpsychotherapie zusammen, was auch speziell für die KBT gilt:

> „Die therapeutische Fokussierung auf den Körper und das Körpererleben kann insbesondere für Patienten mit schweren Körperbildstörungen eine große Bedrohung und im Rahmen von Gruppentherapie eine Überforderung darstellen. Im Vergleich zur Einzeltherapie kön-

> nen Körperpsychotherapeuten im Gruppensetting ihre therapeutischen körperbezogenen Angebote weniger auf die individuellen Möglichkeiten der Patienten hin anpassen. Die Therapeuten müssen zudem mehr als in psychodynamischer Gruppentherapie einen direktiven Arbeitsstil realisieren, indem sie der Gruppe Angebote machen, sich in bestimmter Weise dem Körpererleben zuzuwenden, oder indem sie Patienten bei körperbezogenen Übungen anleiten. Diesbezügliche Übertragungsreaktionen der Gruppe sind in der therapeutischen Arbeit zu berücksichtigen, können aber im Gegenübertragungserleben von Körperpsychotherapeuten eine besondere Herausforderungen darstellen und Anlass für therapeutische Fehler sein."

Wie oben ausgeführt, geht Therapie und auch KBT nicht, ohne dass sich Therapeutin und Patientin verwickeln, anders sind pathologische Beziehungskonfliktmuster manchmal nicht erkennbar. In der stationären Therapie entfaltet die Patientin ihre Beziehungsmuster auf der Station. Mit dem Konzept der Inszenierung (Streek 2000) wird beschrieben, wie dort Emotionen lebendig werden, wie sie dann benannt und eingeordnet werden können. Ungelebte Wut oder Ärger werden im Therapieprozess lebendig, aber es können auch Liebe oder erotische Gefühle geweckt werden (Schreiber-Willnow 2014).

In der KBT-Gruppe entsteht eine Vertrautheit und Nähe, die für viele Patientinnen neu ist, und die möglicherweise die Beziehungen zum Partner zu Hause in einem schlechteren Licht dastehen lässt (Gruppenstunde 10: „Abgrenzen und Anvertrauen").

Leibhafte Erkenntnisse kommen gelegentlich mit großer Wucht und bringen aus dem Gleichgewicht. So reagierte ein Patient mit heftigen Kreislauf- und Blutdruckschwankungen, Schwindel und Schwäche auf eine KBT-Stunde, in der er von mehrere anderen in verschiedenen Tonlagen bei seinem Vornamen der Kindheit gerufen wurde. In der Stunde schien es an ihm abzuperlen, aber danach brach er zusammen: Die Stimmlage und der Kindername erinnerte ihn heftig an die Überforderung, als 12-jähriger nach dem Tod des Vaters diesen „ersetzen" zu müssen. Alle riefen nach ihm, und er versuchte, es allen recht zu machen. Dieses Muster hatte er bei der Arbeit und im Alltag fortgesetzt, bis er 55-jährig, an der Überforderung erkrankte.

In der stationären Therapie war es möglich, multiprofessionell diese Krise aufzufangen und fruchtbar zu machen. In der ambulanten Arbeit dagegen muss die Dosierung der Angebote so gewählt werden, dass die Gruppenmitglieder alltagstauglich aus der Stunde gehen. Aber es ist nicht immer vorhersehbar, welches Angebot gerade den Weg in schwierige Tiefen öffnet.

# 5 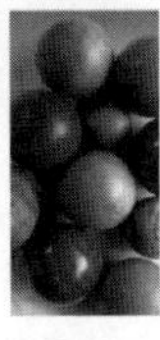 Evaluation

Die Evaluation der KBT stand lange vor großen methodischen Problemen. Wie lässt sich der Leib in seiner doppelten Aufgabe als Erlebter und Erlebender objektiv beforschen? Die meisten Praktikerinnen sahen hier eine unüberwindliche Kluft zwischen der subjektiven und immer wieder neu aus der therapeutischen Begegnung entstehenden Behandlung und der empirischen Forschung, die Wiederholbares, Regelhaftes und allgemein Gültiges auffinden möchte. Es galt also, Forschungsmethoden zu entwickeln, die dem flüchtigen Gegenstand des Körpererlebens gerecht werden.

Weiter erschwert sind Forschungsansätze, wenn die Methode vor allem in Gruppen angewandt wird. Hier kommen zusätzliche Faktoren zur Geltung, etwa gruppendynamische Aspekte oder die Begegnung mit mehreren, die in ihrer Komplexität einfache empirische Fragen schwierig machen. Im folgenden Kapitel wird deshalb ausführlicher die Suche nach geeigneten Fragestellungen und Verfahren der Psychotherapieforschung beschrieben und einzelne Studien exemplarisch umfassender dargestellt. Dabei geht die Darstellung chronologisch vor.

Seit Beginn der Dokumentationen von Gindler über ihre Arbeit (Ludwig/Haag 2002) haben sich Praktikerinnen damit beschäftigt, die Wirkungsweise der KBT in *Fallberichten* zu dokumentieren (z. B. Gräff/Maria L. 2005). Ein Fallbericht erlaubt eine subjektive Darstellung einer Therapie mit all ihren Fortschritten und Fallstricken und hilft, das verfügbare Wissen über die Behandlung zu verbreiten. Er stellt die erste Stufe der empirischen Forschung dar, indem Wissen zusammengetragen wird. Darüber hinaus eine systematische Forschung voran zu bringen, die sich an den Entwicklungsstand der allgemeinen Psychotherapieforschung anlehnt, ist vor allem Aufgabe der Universitäten. Obwohl die KBT in Deutschland und Österreich in sehr vielen Kliniken eingesetzt wird (127 Kliniken werden im Jahresprogramm 2015 des DAKBT e. V. aufgelistet (DAKBT 2015)), ist sie wenig an Hochschulen vertreten.

Universitäre Forschungsimpulse haben vor allem Stolze in München (z. B. Badura-MacLean/Stolze 1981) und Seidler in Hannover (Übersicht in Seidler 2014) gegeben. Es finden sich seit den 1990er Jahren Diplom-

und Doktorarbeiten in der Medizin, der Psychologie und der Sportwissenschaft und neuerdings auch Masterarbeiten in Psychotherapie mit Schwerpunkt KBT (Seidler et al. 2001, Seidler et al. 2011). Darüber hinaus hat die Forschungsgruppe des DAKBT verschiedene Studien durchgeführt, die in psychotherapeutischen Fachzeitschriften veröffentlicht wurden. Die Ergebnisse all dieser Studien werden hier zusammengefasst.

## 5.1 Die Anfänge der KBT-Forschung

Elsa Gindler, die Pionierin der Bewegungspädagogik, hat ihr ganzes Arbeitsleben lang großen Wert darauf gelegt, ihre Arbeit zu dokumentieren (Ludwig/Haag 2002). Sie hatte ein umfangreiches Text- und Fotoarchiv angelegt, das in Berlin kurz vor Ende des Zweiten Weltkrieges durch Bomben vernichtet wurde. Sie verstand sich selbst als Forscherin, die sich und ihren Kursteilnehmerinnen immer wieder neue Fragen stellte. Heute würde man ihren Ansatz zur qualitativen Forschung zählen. Sie hat ihrer Arbeit nie einen Namen gegeben, da sie eine Erstarrung und Festlegung dadurch fürchtete. Gindler vermittelte keine Übungen, sie sprach von „Üben ohne Übung“, es war ihr Anliegen,

> „die Menschen so [zu] führen und an[zu]sprechen, dass sie die einfachsten Dinge (z.B.: Sitzen, Liegen, einen Gegenstand tragen, eine alltägliche Hausarbeit) ganz tun, nicht nur mit vollen Bewusstsein, sondern mit einer totalen Präsenz der Person, was ganz wesentlich mehr ist.“ (Wilhelm 1991, S. 21)

### Körperliche Spannungen lösen, ohne zu erschlaffen

Gindler untersuchte in ihren Kursen, wie es möglich ist, körperliche Spannungen zu lösen, ohne dabei zu erschlaffen oder zu erstarren (dargestellt in einem Vortrag von 1931 anlässlich der Generalversammlung des Deutschen Gymnastikbundes; Ludwig/Haag 2002). Sie erprobte mit ihren Gruppen das Verhältnis von Ruhe und Unruhe, von Ermüdung und Erholung oder von Anspannung und Schlaffheit in der Bewegung am eigenen Leib. Als Modell für das menschliche Regenerationsverhalten dienten ihr biologische Forschungen zum Verhalten von Mimosenblättern. Diese ziehen sich zusammen, wenn sie gereizt werden und brauchen etwa 15 Minuten Regenerationszeit, bis sie sich wieder erneut ganz entfalten. Kommt vorher ein neuer Berührungsreiz, wiederholt sich der organische Prozess des Öffnens und Straffens nicht vollständig. Man könnte sagen, die Pflanze ist ermüdet. Erst wenn sie genügend Regenerationszeit bekommt, kann sie wieder in ihre normale Spannung zurückfinden.

Analog zu diesem Modell erkundete Gindler die Dynamik von Körperspannung in Ruhe und Bewegung. Sie beobachtete, fotografierte und nutze gleichzeitig die Berichte über differenzierte Innenwahrnehmung jeder einzelnen Teilnehmerin.

> „Nehmen wir eine Arbeitsbewegung, die darin besteht, in einer bestimmten Höhe einen Knopf einzuschalten. Es ist eine energetische Veränderung im Zustand des Armes nötig, um ihn dort hinauf zu befördern. Bei der Rückkehr könnte die Energie abnehmen, da bei einer Auswirkung der Schwerkraft der Arm von selbst an seinen Ausgangspunkt zurückkehren könnte. Wenn wir dies ausnützen und den Arm nicht schlaff oder starr zurückkehren lassen, so können wir uns in der Zwischenzeit erholen. Wenn Sie Leuten, die viel in der Arbeit leisten, zusehen, so werden Sie immer wieder sehen, dass sie nach diesem Prinzip arbeiten und dass die Leute, die sich bei der Arbeit anstrengen, immer die Rückwege in Starrheit und Erschlaffung zurücklegen." (Ludwig/Haag 2002, S. 125)

Gindlers Ergebnis ist, dass Menschen – wie die Mimose – eine latente Regenerationstendenz haben, die aber kulturell durch Bewegungsgebote und -verbote überformt ist. Bei kleinen Kindern ist sie noch sichtbar, bei Erwachsenen durch Drill, Wollen oder Müssen verschüttet. Wieder zur Ruhe kommen und Spannungen lösen, ohne zu erschlaffen, ermöglicht Regeneration. Hierin sah Gindler die Wurzel vieler Körper- und Bewegungsprobleme ihrer Zeit.

### Konzentrative Zuwendung zu einem Körperteil führt zu messbarer Tonisierung

Der Psychiater Joachim-Ernst Meyer hat den Ansatz Gindlers, einfache Dinge mit voller Präsenz tun, Anfang der 1960er Jahre in einer physiologischen Grundlagenuntersuchung erforscht (Meyer 1961). Er bezeichnete die therapeutische Herangehensweise als „konzentrative Zuwendung zum eigenen Körper" und vermutete, dass sie sich von Entspannung im Autogenen Training oder meditativen Praktiken des Zen oder Yoga unterscheidet. Unter der konzentrativen Entspannung verstand er eine leichte

Versunkenheit, die aber weder hypnoid noch asketisch gemeint war. In der „Konzentration“ in Meyers Sinn engt sich die Beziehung zur Außenwelt auf diejenigen Dinge ein, denen man sich besonders zuwendet. Damit tritt alles Übrige, insbesondere auch die aktuelle Befindlichkeit, die Besorgnisse und die Lebensgeschichte, in den Hintergrund.

Demgegenüber beschreibt Meyer (1961) die Zuwendung zur Welt, die alles umfasst, was außerhalb von mir ist, mit dem Begriff „Aufmerksamkeit“: In diesem Zustand bin ich über meine aktuelle Situation genau orientiert. Meyer vermutete, dass schon die konzentrative Zuwendung zu einem Körperteil, auch ohne motorische Intention, zu einer messbaren Tonisierung der Muskulatur führt. Er interpretierte dies als gesteigerte Aktionsbereitschaft. In seinen Untersuchungen wurden bei mehreren in der Methode des konzentrativen Spürens geübten Versuchspersonen die Eigenreflexe vor und nach dem Spüren im EMG (Elektromyogramm) gemessen, und es wurde während des Spürens ein EEG (Elektroenzephalogramm) abgeleitet. Anders als bei Zen- oder Yoga-Übenden wurde im EEG keine Aktivierung des Alpha-Rhythmus‘ gefunden. Aber im EMG kam es zu deutlichen Steigerungen des Achillessehnenreflexes, wenn die Versuchspersonen die Beine und Füße konzentrativ anspürten, was Meyer als Tonisierung bezeichnete. Das weist darauf hin, dass das konzentrative Spüren nicht als passive Entspannung verstanden werden kann, sondern dass über eine Intensivierung des Körperraumbildes im Spüren die Aktionsbereitschaft gesteigert wird. Meyer sah eine psychotherapeutische Wirkung des konzentrativen Spürens in der affektiv neutralen Fähigkeit, die Welt an sich herankommen zu lassen und sich auf einzelne Aspekte einzulassen, womit Angstspannung oder Erwartungsschmerz verschwinden können.

## Werden KBT-Gruppen und analytische Gruppen unterschiedlich erlebt?

Grundlagenforschungen wie von Meyer sind in den Folgejahren nicht fortgeführt worden. Ende der 1970er Jahren regte Helmuth Stolze neue, quantitative Forschungsprojekte an, um die Wirkung dieser neuen Methode, die er Konzentrative Bewegungstherapie genannt hatte, zu erkunden (Badura-MacLean/Stolze 1981). Er befragte Teilnehmerinnen von KBT-Selbsterfahrungsgruppen nach jeder Gruppenstunde nach ihrem Selbsterleben und vermuteten einerseits eine Besserung im Laufe des Kurses und andererseits Unterschiede zwischen KBT und analytischer Gruppe.

Badura-MacLean und Stolze (1981) haben 95 Teilnehmerinnen aus acht KBT-Weiterbildungsgruppen untersucht, wobei sie 621 Bögen von Gruppenmitgliedern und -leiterinnen auswerteten. Als Vergleichsgruppen dienten die KBT- und die analytischen Weiterbildungsgruppen aus einer Studie von Ermann und Lermer (1977).

Die Skalenwerte zum Selbsterleben der KBT-Gruppenmitgliedern, gemessen mit den drei Skalen des Stuttgarter Bogens, – „Aktivität", „Reaktive Emotionalität" und „Selbststärke" – lagen insgesamt ähnlich hoch wie in den KBT-Gruppen bei Ermann und Lermer, aber deutlich höher als in den analytischen Gruppen der Vergleichsstudie. Viele Gruppenmitglieder beschrieben am Ende der KBT-Gruppenarbeit ein vertieftes Körpererleben; in den drei Skalen im Verlauf der Gruppenarbeit zeigten sich diese Veränderungen jedoch nicht.

Es lassen sich drei Erklärungen dafür finden. Einerseits war der Fragebogen ggf. nicht geeignet, die spezifischen Einflüsse der KBT abzubilden. Andererseits sind Prozessmerkmale, wie hier das Erleben jeder einzelnen Stunde, nicht automatisch mit dem Behandlungserfolg insgesamt verknüpft. Schließlich handelte es sich nicht um Patientengruppen, sondern um Weiterbildungs- bzw. Selbsterfahrungsgruppen, bei denen nicht von krankheitswertigen Befunden am Anfang ausgegangen werden kann.

### KBT-Gruppe und analytische Gruppe ergänzen einander

Anemone Carl et al. (1982; Nachdruck 2002) behandelten ihre stationären Patientinnen in einem integrierten gruppentherapeutischen Konzept. Alle Patientinnen bekamen je vier Gruppenstunden KBT und analytische Gruppentherapie pro Woche. Sie untersuchten, wie sich die beiden Methoden ergänzen und wie sich die gruppendynamischen Prozesse beschreiben lassen.

Die Forscherinnen nahmen an, dass für analytische und für KBT-Gruppen dieselben Gesetzmäßigkeiten psychischer Vorgänge wirken. Die psychoanalytische Theorie geht davon aus, dass zwischen allen psychischen Vorgängen erkannte oder unerkannte Zusammenhänge unterschiedlicher Intensität bestehen. Dies wird als „Gesetz der Überdeterminiertheit des Psychischen" bezeichnet, welches auch für Gruppenprozesse angenommen wird. Zu vermuten ist also, dass sämtliche Vorgänge auf einer Station prozesshaft aufeinander zu beziehen sind. Carl et al. (2002) untersuchten nun die These, dass die Gruppe eine innere Kontinuität in beiden Methoden hat, also ein durchgängiger Gruppenprozess bei beiden Methoden abläuft. Auftretende Ungleichheiten wurden als komplementär angesehen, das heißt, dass die Therapieverläufe zwar in beiden Methoden verschieden sind, sich aber sinnvoll ergänzen.

Zwei Wochen lang wurden die KBT- und die analytischen Gruppenstunden mit Hilfe von ausführlichen standardisierten Sitzungsprotokollen dokumentiert.

In der Auswertung der Protokolle fanden die Autorinnen Belege für die Komplementarität der beiden Methoden. Patientinnen verhielten sich komplementär, sie waren z.B. entweder in der KBT oder in der analytischen Gruppe aktiv. Somit ergänzten sich die beiden Therapieformen (Personenkomplementarität). Es passierte aber auch, dass dasselbe Thema, z.B. dass Patientinnen sich eine positive Reaktion der Therapeutin wünschten, in der KBT handelnd und in der analytischen Gruppe verbal geäußert wurde (Ausdruckskomplementarität). Häufig zeigte sich ein Thema zuerst in der KBT in der leiblichen Darstellung (z.B. Passivität und Rückzug), in der analytischen Gruppe war es dann möglich, dieses Verhalten zur Sprache zu bringen. Die wechselseitige Ergänzung des Gruppenprozesses verlief um ein durchgängiges Thema, d.h. der Gruppenprozess setzte sich von einer zur nächsten Gruppenstunde kontinuierlich fort. Zusammengefasst führen diese Beobachtungen zu zwei Hypothesen (Carl et al. 2002, S. 176):

> „1. Phänomene der Abwehr stellen sich in der KBT früher und als weniger zu verleugnende dar.
> 2. Dem kognitiven Durcharbeiten in der AGT (Analytische Gruppentherapie, KSW) geht eine Phase emotionaler Erfahrbarkeit in der KBT voraus."

Dieser Befund lässt sich so verstehen, dass die KBT vor allem über das Anspüren des Körpers die unmittelbare szenische Darstellung unbewusster Inhalte fördert. Sprachliche und kognitive Prozesse sind der körper- und handlungsbezogenen Ausdrucksform zeitlich nachgeordnet. Mit diesem Wissen lassen sich Kombinationen von verschiedenen Therapieformen für die Patientinnen nutzbringend anwenden, vorausgesetzt, die Therapeutinnen haben ein gemeinsames Verständnis für die Gruppendynamik.

## 5.2 Wie sieht die Praxis der KBT aus?

Seit den 1980er Jahren wurde die KBT mehr und mehr in psychosomatischen und psychiatrischen Kliniken, aber auch in der ambulanten Praxis durchgeführt. Um eine Bestandsaufnahme zu machen, führten Seidler et al. (2002) im Jahr 2000 eine Studie zur Praxis der KBT durch, in der sie fünf Fragen untersuchten.

1. In welchen Arbeitsfeldern sind KBT-Therapeutinnen tätig?
2. In welchem Ausmaß wird ambulant bzw. stationär gearbeitet, wie viel Gruppen- bzw. Einzeltherapie wird angeboten?
3. Welche Patienten werden behandelt?
4. Wird KBT allein oder in Verbindung mit anderen psychotherapeutischen Verfahren eingesetzt?
5. In welcher „Dosis" kommt KBT zur Anwendung?

An alle Mitglieder des DAKBT wurde ein Fragebogen versandt, den 309 Mitglieder (68 %) beantworteten, 86 % von ihnen Frauen, 14 % Männer. Über die Hälfte wies eine Berufserfahrung mit KBT von mehr als zehn Jahren auf.

## KBT-Therapeutinnen kommen aus vielfältigen Grundberufen

Gemäß der Zulassungsvoraussetzungen zur Weiterbildung waren in der Stichprobe unterschiedliche Grundberufe aus Medizin und weiteren Gesundheitsberufen sowie aus dem pädagogischen Bereich vertreten. Es gab:

- 21 % Krankengymnastinnen,
- 19 % Pädagoginnen,
- 13 % Sozialarbeiterinnen,
- 12 % Krankenschwestern,
- je 10 % Psychologinnen bzw. Gymnastiklehrerinnen,
- 9 % Ärztinnen,
- 9 % Ergo/Mototherapeutinnen
- 15 % sonstige.

37 % arbeiteten in einer Institution (Klinik, Tagesklinik, Beratungsstelle), 40 % in freier Praxis und 43 % sowohl in einer Institution als auch in der Praxis. In den Kliniken wurde KBT vor allem als Gruppentherapie angeboten, während in der ambulanten Praxis die Einzeltherapie im Vordergrund stand.

### KBT-Therapeutinnen behandeln Patientinnen mit unterschiedlichen psychischen Erkrankungen

Zu den Störungsbildern, die in der ambulanten Praxis mit Einzel- oder Gruppentherapie behandelt wurden, gehörten an erster Stelle Depressionen (ET: 39 % bzw. GT: 27 %) sowie Belastungs- und Anpassungsstörungen (ET: 25 % bzw. GT: 27 %). Fasst man als psychosomatische Störungsbilder somatoforme Störungen, psychosomatische Organerkrankungen und Verhaltensstörungen mit somatischen Folgeerkrankungen (z. B. Essstörungen) zusammen, so findet sich bei 47 % der Einzel- und 37 % der Gruppenpatientinnen eine Diagnose aus diesem Feld (Seidler 2014, S. 85).

Die Hälfte aller ambulanten Behandlungen war nach 48 bzw. 50 Sitzungen abgeschlossen. Einzelne längere Behandlungen von durchschnittlich 100 Stunden wurden bei Patientinnen mit Essstörungen oder Persönlichkeitsstörungen durchgeführt. Zusammenfassend lässt sich festhalten, dass die Störungsbilder und der Umfang der ambulanten KBT im Rahmen des von den Krankenkassen vorgesehenen Behandlungskontingents für tiefenpsychologische Psychotherapie liegen.

## 5.3 Welches Behandlungsmodell haben KBT-Therapeutinnen?

Die KBT weist im Vergleich zu anderen Psychotherapieverfahren einige Besonderheiten auf (Kap. 3.9). Insbesondere unterscheidet sie sich von verbalen Therapien, die in der Regel im Sitzen stattfinden, durch die aktive Gestaltung von Angeboten und durch den Erfahrungsteil, in dem die Patientinnen in Bewegung kommen. Unterscheiden sich KBT-Therapeutinnen von anderen Psychotherapeuten nicht nur durch ihre Interventionspraxis, sondern auch in ihrem Menschenbild, in ihren Therapiezielen, ihrem diagnostischen Verständnis oder der Art der Beziehungsgestaltung? Diese Aspekte beschreiben nach Orlinsky (1994) das jeweilige Behandlungsmodell von Therapeutinnen. Wenn das gut zum Krankheitserleben der Patientin passt, so sind günstige Therapieergebnisse zu erwarten. In einer Studie im Rahmen der „International Study for Developement of Psychotherapists“ (ISDP) des „Collaborative Research Network“ (CRN) der „Society for Psychotherapy Research“ (SPR) wurden Aspekte des therapeutischen Selbstverständnisses für verschiedene Therapieverfahren untersucht (Ambühl/Orlinsky 1999). Dazu diente ein Fragebogen mit rund 400 Aussagen zur theoretischen Orientierung und den Zielen von Psychotherapeuten, zum Ausmaß und

Umfang ihrer Ausbildung sowie zu Umfang und Art der beruflichen Erfahrungen; diesen füllten weit über 2000 Psychotherapeutinnen verschiedenster Richtungen aus. In einer Teilstudie verglichen Seidler et al. (2003) die Aussagen von 91 KBT-Therapeutinnen mit der internationalen Stichprobe. Die befragten Therapeutinnen blickten im Mittel auf 13 Jahre Berufserfahrung zurück (die anderen: 9 Jahre), sie waren zu 82 % weiblich (andere: 57 %). Insbesondere wurden drei Fragen untersucht: Welche theoretische Orientierung verfolgen KBT-Therapeutinnen in ihrer Entwicklung? Welche therapeutischen Ziele halten sie für wichtig? Welche Haltungen werden von ihnen als bedeutsam für die therapeutische Beziehungsgestaltung gesehen?

### Die theoretische Orientierung von KBT-Therapeutinnen

KBT-Therapeutinnen orientieren sich häufig an mehreren Theoriesystemen (Seidler et al. 2003, S. 119): Nur ein Viertel ließ sich einer „reinen“ Orientierung zuordnen, die Hälfte hatte eine meist humanistisch modifizierte analytische Orientierung. Im Einzelnen benannten

- 78 % eine analytisch/psychodynamische Orientierung,
- 40 % eine humanistische,
- 18 % eine systemische und
- 9 % eine verhaltenstherapeutisch/kognitive Orientierung.

Diese Orientierungen finden sich im theoretischen Konzept der KBT, z. B. von Cserny und Paluselli (2006), wieder, das sich sowohl auf psychoanalytische Theorien als auch auf kognitive Psychologie, Wahrnehmungs- und Entwicklungspsychologie sowie auf die Säuglingsforschung stützt.

KBT-Therapeutinnen haben nach den Studienresultaten eine ähnliche Tendenz wie Therapeutinnen anderer Richtungen, im Laufe ihrer beruflichen Entwicklung ihre ursprünglich enge zugunsten einer breiteren, gemischteren theoretischen Orientierung zu erweitern.

### Therapeutische Ziele

In dem Fragebogen waren 14 Therapieziele vorgegeben, die das Spektrum verschiedenster psychotherapeutischer Richtungen abdecken sollten. Es fehlten in der Liste jedoch Ziele, die für Körperpsychotherapie spezifisch sind, etwa „die Förderung der körperbezogenen Eigenwahrnehmung“ (Kap. 5.5). Als wichtigste Therapieziele wurden angesehen:

- „ein starkes Selbstwert- und Identitätsgefühl zu haben" (66 % Zustimmung),
- „unterdrückte oder abgetrennte Aspekte der Erfahrung zu integrieren" (52 % Zustimmung)
- „den Mut zu entwickeln, sich auf neue oder bisher vermiedene Situationen einzulassen" (51 % Zustimmung).

Diese Ziele wurden in ähnlicher Häufigkeit auch von Therapeutinnen psychodynamischer und humanistischer Orientierung genannt. Diese betonten zusätzlich die Wichtigkeit, „das Erleben von Gefühlen ganz zuzulassen", während dem nur ein kleinerer Teil der KBT-Therapeutinnen zustimmte. Dieser Unterschied überrascht zunächst.

> „Denkbar ist, dass die Erlebnisorientierung, wie sie insbesondere von den humanistischen Therapieverfahren verfolgt wird, sich bei der KBT als auch bei anderen körperorientierten Verfahren weniger in der Entwicklung des emotionalen Erlebens als vielmehr in der Entwicklung des Körpererlebens als favorisiertes Therapieziel äußert". (Seidler et al. 2003, S. 121)

### Therapeutische Beziehungsgestaltung

Der Fragebogen gab eine Liste von Attributen vor, wie Therapeutinnen in ihrer Arbeit mit Patientinnen sein möchten. Mindestens 70 % aller Therapeutinnen, auch in der KBT, möchten gegenüber ihren Patientinnen akzeptierend, tolerant, warmherzig, freundlich, engagiert, beteiligt, intuitiv, effizient und geschickt sein. Mehr als andere möchten KBT-Therapeutinnen sowohl beschützend als auch kritisch sein. Sie möchten weniger rezeptiv als andere sein. Das Selbstideal eines beteiligten und intuitiven Therapiestils teilen KBT-Therapeutinnen mit denen der psychodynamischen und der humanistischen Richtung. Sie stimmen eher mit der systemischen und kognitiv-behavioralen Richtung darin überein, freundlich sein zu wollen, aber z. T. auch herausfordernd und die Handlungsfähigkeit fördernd.

Der ideale Beziehungsstil („Wie möchte ich sein?") wurde mit dem realen („Wie bin ich real?") verglichen. Unter den wenigen Differenzen fiel auf, dass sich alle in stärkerem Maße sorgend erleben, als es ihrem Ideal entspräche (KBT: 57 % vs. 41 %, andere: 60 % vs. 45 %). KBT-Therapeutinnen erleben sich also real fordernder, pragmatischer, rezeptiver und weniger kritisch, als sie sein wollten. Therapeutinnen anderer Richtungen erleben sich weniger effizient, geschickt, feinsinnig und beschützender, als sie sein wollten. Darin lassen sich Zweifel an der eigenen therapeutischen Technik ablesen, die für die KBT-Therapeutinnen keine Rolle zu spielen scheinen.

Letztere sind eher ambivalent mit ihren Ansprüchen an eine forderndkritische Haltung in der Beziehungsgestaltung, die im Widerspruch stehen könnte zu einem beschützend-freundlichen Umgang mit den Patientinnen, der insbesondere für den körpertherapeutischen Ansatz mit schwerer strukturell gestörten Patientinnen als notwendig angesehen wird.

Zusammenfassend weisen die KBT-Therapeutinnen große Gemeinsamkeiten mit psychodynamisch und humanistisch arbeitenden Therapeutinnen auf in dem Ziel, zu einem besseren Selbstverständnis zu kommen. Die Förderung der Handlungsfähigkeit verbindet sie mit den verhaltenstherapeutischen und systemischen Ansätzen. Beides zusammen konfiguriert die spezifische KBT-Identität. In diesem umfassenden Anliegen sieht Seidler (2014) auch eine Gefahr für das Identitätserleben: Die Beschränkungen in dem, was therapeutisch machbar ist, werden möglicherweise ausgeblendet. Eine Haltung, die zwischen kritisch-fordernder und beschützend-freundlicher Beziehungsgestaltung schwankt, erfordert eine besondere Integrationsleistung der Therapeutin für das eigene Identitätserleben.

## 5.4 Die Wirksamkeit der KBT

Fragt man nach der Wirksamkeit eines Psychotherapie-Verfahrens, so soll es sowohl die Beschwerden und Symptome lindern als auch ein Verständnis für die zugrunde liegende seelische Problematik liefern und Änderungen im Erleben und Verhalten bewirken. Psychodynamische Therapie und Verhaltenstherapie setzen in ihren Zielen unterschiedliche Schwerpunkte. Während erstere vor allem das Verständnis für innere Konflikte verbessern will, zielt die Verhaltenstherapie auf sichtbare Verhaltensänderungen. Die KBT möchte über Besserungen des Körpererlebens sowohl zu mehr Verständnis innerer Prozesse als auch zu Verhaltensänderungen kommen. Hierzu dient der spezifische Weg des KBT-Angebots mit der Trennung von Erfahrungs- und Arbeitsraum (Kap. 3.9). In Studien zur Wirksamkeit wurde deshalb untersucht, wie sich die Beschwerden der Patientinnen und ihr Körper- und ihr Selbsterleben durch KBT verändern. Es wurden sowohl Patientinnen selbst als auch ihre Therapeutinnen und Klinikleiter befragt, wie sie die Wirkung und den Nutzen der KBT einschätzen.

Es lassen sich verschiedene Arten von wissenschaftlichen Studien unterscheiden: In kontrollierten klinischen Studien werden eine Behandlungsgruppe (mit KBT) und eine Kontrollgruppe (ohne KBT) verglichen. Wenn dann die Zuteilung zu den Gruppen zufällig ist, so spricht man von einer randomisierten kontrollierten klinischen Studie. Dieses Modell stammt aus der Arzneimittelforschung. Es wird versucht, alle übrigen Einflussfaktoren auf das Behandlungsergebnis konstant zu halten oder gleichmäßig auf beide Gruppen zu verteilen. So lassen sich mögliche Unterschiede zwischen den Gruppen auf die untersuchte Behandlung zurückführen. Ein großer Nachteil dieses Studiendesigns ist, dass die Ein- und Ausschlusskriterien sehr streng, und somit die Ergebnisse nur für eine sehr spezielle Population repräsentativ sind.

Deshalb werden in der Psychotherapieforschung immer wieder auch naturalistische Studien durchgeführt, in denen alle Patientinnen, die zur Behandlung kommen, in die Untersuchung einbezogen werden. Häufig lässt sich aus ethischen oder pragmatischen Gründen keine Kontrollgruppe bilden, da man der Kontrollgruppe die Behandlung nicht vorenthalten kann. In diesen Studien wird die Wirkung einer zusätzlichen Behandlung (hier KBT) im laufenden Betrieb einer Klinik unter Alltagsbedingungen untersucht. Die Ergebnisse sind repräsentativ für die gesamte Klinikpopulation, aber es kann damit keine Überlegenheit zu anderen Behandlungen untersucht werden.

## Wie unterscheiden sich die Ergebnisse von Behandlungen mit KBT von den Kontrollgruppen?

Aus den 1990er Jahren stammen einige Studien zur Wirksamkeit, die gemäß den Standards wissenschaftlicher Psychotherapieforschung als kontrollierte randomisierte Vergleichsstudien angelegt wurden. Die Patientinnen wurden der KBT-Gruppe oder einer Vergleichsgruppe zufällig zugeteilt, und die Behandlungsergebnisse beider Gruppe wurden dann statistisch verglichen.

Kehde (1994) verglich die Wirksamkeit von KBT in studentischen Selbsterfahrungsgruppen mit Veränderungen, die eine unbehandelte Kontrollgruppe erlebte, die auf eine Behandlung wartete. Weber et al. (1994) zogen einen Vergleich zwischen den Effekten einer Bewegungstherapie mit KBT-Elementen bei psychiatrischen Patientinnen, die sich für diese Gruppe entschieden hatten, und denjenigen, die nicht daran teilnahmen. Wernsdorf (1998) verglich die Ergebnisse einer zusätzlichen KBT-Gruppe für Patientinnen einer psychosomatischen Behandlung (meist Essstörungen) mit den Ergebnissen von jenen ohne zusätzliche KBT. Schließlich untersuchten Röper et al. (2002) die Wirksamkeit von KBT bei orthopädischen Patientinnen mit Rückenschmerzen, ebenfalls in einem randomisierten Vergleich mit und ohne KBT-Gruppenangebot. Lahmann et al. (2015) verglichen eine manualisierte körperpsychotherapeutische Gruppe von ambulanten Patientinnen, die somatoforme Störungen aufwiesen, mit einer Warte-Kontrollgruppe. Diese Gruppe wurde von einer KBT-Therapeutin geleitet.

Fasst man die Ergebnisse dieser Studien zusammen, so ergibt sich das folgende Bild: Teilnehmer der KBT-Gruppe bei Kehde (1994) behaupteten sich besser selbst als diejenigen ohne KBT-Gruppe, auch zeigten sie weniger berufliche Versagensängste. Die KBT-Behandlung in den Untersuchungen von Weber et al. (1994) und Wernsdorf (1998) verbesserte die Allgemeinbefindlichkeit, Beschwerden und vor allem körperliches Missempfinden gingen deutlich zurück. Diese Unterschiede waren signifikant mit mittleren Effektstärken.

Röper et al. (2002) fanden für die orthopädischen Gruppen keine signifikanten Unterschiede mit oder ohne KBT. Diese Patientinnen nahmen an einer orthopädischen Reha-Behandlung teil und waren möglicherweise nicht für die psychotherapeutische Seite des KBT-Angebots offen. Lahmann et al. (2015) fand im Vergleich zur Wartegruppe eine signifikante Besserung der Lebensqualität der Patienten mit somatoformen Störungen sowie einen Rückgang der Somatisierung und der Depressivität. Dieses Ergebnis war auch in der Sechs-Monats-Katamnese stabil.

> „Mit aller Vorläufigkeit zeichnet sich somit ein Wirkungsprofil für die KBT bei Patienten mit psychischen Beschwerden sowie Menschen mit einem Anliegen nach Persönlichkeitsentwicklung ab. Demnach entfaltet die KBT ihre Wirksamkeit zum einen im Hinblick auf das subjektive (körperliche) Wohlbefinden und zum anderen im Hinblick auf ein erhöhtes Selbstbewusstsein." (Seidler 2014, S. 91)

## Wie werden die Behandlungsergebnisse mit KBT beurteilt?

Verschiedene Forscherinnen sind der Frage nach der Wirksamkeit der KBT mit anderen Methoden als kontrollierten Studien nachgegangen. Sie untersuchten die Zusammenhänge von Stundenerleben und Behandlungsergebnissen (Schreiber-Willnow 2010). Sie fragten, wie die Patientinnen rückblickend die Bedeutung der KBT-Behandlung beurteilen (Gathmann 1990, Schreiber-Willnow/Seidler 2005), wie KBT-Therapeutinnen die Behandlungsergebnisse einschätzten (Schreiber-Willnow/Seidler 2013), und wie sich Beschwerden, Erleben und Verhalten von Patientinnen in der ambulanten KBT-Einzelbehandlung veränderten (Seidler et al. 2006).

## Wie unterscheiden sich erfolgreiche und weniger erfolgreiche Patienten in der KBT-Gruppe?

Wie verändert sich das Körpererleben unter stationärer Therapie mit KBT? Wie verändert sich das Selbsterleben, und wie erleben Patientinnen die KBT-Gruppe? Diese Fragen lagen einer umfangreichen klinischen Prozess-Ergebnis-Studie zugrunde (Schreiber-Willnow 2010). Daten von 72 Patientinnen gingen in die Auswertung ein. Sie waren durchschnittlich 94 Tage in stationärer Psychotherapie. Im analytisch-systemischen Konzept der Klinik war die KBT-Gruppe integriert. Patientinnen mit unterschiedlichen psychischen Beschwerden wurden in diagnosegemischten Gruppen behandelt. Sie hatten je zweimal wöchentlich die psychodynamische Gruppe sowie die KBT-Gruppe und eine Einzeltherapiestunde, Großgruppe und Bezugspflege. Im fachübergreifenden Team wurden die Behandlungsprozesse besprochen, gebündelt und verarbeitet.

Für die Studie wurde neben der Basisdokumentation bei Aufnahme und Entlassung ein Beschwerdefragebogen (SCL-90-R, Franke 1995), ein Fragebogen zu Interaktionellen Problemen (IIP-D, Horowitz et al. 1994) und ein Fragebogen zum Körpererleben (FBeK, Strauß, Richter-Appelt 1996) eingesetzt. Mit jeder Studienteilnehmerin wurde zu Beginn ein individueller Fragebogen zum Körper- und Selbsterleben („Leiberleben-Grid") entwickelt. Nach jeder KBT-Gruppenstunde füllten die Patientinnen einen KBT-Stundenbogen (GEB-KBT, Seidler 1995) aus.

Mit Hilfe der Selbst- und Fremdeinschätzung der Symptombelastung und der interpersonellen Probleme wurde ein Score für den individuellen Behandlungserfolg ermittelt.

Die Symptombelastung der Patientinnen ging bei mittleren Effektstärken signifikant zurück. Die interpersonellen Probleme besserten sich im IIP-Gesamtscore ebenfalls, jedoch mit geringeren Effektenstärken. Bei Behandlungsende erlebten sich die Patientinnen in ihrem eigenen Körper weniger unsicher, spürten weniger Missempfindungen, waren zufriedener mit ihrem Körper und hatten mehr körperliches Selbstvertrauen gewonnen als am Anfang. Die Erfolgreichen und die weniger Erfolgreichen wurden in ihrem Körper-, Selbst- und Gruppenerleben verglichen.

### *Wie verändert sich das Körper-Selbst?*

Es gibt wenig empirische Untersuchungen von Veränderungen des Körper-Selbst in der Therapie. Das liegt in der Natur des Gegenstandes begründet: Der Leib als Erlebter und Erlebender lässt sich schwer in Fragebögen

erfassen. Sie sind zu wenig individuell, Beobachtung von außen ist bei der Beurteilung von subjektiv innen erlebtem nicht hilfreich. So entwickelte sich ein Forschungsansatz, verbunden mit dem Namen Georg A. Kelly und seiner Theorie der persönlichen Konstrukte, Fragebögen zu individualisieren und mit jeder Patientin ihr eigenes Kategoriensystem zu erarbeiten, indem sie dann die Veränderungen zahlenmäßig darstellen kann. Die Methode nennt sich Repertory-Grid-Technik (Scheer/Catina 1993).
Mit dem Leiberleben-Grid, das in dieser Studie entwickelt wurde, ließ sich das Körper-Selbst oder das Leib-Erleben abbilden (Schreiber-Willnow 2002).

Es zeigte sich, dass sich durch die stationäre Behandlung insgesamt die symptomatischen Belastungen reduzierten, was bei erfolgreichen Patientinnen mit einer strukturellen Veränderung des körperbezogenen Selbsterlebens einherging (in dem Sinne, dass sich das Real-Ich dem Ich-Ideal und dem Körper-Ideal annäherten). Anders ausgedrückt: Das körperbezogene Selbsterleben verbesserte sich bei erfolgreichen Patientinnen signifikant, während klinisch weniger Erfolgreiche geringere Veränderungen des Körperselbst zeigten.

### *Welchen Einfluss hat das Gruppenerleben auf die Ergebnisse?*

Seidler (1995) hat den Gruppenerfahrungsbogen GEB von Strauß und Eckert (1994) für die Untersuchung von KBT-Gruppen zum GEB-KBT erweitert. Im GEB werden Aspekte erfasst, die sich erwartungsgemäß günstig auf den Gruppenprozess auswirken: Gruppenkohäsion, Gruppenklima, Therapieoptimismus des Patienten, körperliche Reaktionen auf das Therapiegeschehen, Aspekte des Therapeutenverhaltens aus Sicht des Patienten, Identifikation, Einsicht und korrigierende Rekapitulation früherer familiärer Erfahrungen, Universalität des Leidens, Interpersonelles Lernen und Altruismus (Zusammenfassung nach Eckert 1996). Diese Aspekte beschrieb Yalom (1975) als Wirkfaktoren von Gruppenpsychotherapie. Seidler hat den Fragebogen um vier KBT-spezifische Merkmalsbereiche ergänzt: Selbst- und Körperwahrnehmung, Umgang mit dem eigenen Körper und sich selbst, emotionale Bewertung des Körpererlebens und körperbezogene Selbsterfahrung. Diese Aspekte werden bei Becker (2001) und Stolze (2002) als bedeutsame Prozessmerkmale für KBT-Gruppen genannt. Faktorenanalytisch unterschied Seidler (1995) sechs Skalen des GEB-KBT:

1. Körperliches Wohlbefinden und Zuversicht
2. Lernerfahrung und Einsicht

3. Zugang zum körperlichen Erleben und den eigenen Empfindungen
4. Unzufriedenheit mit der Therapeutin
5. Unzufriedenheit mit der Gruppe
6. Zurückhaltung und sich nicht verstanden fühlen

Skala 1 und 3 können als KBT-spezifische, Skala 2,4,5 und 6 als unspezifische Wirkfaktoren verstanden werden. Die Patientinnen gaben an, dass sie im Durchschnitt über den gesamten Behandlungsverlauf in den Therapiestunden körperliches Wohlbefinden und Zuversicht erfahren. Sie fanden Zugang zum körperlichen Erleben und den eigenen Empfindungen. Sie lernten und gewannen Einsichten. Negative Gruppenerfahrungen wie Unzufriedenheit mit der Therapeutin, Unzufriedenheit mit der Gruppe und Zurückhaltung und sich nicht verstanden fühlen, wurden kaum genannt.

In der Prozess-Ergebnis-Studie von Schreiber-Willnow (2010) zeigte sich, dass klinisch erfolgreiche Patientinnen in der zweiten Behandlungshälfte einen besseren Zugang zu ihrem Körper bekamen, der einherging mit mehr Lernerfahrungen und Einsichten. Bei den weniger Erfolgreichen stagnierten anfängliche Besserungen im Zugang zum Körper in der zweiten Behandlungshälfte, sie hatten durchgängig weniger Lernerfahrungen und Einsichten gewonnen. Auch das körperliche Wohlbefinden und die Zuversicht unterschieden sich auf ähnliche Weise in den beiden Erfolgsgruppen. Die geringe Unzufriedenheit mit der Therapeutin (Skala 5) unterschied sich nicht, auch waren beide Erfolgsgruppen gleichermaßen zufrieden mit der Gruppe. Die Öffnungsbereitschaft (Skala 6) ist durchgängig hoch, aber bei den Erfolgreichen höher.

Zusammenfassend besserte sich bei den klinisch Erfolgreichen das Körper-, Selbst- und Gruppenerleben im Mikro-Outcome der einzelnen KBT-Stunden. Die stark ausgeprägten Körpererlebensstörungen besserten sich unter KBT-Behandlung im Rahmen der gesamten stationären Therapie mit einer Änderung der Körper- und Selbstrepräsentanzen im Sinne einer Akzeptanz der Leiblichkeit und der Reduktion zu hoher Ideale (Schreiber-Willnow 2010).

In einer Replikation dieser Untersuchung in einer kleinen KBT-Stichprobe (Hell 2001) fand sich eine gute klinische Besserung in den Ergebnissen der Leiberleben-Grids.

Zudem zeigte sich, dass das Mikro-Outcome der Gruppenstunde in der Behandlung von Patientinnen Zusammenhänge mit dem Behandlungsergebnis hat, anders als Badura-MacLean und Stolze (1981, Kap. 5.1) es für Selbsterfahrungsgruppen gefunden hatten. Beide Ergebnisse zusammen weisen darauf hin, dass das Stundenerleben die Belastung der akuten seelischen Erkrankung bei stationären Patientinnen widerspiegelt und somit

Veränderungen im Stundenerleben sich positiv auf das Gesamtbehandlungsergebnis auswirken. Im Vergleich dazu kann bei Teilnehmerinnen von Selbsterfahrungsgruppen von einer geringeren seelischen Belastung ausgegangen werden.

## Wie werden die Behandlungsergebnisse mit KBT katamnestisch beurteilt?

Gathmann (1990) hat in einer Fünf-Jahres-Katamnese-Studie 110 stationäre Psychosomatik-Patientinnen in einem halbstrukturierten tiefenpsychologischen Interview zu ihrem Urteil über die Behandlung nach durchschnittlich 5 Jahren befragt. 69 % beurteilten die KBT als effektivstes Element der Behandlung, gefolgt von Einzeltherapie (65 %) und dem Erleben der therapeutischen Gemeinschaft (64 %). Diese Einschätzung war unabhängig von den verschiedenen psychosomatischen Krankheitsbildern.

Schreiber-Willnow und Seidler (2005) haben in einer Zwei-Jahres-Katamnese Veränderungen von Symptombelastung und Körpererleben nach stationärer kombinierter Gruppentherapie mit KBT mittels einer Fragebogenerhebung untersucht. Generell zeigte sich, dass die Änderungen im Körpererleben während der stationären Behandlung *katamnestisch* stabil blieben. Die Patientinnen, die während der stationären Behandlung einen guten Zugang zu ihrem Körper fanden und deren Symptombelastung zurückging, wiesen auch zum Katamnesezeitpunkt eine stabile Besserung auf, während diejenigen, die einen eher mäßigen Zugang zum Körper und mehr Symptombelastung zeigten, katamnestisch auch keine Besserung verzeichneten.

Während die Symptombelastung sich unter der Behandlung signifikant besserte und stabil blieb im Katamnesezeitraum, war die Besserung der interpersonellen Probleme erst zum Katamnesezeitpunkt signifikant. Das könnte dahingehend interpretiert werden, dass das negative Körpererleben der Studiengruppe bei Behandlungsbeginn als körperbezogenes Korrelat der allgemeinen Psychopathologie verstanden werden kann, die sich im Verlauf einer stationären Therapie deutlich bessert. Interpersonelle Probleme dagegen lassen sich eher als Ausdruck struktureller Schwierigkeiten verstehen, die sich langsamer verändern.

Wie wirkt KBT in der ambulanten Einzeltherapie?

In einer Studie der Forschungsgruppe des DAKBT wurden Veränderungen von Psychotherapiepatienten unter ambulanter KBT-Einzeltherapie untersucht (Seidler et al. 2006). Die Patientinnen erhielten ausschließlich die KBT, d.h. weder andere Psychotherapie noch Medikamente. Ihre Beschwerdebelastung zu Beginn der Therapie und nach drei Monaten wurde verglichen. Anfangs waren sie deutlich belastet mit ähnlich hohen Beschwerdewerten wie stationäre Psychotherapiepatientinnen. Nach drei Monaten war diese Belastung signifikant zurückgegangen (mit einer mittleren Effektstärke von d = 0,6). Die Patientinnen schätzten Veränderungen in ihrem Erleben und Verhalten schon nach dreimonatiger KBT-Behandlung positiv ein.

## 5.5 Welche Therapieziele werden in der KBT angestrebt und wieweit werden sie erreicht?

Lange Zeit hat sich die KBT als ein prozessorientiertes Verfahren verstanden, in dem sich die Vorgehensweise der Therapeutin an jeweiligen aktuellen Prozessgeschehen orientiert, analog dem Modell der Langzeit-Psychoanalyse. Therapieziele zu formulieren wurde als kontraproduktiv aufgefasst, da es den Behandlungsprozess störte. Insbesondere mit der laufenden Verkürzung von Behandlungszeiten in der stationären Therapie etwa seit dem Jahr 2000 war ein rein prozessorientiertes Vorgehen nicht mehr angemessen. Die Forschungsgruppe des DAKBT übernahm deshalb die Aufgabe, Therapieziele für die KBT empirisch zu evaluieren.

### KBT-Therapiezielbereiche

KBT-Therapeutinnen formulieren ihre Behandlungsziele aus der Beobachtung der Patientin im therapeutischen Erstkontakt. Sie werden alltagssprachlich ausgedrückt und orientieren sich am Phänomen (etwa: Nähe und Distanz erkunden, Abgrenzung üben, den eigenen Körper annehmen). Die Fülle individueller Ziele lässt sich in eine Liste von Zielbereichen zusammenfassen, die erstmals von Carl (2001) vorgestellt wurde. Die Liste wurde von Schreiber-Willnow et al. (2007) als Teil des KBT-Dokumentationsbogen KBT-DoBo weiterentwickelt. Sie wird hier im Folgenden kurz erläutert.

### Eigenwahrnehmung

Ein zentrales Behandlungsziel in der KBT stellt die Verbesserung und Förderung der körperbezogenen Eigenwahrnehmung, z. B. von Körperempfindungen und Körpergrenzen, dar. Sie wird als Grundlage für die Affektdifferenzierung betrachtet. Den eigenen Körper zu erspüren und körperliche Empfindungen und Gefühle differenziert wahrzunehmen, ist Methode und Ziel der KBT zugleich.

### Körperkonzept

Viele Patientinnen haben große Schwierigkeiten, sich in ihrer Körperlichkeit anzunehmen. Sie finden z. B. einzelne Aspekte ihres Körpers (wie Gewicht oder Figur) hässlich oder haben ihrem Körper insgesamt gegenüber eine ablehnende Haltung. Für Patientinnen mit derart negativen Körperkonzepten stellt die Entwicklung einer positiven emotionalen Einstellung bzw. Beziehung zum Körper ein wichtiges Therapieziel dar.

### Bewegungsverhalten

Die KBT zielt in ihren Angeboten nicht auf „richtige“ Bewegung ab, sondern auf ein situationsadäquat gesteuertes Bewegungsvermögen. Raumbezug, Krafteinsatz, zeitliche Strukturierung werden dabei als Ausdruck einer flexiblen und reifen Ich-Leistung verstanden. Beeinträchtigungen im Bewegungsverhalten können sich unter diesem Aspekt in einem Zuviel oder einem Zuwenig von Bewegungskontrolle ausdrücken und schlagen sich in spezifischen Qualitäten und Konfigurationen von Raumbezug, Kraft- und Zeitaufwand nieder.

### Vitalität

Die KBT versteht sich auch als ressourcenorientierte Therapie, in der über die achtsame Wahrnehmung vernachlässigte oder verschüttete Lebensfreude wiederbelebt werden kann. So werden der Gebrauch der Sinne, freies Atmen und lustvolle Aspekte in der Bewegung gefördert.

## Handlungsfähigkeit

Psychisch erkrankte Menschen, insbesondere depressive Patientinnen, haben es oft schwer, aktiv handelnd tätig zu werden. Hier können z. B. spielerische bewegungsorientierte Anregungen sowie Angebote zum Umgang mit Gegenständen in der KBT helfen, die Antriebshemmung zu überwinden, die Handlungsfähigkeit wiederzuentdecken und sich explorativ der Umwelt zuzuwenden.

## Beziehungsfähigkeit

In der Gruppentherapie stellt die Beziehung zur Gruppe, in der Einzeltherapie die Beziehung zur Therapeutin, das zentrale Erfahrungsfeld für die Förderung von Beziehungsfähigkeit dar. Durch geeignete Angebote können Konfliktfähigkeit, Abgrenzung und Anvertrauen leiblich erprobt und entwickelt werden.

## Symbolisierungsfähigkeit

Unter Symbolisierung wird nicht nur die Versprachlichung von innerem Erleben, sondern auch das Ausdrücken von Erleben in Bewegungen mit Hilfe von Gegenständen verstanden (Schmidt 2006, Kap. 3.8). Ausgehend von der eingehenden Beschäftigung mit den konkreten sinnlichen Empfindungen, werden in der KBT dann häufig im Leibgedächtnis abgespeicherte Erinnerungen evoziert, die vorher nicht zugänglich waren. Ziel der KBT ist es, Patientinnen in ihrer Fähigkeit zur Symbolisierung in den unterschiedlichen Formen zu fördern.

## Selbstregulation

Ein zentrales Anliegen liegt in der Befähigung zur leibbasierten Selbstfürsorge: Im Rahmen der therapeutischen Angebote werden Patientinnen angeregt, zu erproben, wie sie die eigenen Empfindungen und Gefühle nutzen können, um ihre affektiven Impulse zu steuern, verantwortlich mit sich umzugehen und/oder Frustrationstoleranz zu entwickeln.

## Welche Therapieziele verfolgen KBT-Therapeutinnen?

Zur Untersuchung der Frage, welche KBT-spezifischen Therapieziele sich KBT-Therapeutinnen für ihre Patientinnen stecken, und wie sie die Zielerreichung beurteilen, wurde der Dokumentationsbogen KBT-DoBo entwickelt (Schreiber-Willnow et al. 2007, Schreiber-Willnow/Seidler 2013). Neben Beurteilungen der Erfahrbereitschaft und des KBT-Behandlungserfolgs beschreibt die Therapeutin drei Therapieziele in möglichst individueller, am Phänomen orientierter Sprache und beurteilt am Ende, wieweit das jeweilige Ziel erreicht worden ist.

In einer Pilotstudie mit 87 Patientinnen (Schreiber-Willnow et al. 2006a) wurde zunächst die Verteilung der Zielbereiche in der Klinik untersucht. Als zentrale Zielbereiche von KBT-Therapeutinnen erwiesen sich Eigenwahrnehmung und Beziehungsfähigkeit, die jeweils bei mehr als 50 % der Patientinnen genannt wurden. Es folgten Selbstregulation, Körperkonzept, Symbolisierungsfähigkeit und Handlungsfähigkeit. Vitalität und Bewegungsverhalten waren die am wenigsten berücksichtigten Zielbereiche.

Die häufige Berücksichtigung der Zielbereiche Eigenwahrnehmung und Beziehungsfähigkeit spiegelt das zentrale therapeutische Anliegen der KBT wider, durch eine verbesserte Eigenwahrnehmung die Beziehungsfähigkeit zu fördern. Die geringe Berücksichtigung der Vitalität ließe sich so erklären, dass im Rahmen stationärer Psychotherapie dieser Zielbereich gut durch sporttherapeutische Angebote abgedeckt wird. Die geringe Anzahl von Zielformulierungen zum Bewegungsverhalten lässt sich als Ausdruck eines spezifischen therapeutischen Vorgehens interpretieren: Anders als z. B. in tanztherapeutischen Verfahren wird ein verbessertes Bewegungsverhalten nicht direkt, sondern indirekt über eine für Bewegungsqualitäten sensibilisierte Eigenwahrnehmung angestrebt.

## Wie beurteilen KBT-Therapeutinnen die Behandlungsergebnisse?

In einer naturalistischen Studie mit 45 Patientinnen (Schreiber-Willnow et al. 2006b) im Rahmen stationärer Psychotherapie wurde anhand der Angaben im KBT-DoBo untersucht, ob sich die KBT-Ziele und ggf. die Zielerreichung für Patientinnen mit unterschiedlichen Hauptdiagnosen unterscheiden.

Als Hauptdiagnose nach ICD-10 lag bei 56 % eine Diagnose aus dem Bereich der affektiven Störungen sowie bei 44 % eine Diagnose aus dem Bereich der neurotischen, Belastungs- und somatoformen Störungen (Angst-, Zwangs-, dissoziative oder somatoforme Störung) vor.

### Unterscheiden sich die Therapieziele für Patienten mit depressiven und neurotischen Störungen?

Im KBT-DoBo wurden insgesamt 114 Ziele genannt. Ähnlich wie in der Pilotstudie stellen die Eigenwahrnehmung und die Beziehungsfähigkeit mit 58 % bzw. 49 % die häufigsten Zielbereiche dar, gefolgt von der Selbstregulation mit 47 %. Diese drei Bereiche wurden in beiden Diagnosegruppen gleich häufig genannt.

Diese Zielbereiche betreffen das therapeutische Kernanliegen, über die Körper- und Affektwahrnehmung zu einem besseren Umgang mit sich und anderen zu kommen.

Der Zielbereich der Symbolisierungsfähigkeit war bei Patientinnen mit affektiven Störungen kaum vertreten (4 %), dagegen bei jenen mit neurotischen Störungen häufig (45 %). Dieses Ergebnis bestätigt das Modell der KBT für neurotische Störungen, die symbolische Bedeutung der körperlichen Symptomatik zu erkennen (Braun 2006).

### Wieweit werden die Ziele erreicht?

83 % der Ziele wurden teilweise oder ganz erreicht. Die Zielerreichung für die vier häufigsten Therapiezielbereiche unterschied sich für die beiden Diagnosegruppen nicht.

Gemäß der globalen Einschätzung der Therapeutin haben 42 % der Patientinnen von der KBT sehr und ebenfalls 42 % etwas profitiert. Bei 16 % zeigt sich keine Veränderung. Auch hierin gab es keine signifikanten Unterschiede zwischen den beiden Diagnosegruppen. Diese Einschätzung der Zielerreichung aus der Therapeutinnenperspektive ergänzt und bestätigt die Untersuchungen zur Wirksamkeit im Patientinnenurteil (z. B. Gathmann 1990; Kordy et al. 1990).

## 5.5 Welche Prozessmerkmale sind in der KBT bedeutsam?

In der Prozess-Ergebnis-Studie von Schreiber-Willnow (2010) hatte sich ein Zusammenhang von Stundenerleben und Behandlungsergebnissen gezeigt. Um die bedeutsamen Wirkfaktoren im Behandlungsprozess genauer zu untersuchen, erstellte die DAKBT-Forschungsgruppe eine Liste theoretisch bedeutsamer Prozessmerkmale. (Seidler et al. 2003a). Es handelt sich um sieben Merkmale:

1. Fokussierung des Körperempfindens
2. Bewegungsverhalten
3. Körperbegrenzung mit den Aspekten soziale Nähe-Distanz-Regulation und körperliches Eigenerleben
4. Symbolisierungserfahrung
5. Körperbesetzung mit den Aspekten Zuneigung und Kontrolle/Dominanz
6. Explorationsverhalten
7. Situative Selbstregulation

In mehreren Studien mit insgesamt 1369 Gruppentherapie- und 733 Einzeltherapie-Patientinnen wurde basierend auf diesen Prozessmerkmalen ein Stundenbogen für die Konzentrative Bewegungstherapie (SB-KBT) entwickelt. Mit diesem Fragebogen lässt sich erfassen, wie Patientinnen in der Einzel- oder Gruppentherapie die jeweilige Therapiestunde in Bezug auf die angeführten Prozessmerkmale erlebt haben (Seidler et al. 2013).

Für die Gruppen- und die Einzeltherapie ergaben sich empirisch etwas unterschiedliche Schwerpunkte. Für beide Settings beschrieben Patientinnen eine Dimension des Erlebens, in der sich abbildet, inwieweit sie in der Therapiestunde ein *positives oder negatives körperbezogenes Selbsterleben* hatten. In diese Dimension fließen Aspekte des Bewegungsverhaltens, der Körperbesetzung und des körperlichen Eigenerlebens ein.

In der Gruppentherapie waren Aspekte der Symbolisierungserfahrung, der Fokussierung des Körperempfindens und der situativen Selbstregulation für die Patientinnen bedeutsam, die zusammen beschreiben, wieweit sie *die Therapiestunde für sich nutzen können*.

Für die Einzeltherapie ergaben sich zwei andere Erlebnisdimensionen. Den Patientinnen war einerseits wichtig, inwieweit die *Nähe-Distanz-Regulation zur Therapeutin* in der Therapiestunde gelang, und andererseits, ob sie *bedeutsame Körpererfahrungen* gemacht haben, die aus Symbolisierungserfahrungen sowie der Fokussierung des Körperempfindens entstehen (Seidler 2014).

Die bisherigen Ergebnisse zur Reliabilität und Validität des SB-KBT weisen diesen, insbesondere in der Version für die Gruppenbehandlung, als ein geeignetes verfahrensbezogenes Erhebungsinstrument für die Prozessforschung aus (Seidler et al. 2013).

In einer ersten Pilotstudie (Brückl/Schreiber-Willnow 2014) in einer ambulanten KBT-Jahresgruppe konnten die sechs Patientinnen anfangs die Gruppenstunden sehr gut für sich nutzen, zur Behandlungsmitte weniger gut. Das körperbezogene Selbsterleben in den ersten Stunden war zunächst relativ einheitlich positiv, in der Behandlungsmitte differenzierten sich die

Beurteilungen der Gruppenteilnehmerinnen. Möglicherweise spiegelt sich eine Gruppenkrise in der Behandlungsmitte in diesem Gruppenerleben wider.

Die Symptombelastung und die interpersonellen Probleme der Patientinnen gingen bei vier der sechs Patientinnen im Laufe des Jahres deutlich zurück. An der ablehnenden Körperbewertung hat sich durch das Jahr KBT wenig geändert, die vitale Körperdynamik differenzierte sich. Da die Daten zum Stundenerleben bei Behandlungsende fehlten, ließ sich bei dieser kleinen Stichprobe kein Zusammenhang von Stundenerleben und Behandlungserfolg untersuchen. Die Pilotstudie ermutigt aber, eine umfangreichere Untersuchung zu dieser Frage vorzunehmen.

## 5.6 KBT bei speziellen Diagnosen oder in speziellen Settings

Im Archiv der empirischen Literatur der KBT (Seidler et al. 2011) finden sich Studien zur KBT-Behandlung bei Patientinnen mit schwerer Depression (Bauer-Petersen 2002), mit Schizophrenie (Gentzsch 2004), mit Anorexia und Bulimia nervosa (Konzag et al. 2006, Zeeck et al. 2009) und bei tagesklinischen Behandlungen (Zeeck et al. 2002). Es wurden Behandlungen bei Männern und Frauen (Schreiber-Willnow/Seidler 2002a) und bei Patientinnen mit unterschiedlicher Beeinträchtigung des Körpererlebens (Schreiber-Willnow/Seidler 2002b) verglichen. Mattke und Schreiber-Willnow (2002) verglichen Gruppenerleben und Wirkfaktoren bei analytischen und spezialtherapeutischen Gruppen. Delor und Leute (2002) verglichen KBT und Tanztherapie im stationären Setting. Fetscher (2015) verglich KBT für traumatisierte und nicht traumatisierte Patientinnen, Thill (2011) untersuchte KBT als Teil des sozialen Kompetenztrainings bei psychosomatischen Patientinnen. Jedletzberger (2011) legte eine qualitative Untersuchung zur Anwendbarkeit der KBT für Menschen mit körperlicher Behinderung, Sagl (2012) zur KBT bei Angststörungen, Kloser (2014) zur KBT als Paartherapie vor. Werner (2011) verglich die Einstellung von Patientinnen mit Depressionen zur verbalen Gruppen- und Einzeltherapie und der KBT-Gruppe. Ter Balk (2012) untersuchte körperorientierte Verfahren mit KBT-Elementen bei Suchterkrankungen.

Diese Studien zeigen einerseits die Breite des Anwendungsspektrums der KBT, andererseits eine methodische Vielfalt bei sehr unterschiedlicher Forschungsqualität. Die Ergebnisse seien hier zusammengefasst dargestellt. Es zeichnet sich als Behandlungsspektrum ab, dass Patientinnen mit psychosomatischen Beschwerden im weiteren Sinne sowie mit nicht zu schweren Depressionen von der KBT profitieren. Bei Patientinnen mit Anorexie und Bulimie sind die Ergebnisse nicht eindeutig. Patientinnen mit Essstörungen schätzen die KBT-Gruppe als wenig hilfreich ein, bewerten aber die KBT-Einzeltherapie sehr positiv. Traumatisierte Patientinnen konnten aus der KBT-Stunde mehr Nutzen ziehen als nicht traumatisierte. Psychiatrische Patientinnen profitierten von einzelnen Komponenten der KBT. Aus Expertensicht wurde ein Nutzen der KBT auch für Patientinnen mit Körperbehinderungen festgestellt.

Es ließen sich keine bedeutsamen Unterschiede im Prozess und im Ergebnis für Männer und Frauen finden, auch nicht für unterschiedliche Arten der Körpererlebensstörung. KBT und Tanztherapie halfen beide bei einer Verbesserung des Körpererlebens, die Bewertung der KBT bezüglich der Gruppenwirkfaktoren unterschied sich nicht von der Bewertung der verbalen Gruppen- oder Einzeltherapie.

Die empirischen Ergebnisse zur Wirksamkeit der KBT sind ermutigend. Die Untersuchungen bestätigen ein Wirkungsprofil, das die theoretisch beschriebenen therapeutischen Schwerpunkte widerspiegelt.

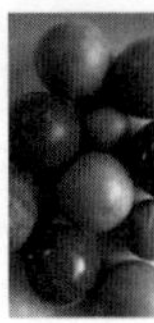

# 6 Ausblick

Die KBT ist ein Verfahren, das in Deutschland und Österreich etabliert ist. Seit der Gründung des DAKBT e. V. 1977 hat sich aus den anfänglich tastenden Versuchen, durch das Einbeziehen von Bewegen und Wahrnehmen das psychotherapeutische Handwerkszeug zu erweitern, eine lehr- und lernbare eigenständige Methode entwickelt. Ein umfangreiches Curriculum wurde von dem Kreis der 15–20 Lehrbeauftragten entwickelt und durchgeführt (Jahresprogramm des DAKBT). KBT-Therapeutinnen finden Stellen in psychosomatischen Kliniken oder arbeiten, je nach Grundberuf, in der eigenen Praxis. Jedes Jahr beginnen neue Weiterbildungsgruppen, und es schließen einige Therapeutinnen die Weiterbildung ab, so dass der Nachwuchs gesichert erscheint.

Gleichzeitig ist die gesamte gesundheitspolitische Landschaft in Bewegung: Krankenhäuser werden geschlossen oder zusammengelegt, Sparmaßnahmen in Krankenhäusern betreffen vor allem das Personal. Der Einsatz von KBT ist in vielen Konzepten psychosomatischer und psychotherapeutischer Krankenhäuser beschrieben, jedoch es gibt auch Konkurrenz durch andere körper- und bewegungstherapeutische Verfahren wie die Integrative Bewegungstherapie, die Funktionelle Entspannung oder die Tanztherapie.

In Kliniken werden die körperpsychotherapeutischen Verfahren oft zusammen mit Kunst- und Musiktherapie als „Kreativtherapien" oder „Spezialtherapien" bezeichnet. In psychosomatischen Rehabilitationskliniken wird seit einigen Jahren statt der KBT bevorzugt Ergotherapie durchgeführt. Die Stellung der KBT in den Krankenhäusern ist nicht durch gesetzliche Vorgaben festgeschrieben, wie etwa die der Ärzte oder der Pflege, sie findet sich nicht in den Katalogen der Tarifeinstufungen. Hier ist einerseits eine Nische, in der sich die KBT sowie die Kunst- oder Musiktherapie entfalten konnten, andererseits gibt es keine Sicherheit, dass die Nischen in Zeiten des Sparens auch überleben können.

## 6.1 Ausbildung

In der aktuellen gesellschaftlichen Entwicklung, die gekennzeichnet ist von Ökonomisierung des Gesundheits- und Ausbildungswesens, ist der Erfolg einer langjährigen Weiterbildung durch einen Verband in Frage gestellt. Wenn angestrebt wird, die Psychotherapie als Direktausbildung in einem grundständigen Studium zu organisieren, statt wie bisher als Weiterbildung nach Erwerb des Diploms bzw. des Masters, so stellt sich auch für die KBT die Aufgabe, zu prüfen, ob die Weiterbildung in eine akademische Ausbildung mit Masterabschluss weiterentwickelt werden muss.

In Österreich, wo KBT zu den staatlich zugelassenen Psychotherapiemethoden gehört, gibt es einen Masterstudiengang KBT an der Donau-Universität Krems, der mit einer wissenschaftlichen Masterprüfung (mit Master Thesis) abschließt. Dort werden empirische Arbeiten zur KBT vorgelegt. Parallel zum Studiengang der Hochschule nehmen die Studentinnen am Weiterbildungscurriculum des ÖAKBT teil, wo sie die KBT über Selbsterfahrung, Co-Leitung und eigener Arbeit unter Supervision praktisch lernen. Mit dem Abschluss ist eine Zulassung als akademische Psychotherapeutin möglich. Auf diesem Weg können Menschen aus unterschiedlichen Grundberufen nach einem allgemeinen psychotherapeutischen Grundstudium ihre Fachausbildung an der Hochschule machen.

In Deutschland ist dieser Weg nicht gegeben, da seit dem Psychotherapeutengesetz ein Medizin- oder Psychologiestudium Voraussetzung zur Ausübung der Psychotherapie ist (bzw. auch Pädagogik für die Kinder- und Jugendlichentherapie). Die Besonderheit der KBT, eine Weiterbildung für Menschen aus unterschiedlichen, auch nicht-akademischen Grundberufen wie Physiotherapie oder Krankenpflege anzubieten, verhindert so einen sicheren Platz im Gesundheitssystem. Die KBT würde ihren Gründerinnen untreu, wenn sie auf die Erfahrungen der Praktikerinnen verzichten würde. Da ist und bleibt ein Dilemma.

Über die Mitgliedschaft in der Deutschen Gesellschaft für Körperpsychotherapie (DGK) ist die KBT in der AGHPT (Arbeitsgemeinschaft Humanistische Psychotherapie) vertreten. Diese hat 2012 einen Antrag an den Wissenschaftlichen Beirat Psychotherapie (WBP) auf wissenschaftliche Anerkennung ihrer Methoden unter dem Dach des Verfahrens „Humanistische Psychotherapie" gestellt (http://www.aghpt.de/images/aghpt-antrag%20an%20den%20wbp_%281 %29_antragstext_2012-10-12.pdf, 5.10.2015). Wenn dem stattgegeben würde, so gäbe es für die Ärztinnen und Psychologinnen im DAKBT eine Hoffnung, irgendwann auch KBT mit den Krankenkassen abrechnen zu können.

Die KBT hat somit eine „doppelte Nischenexistenz“: Die Methode wird in Deutschland nicht wissenschaftlich anerkannt, und sie wird von Menschen verschiedener Grundberufe ausgeübt. Damit passt sie nicht in den Mainstream, sondern stellt sich quer. Ein Stück dieses Andersseins gehört auch zum Selbstverständnis vieler KBT-Therapeutinnen: eine gute therapeutische Arbeit zu machen, viel in die Weiterbildung zu investieren aus Überzeugung für die Sache, auch wenn die Berufsaussichten nicht einfach sind.

## 6.2 Prävention

Die KBT hat sich aus der reformpädagogischen Arbeit des beginnenden 20. Jahrhunderts entwickelt. Gindler ging es um Erfahrbereitschaft, um Selbsterfahrung im Tun einfacher Alltagsaufgaben. Die Weiterentwicklung zur Psychotherapie geschah in den 1970er Jahren. Daneben gab es immer die KBT auch als Selbsterfahrung ohne speziellen therapeutischen Auftrag. In diesem Sinne dient die Verbesserung der Körperwahrnehmung, und letztlich das Ziel, sich im Körper besser zu Hause zu fühlen, der Gesunderhaltung und kann damit auch als Prävention beschrieben werden.

Es gibt ein spezielles ausgearbeitetes KBT-Programm zur Stress-Bewältigung (Kap. 4.6), das in der Erprobung ist (Ammermann et al. 2013). Wieweit es sich auf dem Markt der Präventionsangebote durchsetzen kann, muss sich erst mit der Zeit zeigen.

## 6.3 Integration

Das Feld der körper-, leib- oder bewegungspsychotherapeutischen Verfahren hat sich in den letzten 50 Jahren entwickelt. Vielfältige Verfahren sind von ihren Gründern und Gründerinnen in sehr persönlichen Weiterbildungen gelehrt worden. Häufig finden sich Lern- und Lehrverhältnisse wie beim Meister und seinen Lehrlingen, die Methode wird über die praktische Selbsterfahrung weitergegeben. So haben sich vielfältige Schulen entwickelt – eine Übersicht findet sich im „Handbuch der Körperpsychotherapie“ von Marlock und Weiss (2006).

Die Schulenbildung lässt sich als eine Phase in der Entwicklung einer psychotherapeutischen Richtung verstehen, in der zunächst über die Identifikation mit einer ganz speziellen Idee und Vorgehensweise ein Behandlungsstil entwickelt wird. Die theoretische Fundierung folgt im nächsten

Schritt. Damit sind dann Auseinandersetzungen um das „richtige" Vorgehen möglich, die z. T. auch intensiv geführt werden. Die KBT hat sich dabei eher am Rande aufgehalten und sich für sich entwickelt. Ähnlich wie bei langsamen Konvergenzbewegungen in der psychodynamischen und der Verhaltenstherapie, gibt es auch bei den verschiedenen Körperpsychotherapien Ansätze der Zusammenarbeit.

Für die Forschung formulierte die „Arbeitsgruppe Körperbild und Körpertherapie" im DKPM (Deutsches Kollegium für Psychosomatische Medizin) ein Konsensuspapier (Röhricht et al. 2005), indem sich die Gruppe einigte, das Körpererleben als zentralen Begriff der verschiedenen Ansätze zu wählen.

Ulfried Geuter (2015) kommt der Verdienst zu, ein erstes grundlegendes Buch zur Theorie der Körperpsychotherapie vorgelegt zu haben. Er identifiziert vier große Strömungen, die er als wahrnehmungs-, affekt-, beziehungs- und bewegungsorientiert bezeichnet. Als grundlegende Theorien wählt Geuter die Idee des Holismus, die Theorie des Embodied Mind und eine Theorie des Erlebens. Damit wird der handelnde Mensch in den Mittelpunkt gestellt. Körpererleben wird als Grundlage des Selbsterlebens beschrieben. Damit ist körperpsychotherapeutisches Arbeiten immer ein Arbeiten am Erleben und Verhalten der Patientin.

In weiten Teilen lässt sich der Ansatz der KBT in diesen Formulierungen wiederfinden. Das Spezifische der KBT bleibt einerseits die Ausformulierung des Zusammenhangs von Wahrnehmen und Bewegen, Sprechen und Denken, wie es Stolze für die KBT konzeptualisiert hat (Kap. 3.1) sowie das Verständnis des Symbolisierens nach Schmidt (Kapitel 3.8).

## 6.4 Bereiche für zukünftige Forschung

Wie in Kapitel 5 ausführlich dargestellt, gibt es eine ganze Menge an Studien zu speziellen Fragen der KBT. Während die Forschungsgruppe des DAKBT sich mit der Entwicklung von Instrumenten zur Forschung beschäftigt und sowohl Selbst- als auch Fremdbeurteilungsmethoden für die KBT-Stunde entwickelt hat, sind in den letzten Jahren zunehmend Masterarbeiten entstanden, die sich mit KBT in speziellen Arbeitsfeldern oder bei speziellen Diagnosegruppen befassen. Um dem Anspruch einer evidenzbasierten Methode näher zu kommen, fehlt es der KBT an randomisierten kontrollierten Studien zum Wirksamkeitsnachweis für spezielle Diagnosegruppen. Hierauf ist ein Augenmerk bei zukünftigen Forschungen zu richten.

Weitere Studien sind auf dem Gebiet der Prozess-Ergebnis-Forschung nötig. Hier hatte die Studie von Schreiber-Willnow (2010) hoffnungsvolle Ergebnisse gezeigt. Der Behandlungsprozess in den KBT-Stunden unterschied sich für erfolgreiche und weniger erfolgreiche Patientinnen. Offen bleibt die Frage, ob es Prädiktoren gibt, die zu Beginn der KBT-Behandlung den Erfolg voraussagen können.

Ein weiteres Forschungsgebiet für die Zukunft ist die Diagnostik. Im Lehrbuch KBT findet sich kein Kapitel zur spezifischen Diagnostik. Dies hat mit der Grundausrichtung der Therapie zu tun, nicht symptomspezifisch Krankheiten, sondern den ganzen Menschen mit seinen Symptomen und seinem So-Geworden-Sein zu behandeln. Es beruht auch auf den Erfahrungen aus dem Tätigkeitsfeld Klinik, wo eine Diagnostik im multiprofessionellen Team erstellt wird und die KBT-Therapeutin sich darauf beziehen kann. Aber seit einigen Jahren entwickelt eine Arbeitsgruppe des DAKBT und des ÖAKBT ein Konzept für eine spezifische Diagnostik der KBT, die sich an der OPD (Operationalisierte Psychodynamische Diagnostik) orientiert. Diese wird zunächst erprobt und später in Studien auf ihre Valididät und Reliabilität überprüft werden müssen.

## 6.5 Kritikpunkte

Kritische Aspekte der KBT wurden im Abschnitt „Risiken und Nebenwirkungen“ (Kap. 4.7) und „Forschung zum Behandlungsmodell“ (Kap. 5.3) dargestellt. Hier seien sie nochmals kurz zusammengefasst: Wenn über achtsames Spüren Körpererinnerungen geweckt werden, besteht die Gefahr, dass traumatisches Material bewusst wird und in seiner Wucht nicht bekömmlich ist. Gerade in der Gruppe können dann durch das Erleben von anderen eigene unbearbeitete Erinnerungen virulent werden. Aufgabe der Gruppenleitung ist es, die Angebote zur Körpererfahrung so zu dosieren, dass sie bekömmlich bleiben. Eine weitere Gefahr besteht in der Möglichkeit maligner Regression durch die KBT-Angebote. Die Option der therapeutischen Berührung, fachgerecht angewandt, gibt der Patientin Rückhalt, hilft zum Eigenwahrnehmen und kann schützend erlebt werden. Das Risiko missbräuchlicher Berührung besteht, wenn nicht zur therapeutischen Förderung der Patientin, sondern aus eigenen Bedürfnissen der Therapeutin heraus berührt wird. Fälle von sexuellem Missbrauch, wie sie in anderen Körperpsychotherapien öffentlich geworden sind, sind in der KBT nicht bekannt.

KBT wird zu 80–90 % von Frauen durchgeführt, es gibt wenig männliche Therapeuten und damit auch kaum Konzepte zur gendersensiblen

Anwendung. Es ist nicht untersucht, ob die Methode eine spezifisch „weibliche“ Methode ist, oder ob die fachliche Einordnung der KBT als Spezialtherapie mit ihrer nicht sehr guten Bezahlung Männer eher davon abhält, sich dafür zu interessieren.

## 6.6 Fazit

Die KBT ist ein körperpsychotherapeutisches Vorgehen, das seinen Schwerpunkt in der stationären Gruppentherapie hat, jedoch immer mehr auch als ambulante Einzeltherapie durchgeführt wird. Bewegung ist ein zentrales Element, im mehrfachen Sinne gemeint als „äußere Bewegung“, als „inneres Bewegt-sein“ und als „auf seinem Weg sein“. Konzentrativ beschreibt eine Haltung des achtsamen Spürens, die im Unterschied zur konzentrierten Anspannung als entspannte Wahrnehmung des Körpers, der Empfindungen und Gefühle sowie des Gegenübers dient. KBT ist erfahrungsorientiert. In der „leibhaftigen“ Erfahrung werden Erlebens- und Verhaltensmuster nicht nur sichtbar, sondern auch spürbar. Sie können dann in der Therapie verstanden und neue Muster erprobt werden. Die Forschung gibt Hinweise darauf, dass KBT für verschiedene Patientinnengruppen hilfreich ist.

Mit der Darstellung des Behandlungsprozesses einer prototypischen KBT-Gruppe habe ich das Wagnis unternommen, in Form einer Erzählung die zentralen Prinzipien und Vorgehensweisen der KBT darzustellen. Ich hoffe, es ist mir gelungen, nicht nur die Technik anschaulich zu machen, sondern auch die Lebendigkeit und die Tiefe der Gruppenprozesse, die entstehen, wenn es zunächst scheinbar nur um ganz kleine Wahrnehmungsaufgaben geht. Diese Freude an der Arbeit habe ich nach 30 Jahren in der Klinik meist immer noch, auch wenn die engeren Rahmenbedingungen mit knapperen Behandlungszeiten es deutlich schwerer machen. Die Begleitung von Menschen in die Gefilde des Spürens, des Wahrnehmens und Bewegens, des Spiels und die gemeinsame Suche nach symbolischen Bedeutungen ist in jeder Gruppenstunde neu ein spannender und kreativer Prozess.

> „Ich habe mein Problem schon gewusst, aber in der KBT habe ich es zum ersten Mal gespürt.“ (eine Patientin)

# Glossar

**Affekte:** primäre Affekte (Gefühle bei Damasio) sind angeboren: Glück, Traurigkeit, Furcht, Ekel und Wut, sekundäre Affekte entwickeln sich später als Mischformen und spezielle Ausprägungen.

**Angebot:** Bedeutsamer Anteil der KBT-Stunde, in dem die Therapeutin einen Vorschlag zur Wahrnehmung und Bewegung macht, der die aktuelle therapeutische Frage auf die leibliche Ebene bringt.

**Berührung:** ist von Beginn an existenziell für die menschliche Entwicklung. Über die Berührung und den Hautkontakt erfährt das Kind seine Körpergrenzen und seine Verbindung zu anderen.

**Begreifen:** leibhaftes Verständnis in der Therapie über die Verbindung von Wahrnehmen und Bewegen, Denken und Sprechen.

**Beziehung:** Die therapeutische Beziehung ist eine sichere affektive Verbindung zwischen Therapeutin und Patientin.

**Empfindung:** Körper- und Gefühlswahrnehmung, während die Aufmerksamkeit auf ein bestimmtes Thema gerichtet ist.

**Erfahrbereitschaft:** von Elsa Gindler geprägter Ausdruck für ein Einlassen auf Bewegungserfahrungen und Körperwahrnehmung.

**Freie Bewegungsassoziation:** die Antwort der Patientinnen auf das KBT-Angebot.

**Gedächtnis:** setzt sich aus explizitem (biografischem) und implizitem (Leib-)Gedächtnis zusammen.

**Gegenstände oder KBT-Materialien:** Hilfsmittel in der Therapie zum Wahrnehmen und Symbolisieren.

**Gestaltkreis:** die Verbindung von Wahrnehmen und Bewegen (Denken und Sprechen) ist nicht linear, sondern kreisförmig, beides bedingt sich gegenseitig.

**Gindler-Arbeit:** eine Wurzel der Entwicklung der Konzentrativen Bewegungstherapie in den 1920er Jahren.

**Körperbild:** das innere Bild vom Körper, entstanden aus frühen Beziehungserfahrungen.

**Körpererleben:** Oberbegriff für Wahrnehmung des Körperschemas, der Körperbesetzung, der Körperzufriedenheit, der Einstellungen zum Körper, der leiblicher Integrität und des Gewahrseins der eigenen Leiblichkeit.

**Körperpsychotherapie:** Psychotherapie mit Mitteln der Körperwahrnehmung und Bewegung.

**Körperselbst:** Teil des Selbst-Konzeptes, bestehend aus unbewussten Überzeugungen, Vorstellungen, Gefühlen und Phantasien über den Körper

**Körperwahrnehmung:** durch achtsames Spüren sich der körperlichen Lage, Impulse, Empfindungen und Gefühle bewusst werden.

**Leibgedächtnis:** auch implizites Gedächtnis, ist normalerweise im Hintergrund tätig, kann durch konzentratives Spüren bewusst werden.

**Phänomen:** die konkrete Art und Weise, wie sich eine Patientin in der Therapie zeigt.

**Spiel:** zweckfreies Tun mit der Aufmerksamkeit ganz im Hier und Jetzt.

**Somatischer Marker:** unbewusste Entscheidungshilfe, die alle bisherigen Erfahrungen und Gefühle in Bezug auf eine Entscheidung zu einem Körpergefühl von Wohl- oder Unwohlsein zusammenfasst.

**Spüren:** grundlegende Vorgehensweise in der Konzentrativen Bewegungstherapie, in der die Aufmerksamkeit bewusst eingeengt wird auf ein bestimmtes Thema.

**Symbolisieren:** ständige Tätigkeit des Gehirns, die Außen- und Innenwelt mit einer persönlichen Bedeutung zu versehen.

**Tetraeder des Begreifens:** im Zusammenspiel der Gestaltkreise Wahrnehmen und Bewegen sowie Denken und Sprechen wird das Begreifen eines Themas oder einer Situation möglich.

**Wahrnehmen:** ein komplexer biologischer Akt, indem aus der Fülle des Wahrnehmbaren ausgewählt wird, verschiedene Sinneseindrücke verbunden werden und ein Gegenstand in der Zeit als konstant erkannt wird. Wahrnehmung benötigt die Bewegung. Die Auswahl des Wahrgenommenen ist ein konstruktiver Akt, sie ist in der Geschichte des Wahrnehmenden begründet.

# Literaturempfehlungen und andere Materialien

## *Haupttexte*

Achatz-Petz, G. (2008): Entstehung und Entwicklung der Konzentrativen Bewegungstherapie. VDM-Verlag, Saarbrücken

Becker, H. (2001): Konzentrative Bewegungstherapie. Integrationsversuch von Körperlichkeit und Handeln in den psychoanalytischen Prozeß. Psychosozial, Gießen

Becker, H. (2010): Konzentrative Bewegungstherapie. In: Müller-Braunschweig, H., Stiller, N. (Hrsg.): Körperorientierte Psychotherapie. Springer, Heidelberg

Cserny, S.(1989): Das Leib-Seele-Problem. Entwicklungspsychologische Grundlagen einer körper-orientierten Therapie am Beispiel der KBT, Dissertation, Universität Salzburg

Cserny, S., Paluselli, C. (Hrsg.) (2006): Der Körper ist der Ort des psychischen Geschehens. Grundlagenwissen der Konzentrativen Bewegungstherapie. Königshausen & Neumann, Würzburg

Gindler, E. (1926): Die Gymnastik des Berufsmenschen. In: Stolze, H. (Hrsg.) (2002), 227–233

Gräff, C. (2008): Konzentrative Bewegungstherapie in der Praxis. 4. Aufl. Klett-Cotta, Stuttgart

Hamacher-Erbguth, A., Schrack-Frank, R., Brückl, R. (2013): Konzentrative Bewegungstherapie: Körpererleben und symbolische Übersetzung. Ärztliche Psychotherapie 8, 152–157

Ludwig, S., Haag, M. (Hrsg.) (2002): Elsa Gindler – von ihrem Leben und Wirken. „Wahrnehmen, was wir empfinden“. Christians, Hamburg

Pokorny, V., Hochgerner, M., Cserny, S. (2001): Konzentrative Bewegungstherapie. 2. Aufl. Facultas, Wien

Schmidt, E. (Hrsg.) (2006): Lehrbuch Konzentrative Bewegungstherapie. Grundlagen und klinische Anwendung. Schattauer, Stuttgart

Schmitz, U. (2004): Konzentrative Bewegungstherapie zur Traumabewältigung – ein handlungsorientierter Ansatz. Vandenhoeck & Ruprecht, Göttingen

Schreiber-Willnow, K. (2010): Körper-, Selbst- und Gruppenerleben in der stationären Konzentrativen Bewegungstherapie. Psychosozial, Gießen 3. Aufl.

Sensory Awareness Foundation (Hrsg.) (1991): Erinnerungen an Elsa Gindler. Peggy Zeitler, München

Stolze, H. (Hrsg.) (2002): Die Konzentrative Bewegungstherapie. Grundlagen und Erfahrungen. 3. erg. Aufl. Springer, Berlin Heidelberg

Weixelbaumer, R. (Hrsg.) (1999): Out of Balance. Konzentrative Bewegungstherapie für Kinder. Österreichisches Literaturforum, Krems

## *Webseiten*

Die Webseite des Deutschen Arbeitskreises für Konzentrative Bewegungstherapie e. V. findet sich unter www.dakbt.de. (gesichtet am 07.09.2015).

Der Österreichische Arbeitskreis für Konzentrative Bewegungstherapie findet sich unter www.kbt.at (gesichtet am 07.09.2015).

Der Schweizer Arbeitskreis für KBT (CHKBT) ist zu erreichen unter www.chkbt.ch (gesichtet am 07.09.2015).

Auf diesen Seiten finden sich auch jeweils die aktuellen Jahresprogramme der Verbände.

## *Forschung*

### Veröffentlichungen zur KBT-Forschung seit dem Jahr 2000

Carl, A., Fischer-Antze, J., Gaedtke, H., Hoffmann, S. O., Wendler, W. (2002) Vergleichende Darstellung gruppendynamischer Prozesse bei KBT und analytischer Gruppentherapie. In: Stolze, H. (Hrsg.), 167–86

Gentzsch, S. (2004): Bewegungstherapie in der Schizophreniebehandlung am Beispiel der Konzentrativen Bewegungstherapie. Lietzberg, Salzhausen

Konzag, T. A., Klose, S., Bandemer-Greulich, U., Fikentscher, E. & Bahrke, U. (2006): Stationäre körperbezogene Psychotherapie bei Anorexia und Bulimia nervosa. Psychotherapeut 51, 35–42

Mattke, D., Schreiber-Willnow, K. (2002): Behandlung in geschlossenen versus halboffenen Gruppen in der stationären Psychotherapie. Gruppenpsychother. Gruppendynamik 38, 153–172

Schreiber-Willnow, K. (2010): Körper-, Selbst- und Gruppenerleben in der stationären Konzentrativen Bewegungstherapie. 3. Aufl. Psychosozial, Gießen

Schreiber-Willnow, K., Seidler, K.-P. (2002): Ist körperorientierte Psychotherapie Frauensache? Eine klinische Prozess-Ergebnis-Studie zur Konzentrativen Bewegungstherapie. Psychother Psych Med 52, 343–347

Schreiber-Willnow, K., Seidler, K.-P. (2005): Katamnestische Stabilität des Körpererlebens nach stationärer Gruppenbehandlung mit Konzentrativer Bewegungstherapie. Psychother Psych Med 55, 370–377

Schreiber-Willnow, K., Seidler, K.-P. (2013): Therapy goals and treatment results in body psychotherapy: Experience with the concentrative movement therapy evaluation form. Body, Movement and Dance in Psychotherapy 8 (4), 254–69

Seidler, K.-P. (2014): Fragen stellen und beobachten: Forschungsergebnisse zur Konzentrativen Bewegungstherapie. European Psychotherapy 11 (deutschsprachige Ausgabe), 82–100

Seidler, K.-P., Epner, A., Grützmacher, S., Schreiber-Willnow, K. (2011): Ergänzung des Archivs der empirischen Literatur zur Konzentrativen Bewegungstherapie (KBT). Konzentrative Bewegungstherapie 33 (42), Archiv 1–23

Seidler, K.-P., Schreiber-Willnow, K., Hamacher-Erbguth, A., Pfäfflin, M. (2001): Archiv der empirischen Literatur zur Konzentrativen Bewegungstherapie (KBT). Konzentrative Bewegungstherapie 24 (32), Archiv 1–23

Seidler, K.-P., Schreiber-Willnow, K., Hamacher-Erbguth, A., Pfäfflin, M. (2002): Die Praxis der Konzentrativen Bewegungstherapie (KBT). Psychotherapeut 47, 233–238

Seidler, K.-P., Schreiber-Willnow, K., Hamacher-Erbguth, A., Pfäfflin, M. (2003): Sind Körperpsychotherapeuten anders? Therapeutisches Selbstverständnis von Therapeuten für Konzentrative Bewegungstherapie (KBT). Psychotherapeut 48, 117–121

Seidler, K.-P., Schreiber-Willnow, K., Hamacher-Erbguth, A., Pfäfflin, M. (2004a): Skalen zur Prozessdiagnostik in der Konzentrativen Bewegungstherapie (KBT). Konzentrative Bewegungstherapie 26 (34), 67–90

Seidler, K.-P., Schreiber-Willnow, K., Hamacher-Erbguth, A., Pfäfflin, M. (2004b): „Explorationsverhalten“ und „Selbstregulation“ als bedeutsame Merkmale in der Konzentrativen Bewegungstherapie (KBT). Konzentrative Bewegungstherapie 26 (34), 91–101

Zeeck, A., Maier, J., Hartmann, A., Wetzler-Burmeister, E., Wirsching, M., Herzog, T. (2009): Stationäre und tagesklinische Behandlung der Anorexia nervosa: Bewertung von Therapiekomponenten aus Patientensicht. Psychother Psych Med 59 (5), 194–203

# Zitierte Literatur

Achatz-Petz, G. (2008): Entstehung und Entwicklung der Konzentrativen Bewegungstherapie. VDM-Verlag, Saarbrücken

Ambühl, H., Orlinsky, D. (1999): Therapieziele aus der Perspektive der PsychotherapeutInnen. In: Ambühl, H. und Strauß, B. (Hrsg.), 319–334

Ambühl, H., Strauß, B. (Hrsg.) (1999): Therapieziele. Hogrefe, Göttingen

Ammermann, P., Fuhrmann-Hüper, M., Heinze, C., Jedletzberger, M., Kollmar, S., Köninger, S., Wessendorf, S. (2013): Stress ist nicht zu vermeiden – seine krank machenden Folgen schon. Konzept zur Stressbewältigung mit Konzentrativer Bewegungstherapie. Unveröff. Manuskript

Argelander, H. (1979): Die kognitive Organisation psychischen Geschehens. Klett-Cotta, Stuttgart

Aßmann, S. et al. (2010): Körperbilddiagnostik. Psychotherapeutenjournal 3, 261–270

Badura-MacLean, E., Stolze, H. (1981): Der „Stuttgarter Bogen“ in der Konzentrativen Bewegungstherapie – Evaluierung und Anwendbarkeit. Gruppenpsychother Gruppendynamik 17, 96–109

Baier, C. (1999): Körperlich-seelisches Gleichgewicht. Bewegungstherapie-Gruppe mit motorisch- und „verhaltens“-auffälligen Kindern. In: Weixelbäumer (Hrsg.), 89–115

Bauer-Petersen, K. (2002): Konzentrative Bewegungstherapie bei depressiven Patienten im stationären Rahmen. Eine Einzelfallanalyse. Unveröffentlichte Diplomarbeit, Psychologisches Institut, Eberhard-Karl-Universität, Tübingen

Bayerl, B. (2006): Psychiatrische Erkrankungen – Beispiel Schizophrenie. In: Schmidt, E., 243–257

Becker, H. (2001): Konzentrative Bewegungstherapie. Integrationsversuch von Körperlichkeit und Handeln in den psychoanalytischen Prozeß. Psychosozial, Gießen

Bielefeld, J. (1996): Körpererfahrung. Grundlage menschlichen Bewegungsverhaltens. Hogrefe, Göttingen/Toronto/Zürich

Borkenhagen, A., Stirn, A., Brähler, E. (Hrsg.) (2014): Body Modification. Medizinisch Wissenschaftliche Verlagsgesellschaft, Berlin

Brand, R., Urban, B. (1989): Gruppensupervision. Konz. Bewegungstherapie 17: 62–65

Braun, E. (2006): Psychosomatische Erkrankungen. In: Schmidt, E. (Hrsg.), 155–178

Breitenborn, C. (2004): Von der Fixierung zur Werdelust – Konzentrative Bewegungstherapie in der Behandlung chronisch Schmerzkranker. Psychologische Medizin 15, 33–38

Breitenborn, C. (2006): Chronischer Schmerz. In: Schmidt, E. (Hrsg.), 179–195

Brähler, E. (Hrsg.) (1995): Körpererleben. Psychosozial, Gießen

Brückl, R., Schreiber-Willnow, K. (2014): Ressourcenaktivierung und Konfliktfähigkeit in der ambulanten KBT-Gruppe. Reflexion des Gruppenprozesses mit Hilfe des KBT-Stundenbogens. Vortrag bei der 16. KBT-Forschungswerkstatt Bad Honnef 21./22.2.2014

Carl, A. (2001): Körperpsychotherapie und KBT: Unterscheidet sich die KBT in ihren Therapiezielen von anderen körperpsychotherapeutischen Verfahren? Konzentrative Bewegungstherapie 23 (31), 25–30

Carl, A., Fischer-Antze, J., Gaedtke, H., Hoffmann, S. O., Wendler, W. (2002) Vergleichende Darstellung gruppendynamischer Prozesse bei KBT und analytischer Gruppentherapie. In: Stolze, H. (Hrsg.), 167 – 86

Cserny, S.(1989): Das Leib-Seele-Problem. Entwicklungspsychologische Grundlagen einer körper-orientierten Therapie am Beispiel der KBT, Dissertation, Universität Salzburg

Cserny, S. (2006): Grundwissen. In: Cernny, S., Paluselli, C. 67–157

Cserny, S., Paluselli, C. (Hrsg.) (2006): Der Körper ist der Ort des psychischen Geschehens. Grundlagenwissen der Konzentrativen Bewegungstherapie. Königshausen & Neumann, Würzburg

Damasio, A. (1998): Descartes Irrtum. 3. Aufl. dtv, München,

Damasio, A. (2002): Ich fühle, also bin ich. Die Entschlüsselung des Bewusstseins. List Taschenbuch, München

Delor, U., Leute, U. (2002): Untersuchung zu den Effekten körperorientierter Therapieformen im stationären Setting. Veränderung des Körperbildes bei TeilnehmerInnen der Tanztherapie und der Konzentrativen Bewegungstherapie. Unveröffentlichte Diplomarbeit, Psychologisches Institut, Albert-Ludwigs-Universität, Freiburg

Deutscher Arbeitskreis für Konzentrative Bewegungstherapie (DAKBT) e.V. (2015): Jahresprogramm 2015 Konzentrative Bewegungstherapie. Selbstverlag, Nürnberg

Dornes, M. (1993): Der kompetente Säugling. Die präverbale Entwicklung des Menschen. Fischer, Frankfurt

Dürckheim, K. (1982): Der Körper, den ich habe – der Leib, der ich bin. Schweizer Archiv für Neurologie, Neurochirurgie und Psychiatrie 131, 89–92

Eberl, M. (1999): Wenn Heilung nötig wird. In: Weixelbäumer (Hrsg.), 61–87

Eberl, M. (2006): Kinder- und Jugendlichentherapie. In: Schmidt, E. (Hrsg.), 283–301

Eckert, J. (1996): Gruppenerfahrungsbogen (GEB). In: Strauß, B., Eckert, J., Tschuschke, V. (Hrsg.), 160–171

Elias, N. (1976): Über den Prozeß der Zivilisation. Suhrkamp Frankfurt

Ermann, G., Lermer, S. (1977): Erlebnisdimensionen in Gruppen. Gruppenpsychother Gruppendynamik 11, 106–121

Eulenpesch, B. (2006): Suchterkrankungen. In: Schmidt, E. (Hrsg.), 258–267

Fetscher, W. (2015): PTSD-PatientInnen in der KBT-Gruppentherapie an psychosomatischen Kliniken – eine quantitative Studie. Konzentrative Bewegungstherapie 45, 96–100

Franke, G. (1995): SCL-90-R. Die Symptom Checklist von Derogatis. Deutsche Version. Beltz-Test, Weinheim

Franz, A. (2006): Borderline-Persönlichkeitsstörung. In: Schmidt, E., 268–82
Fuchs, T. (2008): Leib und Lebenswelt. Die graue Edition, Zug
Gathmann, P. (1990): Pathologie des psychosomatischen Reaktionsmusters. Springer, Berlin
Gentzsch, S. (2004): Bewegungstherapie in der Schizophreniebehandlung am Beispiel der Konzentrativen Bewegungstherapie. Lietzberg, Salzhausen
Geuter, U. (2015): Körperpsychotherapie. Grundrisse einer Theorie für die klinische Praxis. Springer, Berlin/Heidelberg
Gindler, E. (1926): Die Gymnastik des Berufsmenschen. In: Stolze, H. (Hrsg.) (2002), 227–233
Gräff, C. (2008): Konzentrative Bewegungstherapie in der Praxis. 4. Aufl. Klett-Cotta, Stuttgart
Gräff, C., Maria L. (2005): Aus dem Tunnel der Depression. Ein Entwicklungsweg mit Konzentrativer Bewegungstherapie. Psychosozial, Gießen
Hamacher-Erbguth, A., Schrack-Frank, R., Brückl, R. (2013): Konzentrative Bewegungstherapie: Körpererleben und symbolische Übersetzung. Ärztliche Psychotherapie 8, 152–157
Heinz, E.(2004): KBT in der forensischen Psychiatrie. Vortrag bei der KBT-Forschungswerkstatt Ulm
Hell, O. (2001): Zur Wirksamkeit der Konzentrativen Bewegungstherapie. 7 Fallstudien mittels neuerer graphischer Verfahren in der qualitativen Prozessdiagnostik. Unveröff. Diplomarbeit. Leopold-Franzens-Universität, Innsbruck
Heuft, G., Senf, W. (1998): Praxis der Qualitätssicherung in der Psychotherapie: Das Manual zur Psy-BaDo. Thieme, Stuttgart/New York
Hilker, F. (1961/1991): Dem Andenken einer großen Pädagogin. Bildung und Erziehung 14 (1961) Nachdruck in: Sensory Awareness Foundation (Hrsg.), 133–139
Hirsch, M. (1998): Der eigene Körper als Objekt. Zur Psychodynamik selbstdestruktiven Körperagierens. Psychosozial, Gießen
Hirsch, M. (Hrsg.) (2002): Der Körper als Symbol? Psychosozial, Gießen
Hochgerner, M. (1995): Regression und Progression in der mittelfristigen stationären Psychosomatik. In: Hochgerner, M., Wildberger, E.: Psychotherapie in der Psychosomatik. Fakultas Wien
Horowitz, L. M., Strauß, B., Kordy, H. (1994): Das Inventar zur Erfassung interpersonaler Probleme – Deutsche Version. Beltz-Test, Weinheim
Hüther, G., Sachsse, U. (2007) Angst- und stressbedingte Störungen. Auf dem Weg zu einer neurobiologisch fundierten Psychotherapie. Psychotherapeut 52, 166–179
Jakobsen, E. (1978): Das Selbst und die Welt der Objekte. Suhrkamp, Frankfurt
Jedletzberger, M. (2011): Konzentrative Bewegungstherapie für Menschen mit körperlicher Behinderung. Unveröff. Master Thesis. Donau-Universität, Krems
Joraschky, P. (1995): Das Körperschema und das Körper-Selbst. In Brähler, E. (Hrsg.), 34–49
Kandel, E. (2006): Auf der Suche nach dem Gedächtnis. Die Entstehung einer neuen Wissenschaft des Geistes. Siedler, München
Karcher, S. (2000): Körpererleben und Beziehungserleben – Konzentrative Bewegungstherapie mit Überlebenden von Folter. Psychotherapie im Dialog 1, 28–37

Kehde, S. (1994): Evaluation von Konzentrativer Bewegungstherapie in Selbsterfahrungsgruppen. Unveröff. Diplomarbeit, Universität Bielefeld

Kloser, S. (2014): Die Paartherapie in der KBT. Unveröff. Master Thesis. Donau-Universität, Krems

Kluck-Puttendörfer, B. (2006): Psychogene Essstörungen. In: Schmidt, E. (Hrsg.), 196–218

Kluge, F. (1989): Etymologisches Wörterbuch der deutschen Sprache. De Gruyter, Berlin

Konzag, T. A., Klose, S., Bandemer-Greulich, U., Fikentscher, E. & Bahrke, U. (2006): Stationäre körperbezogene Psychotherapie bei Anorexia und Bulimia nervosa. Psychotherapeut 51, 35–42

Kordy, H., Rad, M. v, Senf, W. (1990): Therapeutische Faktoren bei stationärer Psychotherapie – Die Sicht der Patienten. Psychother Psych Med 40, 380–387

Küchenhoff, J. (1992): Einige Dimensionen des vergessenen Körpers in Psychoanalyse und Psychosomatik. Psychother Psych Med 42, 24–30

Küchenhoff, J. (2012): Körper und Sprache. Erweiterte Neuauflage, Psychosozial, Gießen

Kütemeyer, M. (2006): Pflege und die Metaphern des Schmerzes. Unveröff. Manuskript

Lahmann, C., Kuhn, C., Sattel, H., Röhricht, F. (2015): Körperpsychotherapie somatoformer Störungen im Gruppensetting – Ergebnisse einer kontrollierten, manualisierten Pilotstudie. Vortrag bei der Deutschen Psychosomatiktagung Berlin 25.–28.3.2015

Lambert, M. J., Barley, D. E. (2001): Research summary on the therapeutic relationship and psychotherapy outcome. Psychotherapy 38, 357–361

Lamprecht, F., Johnen, R. (Hrsg.) (1994): Salutogenese. Ein neues Konzept in der Psychosomatik? (536–543). VAS, Frankfurt

Langer, S. (1984): Philosophie auf neuen Wegen, Fischer, Frankfurt

Lechler, H. (2006a): Spiel. In: Schmidt, E. (Hrsg.), 97–99

Lechler, H. (2006b): Neurotische Konflikte und Entwicklungsaufgaben. In: Schmidt, E. (Hrsg.), 219–232

Lindgren, A. (1986): Als Klein-Ida auch mal Unfug machen wollte. Oetinger, Hamburg

Ludwig, S., Haag, M. (Hrsg.) (2002): Elsa Gindler – von ihrem Leben und Wirken. „Wahrnehmen, was wir empfinden“. Christians, Hamburg

Marlock, G., Weiss, H. (Hrsg.) (2006): Handbuch der Körperpsychotherapie. Schattauer, Stuttgart

Mattke, D., Schreiber-Willnow, K. (2002): Behandlung in geschlossenen versus halboffenen Gruppen in der stationären Psychotherapie. Gruppenpsychother. Gruppendynamik 38, 153–172

Mattke, D., Hertel, G., Büsing. S., Schreiber-Willnow, K. (Hrsg.) (2002): Störungsspezifische Konzepte und Behandlung in der Psychosomatik. VAS, Frankfurt/Main

Merleau-Ponty, M. (1966): Phänomenologie der Wahrnehmung. De Gruyter, Berlin

Meyer, J. E. (1961): Konzentrative Entspannungsübungen nach Elsa Gindler und ihre Grundlagen. Nachdruck in Stolze, H. (Hrsg.) (2002), 50–59

Offergeld, D. (2006): Universitäre Ausbildung. In: Schmidt, E., 305–317

Orlinsky, D. (1994): „Learning from many masters“. Ansätze zu einer wissenschaftlichen Integration psychotherapeutischer Behandlungsmodelle. Psychotherapeut 39, 2–9

Piaget, J. (1947): Theorie der Intelligenz. Rascher, Zürich

Piaget, J., Inhelder, B. (1973): Die Psychologie des Kindes. Walter, Olten

Pokorny, V., Hochgerner, M., Cserny, S. (2001): Konzentrative Bewegungstherapie. 2. Aufl. Facultas, Wien

Possemeyer, I. (2013): Das Gedächtnis des Körpers. GEO 2, Feb. 2013, 80–90

Röhricht, F., Seidler, K.-P., Joraschky, P., Borkenhagen, A., Lausberg, H., Lemche, E., Loew, Th., Porsch, U., Schreiber-Willnow, K., Tritt, K. (2005): Konsensuspapier zur terminologischen Abgrenzung von Teilaspekten des Körpererlebens in Forschung und Praxis. Psychother Psych Med 55, 183–190

Röper, R., Schaus, B., Dammhorst, F. (2002): KBT bei PatientInnen mit chronischen Rückenschmerzen: Ergebnisse der KBT-Studie der Klinik für Rehabilitation, Bad Salzuflen. Unveröff. Manuskript, Klinikum für Rehabilitation, Bad Salzuflen

Sagl, M.: (2012): Welche methodenspezifischen Behandlungsansätze bietet die Konzentrative Bewegungstherapie (KBT) bei erwachsenen Patientinnen mit Angststörungen. Unveröff. Master Thesis. Donau-Universität, Krems

Scheer, J., Catina, A. (1993): Einführung in die Repertory Grid¬ Technik. Huber, Bern (Bd. 1 und 2)

Schleu, A., Schreiber-Willnow, K., Wöller, W. (2014): Verwickeln und Entwickeln. Ethische Fragen in der Psychotherapie. VAS, Bad Homburg

Schmidt, E.(1994): Sprechen und Bewegen. Zulassungarbeit zur Lehrbeauftragtenprüfung im DAKBT. Buschhoven

Schmidt, E. (Hrsg.) (2006): Lehrbuch Konzentrative Bewegungstherapie. Grundlagen und klinische Anwendung. Schattauer, Stuttgart

Schmidt, E. (2006a): Zur Bedeutung des Körperbildes. In: Schmidt, E. (Hrsg.) (2006), 3–20

Schmidt, E. (2006b): Zwischen Verkörperung und Versprachlichung – die Konzentrative Bewegungstherapie als gruppentherapeutische Methode. In: Schreiber-Willnow, K., Hertel, G. (Hrsg.), 118–130

Schmitz, U. (2004): Konzentrative Bewegungstherapie zur Traumabewältigung – ein handlungsorientierter Ansatz. Vandenhoeck & Ruprecht, Göttingen

Schmitz, U. (2006): Bewältigung traumatischer Ereignisse. In: Schmidt, E. (Hrsg.), 233–242

Schreiber-Willnow, K. (2000): Das Körpererleben als methodenspezifischer Wirkfaktor in der Konzentrativen Bewegungstherapie. Gruppenpsychother Gruppendynamik 36, 133–155

Schreiber-Willnow, K. (2002): Lassen sich Behandlungsergebnisse in der Konzentrativen Bewegungstherapie mit einem Grid beschreiben? Psychologische Beiträge 44 (3), 366–382

Schreiber-Willnow, K. (2006): Körpererinnerung und Reinszenierung in der Konzentrativen Bewegungstherapie. Psychotherapie im Dialog 7 (2), 159–163

Schreiber-Willnow, K., Hamacher-Erbguth, A., Seidler, K.-P. (2006a): Therapieziele und Behandlungsergebnisse der KBT in der (teil)stationären Psychotherapie. Erste Ergebnisse einer Pilotstudie mit dem KBT-Dokumentationsbogen (KBT-DoBo). Konzentrative Bewegungstherapie 28, H. 37: 70–75

Schreiber-Willnow, K., Kruse, J., Seidler, K.-P., Hamacher-Erbguth, A.: Ziele und Ergebnisse stationärer Behandlung mit Konzentrativer Bewegungstherapie im KBT-Dokumentationsbogen (KBT-DoBo). Poster bei der DKPM-Tagung Magdeburg 2006

Schreiber-Willnow, K. (2009): Die symbolische Bedeutung des Körpersymptoms. Zur Behandlung psychogener Bewegungsstörungen mit Konzentrativer Bewegungstherapie. Psychotherapieforum 17, 125–130

Schreiber-Willnow, K. (2010): Körper-, Selbst- und Gruppenerleben in der stationären Konzentrativen Bewegungstherapie. Psychosozial, Gießen 3. Aufl.

Schreiber-Willnow, K. (2012): Körperpsychotherapeutische Gruppen. In: Strauß, B., Mattke, D. (Hrsg.), 449–461

Schreiber-Willnow, K. (2013): Die Entwicklung der körperorientierten Gruppentherapie im Osten und im Westen am Beispiel der Konzentrative Bewegungstherapie. In: Thielen, M. (Hrsg.), 31–40

Schreiber-Willnow, K. (2014): Liebe und andere Zumutungen. Verwickeln und Entwickeln in der stationären Psychotherapie. In: Schleu et al., 108–121

Schreiber-Willnow, K., Hertel, G. (Hrsg.) (2006): Rhein-Klinik: Aufsätze aus dem Innenleben. VAS, Frankfurt

Schreiber-Willnow, K. & Seidler, K.-P. (2002a): Ist körperorientierte Psychotherapie Frauensache? Eine klinische Prozess-Ergebnis-Studie zur Konzentrativen Bewegungstherapie. Psychother Psych Med 52, 343–347

Schreiber-Willnow, K. & Seidler, K.-P. (2002b): Konzentrative Bewegungstherapie in der stationären Psychotherapie: Die Bedeutung des Körpererlebens für Behandlungsverlauf und -ergebnis. In: Mattke, D., Hertel, G., Büsing, S., Schreiber-Willnow, K. (Hrsg.), 434–443

Schreiber-Willnow, K., Seidler, K.-P. (2005): Katamnestische Stabilität des Körpererlebens nach stationärer Gruppenbehandlung mit Konzentrativer Bewegungstherapie. Psychother Psych Med 55, 370–377

Schreiber-Willnow, K., Seidler, K.-P. (2013): Therapy goals and treatment results in body psychotherapy: Experience with the concentrative movement therapy evaluation form. Body, Movement and Dance in Psychotherapy 8 (4), 254–69

Schreiber-Willnow, K., Seidler, K.-P., Hamacher-Erbguth, A. (2007): Die revidierte Form des KBT-Dokumentationsbogen (Version 1.3). Konzentrative Bewegungstherapie 29 (38), 70–74

Schwarze, R. (2006): Berührung. In: Schmidt (Hrsg.), 99–108

Schwarze, R. (2006a): Einzeltherapie. In: Schmidt (Hrsg.), 109–137

Schwarze, R., Purschke-Heinz, B. (Hrsg.) (2005): KBT auf dem Weg. Gedenkschrift für Helmuth Stolze, den Begründer der Konzentrativen Bewegungstherapie. DAKBT-Selbstverlag, Telgte

Seidler, K.-P. (1995): Das Gruppenerleben in der Konzentrativen Bewegungstherapie. Gruppenpsychother Gruppendynamik 31, 159–174

Seidler, K.-P. (2014): Fragen stellen und beobachten: Forschungsergebnisse zur

Konzentrativen Bewegungstherapie. European Psychotherapy 11 (deutschsprachige Ausgabe), 82–100

Seidler, K.-P., Schreiber-Willnow, K. (2011): Therapeutische Fehler in der körperorientierten Psychotherapie und der Beitrag der Forschung für die Entwicklung einer Fehlerkultur. Psychotherapie & Sozialwissenschaft 13, 49–64

Seidler, K.-P., Schreiber-Willnow, K., Hamacher-Erbguth, A. (2006): Experiencing of change in Concentrative Movement Therapy for outpatients. Paper presented at the 37th annual meeting of the Society of Psychotherapy Research (SPR), Edinburgh

Seidler, K.-P., Epner, A., Grützmacher, S., Schreiber-Willnow, K. (2011): Ergänzung des Archivs der empirischen Literatur zur Konzentrativen Bewegungstherapie (KBT). Konzentrative Bewegungstherapie 33 (42), Archiv 1–23

Seidler, K.-P., Epner, A., Grützmacher, S., Schreiber-Willnow, K. (2013): Der Stundenbogen zur Konzentrativen Bewegungstherapie (SB-KBT). Reliabilität und Validität eines Fragenbogens für die Prozessdiagnostik in der körperorientierten Psychotherapie. Poster bei der Deutschen Psychosomatiktagung Heidelberg 6.–9.3.2013

Seidler, K.-P., Schreiber-Willnow, K., Hamacher-Erbguth, A., Pfäfflin, M. (2001): Archiv der empirischen Literatur zur Konzentrativen Bewegungstherapie (KBT). Konzentrative Bewegungstherapie 24 (32), Archiv 1–23

Seidler, K.-P., Schreiber-Willnow, K., Hamacher-Erbguth, A., Pfäfflin, M. (2002): Die Praxis der Konzentrativen Bewegungstherapie (KBT). Psychotherapeut 47, 233–238

Seidler, K.-P., Schreiber-Willnow, K., Hamacher-Erbguth, A., Pfäfflin, M. (2003): Sind Körperpsychotherapeuten anders? Therapeutisches Selbstverständnis von Therapeuten für Konzentrative Bewegungstherapie (KBT). Psychotherapeut 48, 117–121

Seidler, K.-P., Schreiber-Willnow, K., Hamacher-Erbguth, A. & Pfäfflin, M. (2003a): Bedeutsame Merkmale der Prozessdiagnostik in der Konzentrativen Bewegungstherapie (KBT). Gruppenpsychotherapie & Gruppendynamik, 39, 361–376

Seidler, K.-P., Schreiber-Willnow, K., Hamacher-Erbguth, A., Pfäfflin, M. (2004a): Skalen zur Prozessdiagnostik in der Konzentrativen Bewegungstherapie (KBT). Konzentrative Bewegungstherapie 26 (34), 67–90

Seidler, K.-P., Schreiber-Willnow, K., Hamacher-Erbguth, A., Pfäfflin, M. (2004b): „Explorationsverhalten“ und „Selbstregulation“ als bedeutsame Merkmale in der Konzentrativen Bewegungstherapie (KBT). Konzentrative Bewegungstherapie 26 (34), 91–101

Sensory Awareness Foundation (Hrsg.) (1991): Erinnerungen an Elsa Gindler. Peggy Zeitler, München

Stolze, H. (Hrsg.) (2002): Die Konzentrative Bewegungstherapie. Grundlagen und Erfahrungen. 3. erg. Aufl. Springer, Berlin/Heidelberg

Stolze, H. (2005): Der Tetraeder des Begreifens. In: Schwarze, R., Purschke-Heinz, B. (Hrsg.), 81–119

Stolze, H. (2006a): Bewegen–Besinnen–Begreifen–Bedeuten: Symbolisieren in der Körperpsychotherapie. In: Marlock, G., Weiss, H. (Hrsg.), 442–449

Stolze, H. (2006b): Symbol–Symbolik–Symbolisieren. In: Schmidt, E. (Hrsg.), 21–26

Strauß, B., Eckert, J. (1994): Dimensionen des Gruppenerlebens: zur Skalenbildung des Gruppenerfahrungsbogens. Zeitschrift für klin. Psychol. 23, 188–201

Strauß, B., Mattke, D., (Hrsg.) (2012): Gruppenpsychotherapie. Lehrbuch für die Praxis. Springer, Berlin/Heidelberg

Strauß, B., Richter-Appelt, H. (1996): Der Fragebogen zur Beurteilung des eigenen Körpers (FBeK). Hogrefe, Göttingen

Strauß, B., Eckert, J., Tschuschke, V. (Hrsg.) (1996): Methoden der empirischen Gruppentherapieforschung. Westdeutscher Verlag, Opladen

Strauß, B., Linden, M., Haupt, M.-L., Kaczmarek, S. (2012): Unerwünschte Wirkungen, Nebenwirkungen und Fehlentwicklungen. Systematik und Häufigkeit in der Psychotherapie. Psychotherapeut 57, 385–394

Streek, U. (2000): Erinnern, Agieren und Inszenieren. Enactments und szenische Darstellungen im therapeutischen Prozess. Vandenhoeck & Ruprecht, Göttingen

Ter Balk, H. (2012): Körperorientierte Bewegungsverfahren bei Suchterkrankungen im stationären Rahmen. Unveröff. Bachelorthesis. Katholische Hochschule NRW, Köln

Thielen, M. (Hrsg.) (2013): Körper – Gruppe – Gesellschaft. Neue Entwicklungen in der Körperpsychotherapie. Psychosozial, Gießen

Thill, I. (2011): Evaluationsergebnisse zu den Wahrnehmungs- und Bewegungsangeboten der Konzentrativen Bewegungstherapie innerhalb des Gruppenangebots Soziale Kompetenz. Master Thesis. Donau-Universität, Krems

Trautmann-Voigt, S., Voigt, B. (2009): Grammatik der Körpersprache. Körpersignale in Psychotherapie und Coaching entschlüsseln und nutzen. Schattauer, Stuttgart

Weber, C., Haltenhof, H., Combecher, J., Blankenburg, W. (1994): Bewegungstherapie bei Patienten mit psychischen Störungen: eine Verlaufsstudie. In: Lamprecht, F., Johne, R. (Hrsg.), 536–543

Weiss, I., Rabinowitz, J., Spiro, S. (1996): Agreement between therapists and clients in evaluating therapy and it's outcomes: Literature review. Administration and Policy in Mental Health 23 (6), 493–511

Weixelbaumer, R. (Hrsg.) (1999): Out of Balance. Konzentrative Bewegungstherapie für Kinder. Österreichisches Literaturforum, Krems

Weizsäcker, V. von (1940): Der Gestaltkreis. 6. Auflage 1996 Thieme, Stuttgart

Welzer, H., Markowitsch, H. (2001): Umrisse einer interdisziplinären Gedächtnisforschung. Psychologische Rundschau 52 (4), 205–214

Werner, A. (2011): Einstellungen zu Gruppenpsychotherapie, Einzelpsychotherapie und Konzentrativer Bewegungstherapie (KBT) – eine Untersuchung an PatientInnen mit einer depressiven Störung. Unveröff. Diplomarbeit. Universität zu Köln

Wernsdorf, T. (1998): Konzentrative Bewegungstherapie und Ich-Erleben. Eine Veränderungsmessung an psychosomatischen PatientInnen. Unveröff. Diplomarbeit, Universität Wien

Wilda-Kiesel, A., Tögel, A., Wutzler, U. (2011): Kommunikative Bewegungstherapie. Brücke zwischen Psychotherapie und Körpertherapie. Hans Huber, Bern

Wilhelm, R. (1991): Elsa Gindler. Eine große Pädagogin besonderer Art. 19. Juni 1883 bis 8. Januar 1961. Heilkunde Heilwege 11. Nachdruck in: Sensory Awareness Foundation (Hrsg.), 18–28

Winnicott D. W. (2010): Vom Spiel zur Kreativität. 12. Aufl. Klett-Cotta, Stuttgart

Wöller, W., Kruse, J. (Hrsg.) (2005): Tiefenpsychologisch fundierte Psychotherapie. Basisbuch und Praxisleitfaden. Schattauer, Stuttgart/New York

Yalom, I. D. (1975): The Theory and Practice of Group Psychotherapy. Basic Books, New York (dt. 1989/1994 Piper, München)

Zeeck, A., Herzog, T., Kuhn, K., Hartmann, A., Scheidt, C., Wirsching, M. (2002). Teilstationäre Psychotherapie. Settingbesonderheiten und Indikationsstellung am Beispiel der Freiburger Tagesklinik. Psychother Psych Med 52 (12), 492–499

Zeeck, A., Maier, J., Hartmann, A., Wetzler-Burmeister, E., Wirsching, M., Herzog, T. (2009): Stationäre und tagesklinische Behandlung der Anorexia nervosa: Bewertung von Therapiekomponenten aus Patientensicht. Psychother Psych Med 59 (5), 194–203

# Register